MISt手技における側方経路椎体間固定術（LIF）入門

OLIF・XLIF®を中心に

[監修] 日本MISt研究会

[編集] 星野雅洋　佐藤公治
　　　 齋藤貴徳　石井　賢

三輪書店

執筆者一覧 (執筆順)

金村德相	江南厚生病院脊椎脊髄センター・センター長（副院長）
田中雅人	岡山労災病院整形外科・部長（副院長）
石井 賢	国際医療福祉大学医学部整形外科・主任教授／部長（三田病院脊椎脊髄センター・センター長）
富田 卓	青森県立中央病院整形外科・部長
野尻英俊	順天堂大学医学部整形外科学講座・准教授
小谷善久	製鉄記念室蘭病院脊椎脊髄センター・センター長（副院長）
星野雅洋	苑田会東京脊椎脊髄病センター・センター長（苑田第三病院・副院長）
塩野雄太	東京都済生会中央病院整形外科・副医長
大槻文悟	京都大学大学院医学研究科整形外科・助教
藤林俊介	京都大学大学院医学研究科整形外科運動器機能再建学講座・特定教授
森平 泰	獨協医科大学整形外科学・講師
種市 洋	獨協医科大学整形外科学・主任教授
海渡貴司	大阪大学大学院医学系研究科器官制御外科学（整形外科）・助教／学内講師
鈴木喜貴	名古屋第二赤十字病院整形外科・脊椎脊髄外科・副部長
佐藤公治	名古屋第二赤十字病院・院長（整形外科・脊椎脊髄外科）
原田智久	洛和会丸太町病院脊椎センター・センター長（副院長）
高取良太	京都府立医科大学大学院運動器機能再生外科学（整形外科）・学内講師
槇尾 智	洛和会丸太町病院脊椎センター・医長
時岡孝光	高知医療センター整形外科・部長
篠原 光	東京慈恵会医科大学整形外科学講座・助教（附属病院整形外科／脊椎・脊髄センター）
曽雌 茂	東京慈恵会医科大学整形外科学講座・教授（柏病院・診療部長）
齋藤貴徳	関西医科大学整形外科学講座・主任教授
石原昌幸	関西医科大学総合医療センター整形外科・助教
大鳥精司	千葉大学大学院医学研究院整形外科学・教授
折田純久	千葉大学大学院医学研究院先端脊椎関節機能再建医学講座・特任准教授
稲毛一秀	千葉大学大学院医学研究院整形外科学・助教
福田健太郎	済生会横浜市東部病院運動器センター・センター長／整形外科・部長
小谷俊明	聖隷佐倉市民病院・院長補佐（整形外科）
蜂谷裕道	蜂友会はちや整形外科病院・理事長
細金直文	杏林大学医学部整形外科・准教授
二階堂琢也	福島県立医科大学整形外科学講座・准教授
茂呂貴知	福島県立医科大学整形外科学講座東白川アカデミー・教授
紺野愼一	福島県立医科大学整形外科学講座・主任教授（副学長／理事）
成田 渉	祐生会みどりヶ丘病院脊椎脊髄外科センター・部長
中西一夫	川崎医科大学脊椎・災害整形外科学教室・准教授／副部長
長谷川 徹	川崎医科大学脊椎・災害整形外科学教室・主任教授／部長（副院長）
八木 満	慶應義塾大学医学部整形外科学教室・講師
美馬雄一郎	慶應義塾大学医学部整形外科学教室・助教
江口 和	国立病院機構下志津病院整形外科
及川泰宏	千葉県こども病院整形外科・医長
有薗 剛	九州中央病院整形外科・部長（副部長）
大森圭太	苑田会東京脊椎脊髄病センター
大島 寧	東京大学整形外科学教室・講師
水谷 潤	名古屋市立大学整形外科・准教授
江幡重人	山梨大学整形外科学講座・准教授
大場哲郎	山梨大学整形外科学講座・助教
波呂浩孝	山梨大学整形外科学講座・教授
岡田英次朗	慶應義塾大学医学部整形外科学教室・助教
藤田順之	慶應義塾大学医学部整形外科学教室・講師
鶴田尚志	苑田会東京脊椎脊髄病センター
山﨑浩司	苑田会東京脊椎脊髄病センター
中川幸洋	和歌山県立医科大学附属病院紀北分院脊椎ケアセンター・准教授
日方智宏	北里大学医学部整形外科・准教授（北里研究所病院整形外科・部長／脊椎センター・センター長）
大森一生	こうかん会日本鋼管病院・副院長
金子愼二郎	国立病院機構村山医療センター整形外科・医長
世木直喜	江南厚生病院整形外科・医長（脊椎脊髄センター）
高野裕一	岩井整形外科内科病院・院長
稲波弘彦	稲波脊椎・関節病院・院長（岩井医療財団・理事長）

序

　OLIF（oblique lateral interbody fusion），XLIF®（extreme lateral interbody fusion）をはじめとするLIF（lateral interbody fusion：側方経路椎体間固定術）は，2013年に日本に紹介・導入された手技にもかかわらず，急速に普及してきている．変形に対する強い矯正力，間接除圧が可能であるなど，今までにない特長が脊椎脊髄外科医にとって非常に魅力に感じられたためか，すでに導入2年後の2015年には，日本脊椎インストゥルメンテーション学会の演題は，20％以上がLIF関連であった．また，その翌年の2016年に奇しくも同日に行われたOLIFセミナー，XLIF®セミナーは，合わせて500人以上の参加者があり，非常に盛況であった．この500人とは現在の日本において第一線で実際に手術をしている整形外科系脊椎外科医の20～25％に相当するものと考えられる．多くの脊椎脊髄外科医が本術式に関心をもっていると思われる．

　また，欧米諸国には同様なアプローチのシステムが多数存在し，今後，いくつかのメーカーが日本へのLIFシステムを導入することを企画している．

　一方，近年，従来法での腰椎前方固定は，あまり行われなくなっていたため，手技を経験したことのない若手の脊椎脊髄外科医が増えてきている．しかし，これらの前方固定手技の経験のない脊椎脊髄外科医も，LIF手技を導入または導入希望している．さらに，2016年にはLIF施行後の重大な合併症も発生し，LIF手技に対する教育，ライセンス制についても討議，決定されてきた．しかし，そういう状況においても，系統だったLIFの手技書は存在していない．腰椎前方や後腹膜腔の解剖，リスクマネージメントを含め，LIF手技の基本を総合的に学ぶ必要があるが，各メーカーが主催するセミナーは希望者が多く，なかなか受講できない状況が継続している．また，メーカー主導のセミナーの問題点や内容不足も存在する．

　今回，日本MISt研究会の監修のもとに，LIFを始めたばかりの脊椎脊髄外科医やこれから学ぶ希望のある脊椎脊髄外科医などに向け，解剖，適応，リスクマネージメント，基本手技などの内容を中心に入門書の出版を企画した．本書の執筆は，日本へのLIF導入時から本術式にかかわり，精通しているエキスパートにお願いした．ふだん，学会やセミナーで述べられている内容を改めてテキストとして著述していただいた．脊椎脊髄外科医には本書を利用し，安全にLIFを施行されることを願っている．また，指導医の先生にも，本書をスタッフの教育に活用していただければ幸いである．

　もし今後もLIFにおいて重大な合併症が発生すれば，日本から患者を最小侵襲で救うことができるLIFが消えてしまうといった覚悟をもって施行していただきたい．

2018年3月

編者を代表して

星野　雅洋

目次

A章 総論

1 LIF（側方経路椎体間固定術）の概念・意義 2
　金村徳相
2 LIFの歴史 6
　田中雅人
3 海外でのLIFの現状と今後の予想 9
　石井　賢

B章 LIFに必要な解剖

1 腰椎の一般的解剖 12
　富田　卓
2 腰椎の血管系解剖（分節動脈を中心に） 17
　野尻英俊
3 胸腰椎移行部の一般的解剖（肋骨，横隔膜を中心に） 20
　小谷善久
4 後腹膜腔の解剖（膜の理解を中心に） 24
　金村徳相
5 造影3D-CTによる解剖の把握 33
　星野雅洋

C章 LIFの優位性

1 間接除圧のメカニズムとケージの位置・大きさ 40
　塩野雄太・石井　賢
2 前弯獲得のメカニズムとケージの位置・大きさ 44
　大槻文悟・藤林俊介
3 側弯矯正のメカニズムとケージの位置・大きさ 48
　森平　泰・種市　洋
4 骨癒合 52
　海渡貴司

D章 LIFの適応

1 腰椎変性疾患への適応 56
　鈴木喜貴・佐藤公治
2 変性脊柱変形への適応 64
　原田智久・高取良太・槇尾　智
3 椎体骨折への適応 69
　時岡孝光
4 椎体骨折後変形・偽関節への適応 73
　篠原　光・曽雌　茂
5 初心者における症例選択―外来スクリーニング時における選択基準 78
　星野雅洋
6 OLIF, XLIF®の適応の違い，優位性 83
　齋藤貴徳・石原昌幸

E章　手術手技（腰椎）

1 OLIF（oblique lateral interbody fusion）

1) 腰椎変性疾患への基本手技1（ポジショニングを含む）
   大鳥精司・折田純久・稲毛一秀 …… 90
2) 腰椎変性疾患への基本手技2（ポジショニングを含む）
   星野雅洋 …… 96
3) 変性脊柱変形への基本手技1
   福田健太郎 …… 102
4) 変性脊柱変形への基本手技2
   小谷俊明 …… 107
5) high iliac crest, ミッキーマウスサイン, 右側アプローチなどの困難例への対処（angled instrumentsを含む）
   藤林俊介 …… 111

2 XLIF®（extreme lateral interbody fusion）

1) 腰椎変性疾患への基本手技1（ポジショニングを含む）
   蜂谷裕道 …… 116
2) 腰椎変性疾患への基本手技2（ポジショニングを含む）
   石井　賢 …… 119
3) 変性脊柱変形への基本手技1
   齋藤貴徳・石原昌幸 …… 123
4) 変性脊柱変形への基本手技2
   細金直文 …… 130
5) 腸腰筋内電気刺激の意義・ピットフォール
   二階堂琢也・茂呂貴知・紺野愼一 …… 135
6) high iliac crest, ミッキーマウスサイン, 右側アプローチなどの困難例への対処（angled instrumentsを含む）
   高取良太・成田　渉 …… 141

F章　手術手技（胸腰椎移行部）

1 胸腰椎移行部へのアプローチ手技とピットフォール
小谷善久 …… 148

G章　手術手技（椎体骨折, 偽関節, 転移性腫瘍, 感染など）

1 椎体骨折, 偽関節に対する最小侵襲側方人工椎体置換術
篠原　光・曽雌　茂 …… 154

2 転移性脊椎腫瘍, 感染に対するLIFの応用
中西一夫・長谷川徹 …… 159

3 隣接椎間障害に対するプレート併用LIF
八木　満・美馬雄一郎・石井　賢 …… 164

H章　LIFにおける先進的手術支援

1 ナビゲーションによる支援
小谷善久 …… 172

2 拡散テンソルトラクトグラフィー——LIFに有用な体位による腰神経走行の把握
江口　和・及川泰宏・大鳥精司 …… 176

I章　移植骨

1 自家骨採骨と自家骨不足への対処 ……………………………………………………… 182
　　有薗　剛
2 人工骨単独使用法とその成績 …………………………………………………………… 185
　　大森圭太

J章　トラブルシューティングと安全性への取り組み

1 大血管損傷，分節動脈損傷 ……………………………………………………………… 190
　　福田健太郎
2 血管走行異常（duplicated vena cava, 卵巣動静脈，精巣動静脈など） ……………… 196
　　大島　寧
3 神経損傷 …………………………………………………………………………………… 199
　　水谷　潤
4 腎損傷，尿管損傷 ………………………………………………………………………… 205
　　折田純久・稲毛一秀・大鳥精司
5 腹膜損傷，腸管損傷（retrorenal colon を含む） ……………………………………… 210
　　江幡重人・大場哲郎・波呂浩孝
6 前縦靱帯損傷 ……………………………………………………………………………… 215
　　岡田英次朗・藤田順之
7 術中椎体終板損傷，術中椎体骨折 ……………………………………………………… 219
　　鶴田尚志・山﨑浩司
8 LIF 後の除圧不足による馬尾障害・神経根障害への対処 …………………………… 222
　　中川幸洋
9 X 線被曝の低減 …………………………………………………………………………… 225
　　日方智宏・石井　賢
10 アプローチ側の下肢筋力低下，下肢疼痛は合併症か？ ……………………………… 228
　　大森一生

K章　新しい機器の導入

1 OLIF 12 度ケージの概要・意義 ………………………………………………………… 232
　　金子慎二郎
2 側臥位でのL5/S1前側方椎体間固定術（OLIF51®：Hynes technique） …………… 237
　　小谷善久
3 DLIF（direct lateral interbody fusion）—navigated neuromonitoringによる
　　安全性および自由度の高いアプローチ ………………………………………………… 240
　　世木直喜・金村徳相
4 日本で開発したアシスト機器 …………………………………………………………… 243
　　成田　渉・高取良太
5 XLIF® に対する内視鏡支援の有用性 …………………………………………………… 248
　　高野裕一・稲波弘彦

L章　LIF の日本における将来・希望

1 LIF の日本における将来・希望 ………………………………………………………… 252
　　佐藤公治

索引 …………………………………………………………………………………………………… 257

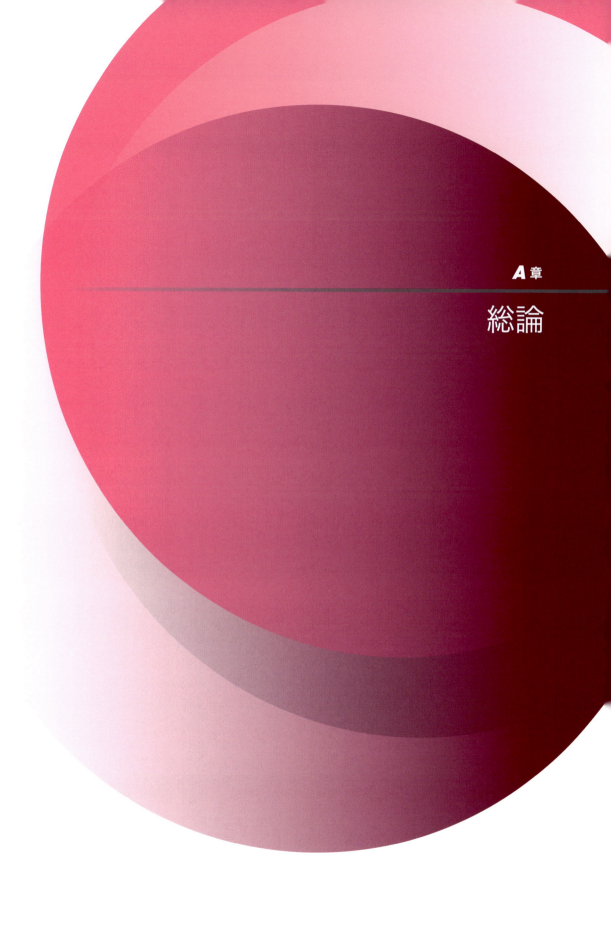

A章

総論

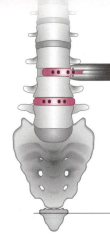

A 総論

1 LIF（側方経路椎体間固定術）の概念・意義

金村徳相

　腰椎椎体間固定術は，椎体間を安定化させることにより，神経組織保護や間接除圧，腰椎前弯の復元，変形矯正などの効果をもたらし，多くの脊椎疾患に対して行われている[16]．ALIF（anterior lumbar interbody fusion：前方経路腰椎椎体間固定術），PLIF（posterior lumbar interbody fusion：後方経路腰椎椎体間固定術），TLIF（transforaminal lumbar interbody fusion：経椎間孔的腰椎椎体間固定術）がその方法や手技を進化させながら世界中で数多く行われてきた．

　ALIFは1930年代に始まって以来[15]，腰椎固定術の一つとして広く行われてきた[26]．ALIFは椎間板に直接アプローチし，椎間板を大きく切除し，椎体間固定のための骨母床を広く確実に作製できる．有効な椎間高整復や腰椎前弯の復元が行え，前縦靱帯（ALL）の切離も可能である[12,19]．椎弓根スクリュー（PS）などの後方固定を追加することで，より確実な固定となるため[19]，現在ではALIF単独よりも前後合併手術として行われることが多い．しかし，前後合併手術は同日では時間延長に伴う侵襲が増え，2期的では手術回数が増す．前方手術には，大血管や臓器などの損傷，イレウスや逆行性射精などの後方手術では起きづらい重篤な合併症が存在する[6,22,23]．これらは脊椎脊髄外科医にとって不慣れな領域であり，合併症がひとたび発生すると，脊椎脊髄外科医のみで対処が困難なことも多い．

　PLIFは1940年代に報告されてから[5]，PSや椎体間ケージなどとともに発展し，腰椎椎体間固定の代表的な術式である[11,16]．多くの脊椎脊髄外科医が慣れている後方手術であり，直接に良好な視野で神経組織がみえ，確実な除圧操作が可能である．最大の利点は後方単独アプローチで椎体間全周性の固定が可能な点である．TLIFも1982年に報告[10]されてから広く行われている．PLIFの欠点といえる神経組織の牽引による馬尾・神経根損傷，硬膜損傷，硬膜癒着などを回避すべく，椎間関節切除を行い，椎間孔から椎体間固定を行う．展開もPLIFに比べれば少なく，周囲組織への侵襲も軽減できる[13]．その後，PLIF・TLIFは，経皮的椎弓根スクリュー（percutaneous pedicle screw：PPS）の小展開による低侵襲手術としても普及してきた[7]．しかし，PLIF・TLIFは筋損傷や硬膜損傷，神経損傷，癒着などの後方手術自体に伴う合併症が避けられず，またALIFに比べると前弯復元や母床作製などに制限がある．

　最近になり，側方から経大腰筋的に椎体間固定を行うXLIF®（extreme lateral interbody fusion, Nuvasive）あるいはDLIF（direct lateral interbody fusion, Medtronic）などのLIF（lateral interbody fusion：側方経路椎体間固定術）が急速に普及してきた．1990年代後半にPimentaら[21]により内視鏡を用いた側方アプローチとして開発されたが，その後に改良を重ね，現在のLIFとして報告されている[18]．それ以降，LIFは低侵襲椎体間固定術として急速に普及してきた．LIFは専用のレトラクターと光源を用い，小展開ながらも十分な視野を得ながら後腹膜経路で椎体間固定を行う．初期の報告では，最小限の進入路で椎体間固定を行え，従来の前方手術と比べて低侵襲で大血管損傷などを回避できるとされ

ている[18,21]．その後，OLIF（oblique lateral interbody fusion, Medtronic）も登場し，XLIF®・DLIFと異なる大腰筋前縁から椎体間固定を行うために，大腰筋自体の損傷と腰神経叢への影響を回避できることが利点である[9]．

これらLIFの利点は低侵襲な前方手術が可能な点と思われがちであるが，それ以上に多くの利点を有する．LIFは椎間板に直接アプローチし，広範囲な椎間板切除と広く確実な骨母床の作製が可能な点が従来の前方手術と同じ利点といえる．従来の前方手術と異なるのは，対側も含めた側方線維輪を切離し，これまでにはなかった椎体横径に及ぶ大型ケージにより，椎間高を効果的に整復することである．大型ケージにより，強度の比較的低い椎体中央部よりも強度の高い椎体辺縁部で椎体間を支えることで，より安定した椎体間固定とより確実な骨癒合が期待される．また，LIFでは両側の側方線維輪を切離するものの，本来，脊椎を安定化させるために存在する靭帯（前・後縦靭帯，黄色靭帯など）を残したまま椎間高を整復するため，これらの靭帯が再緊張することによりなされる靭帯性整復（ligamentotaxis）が可能である．この靭帯性整復により，有効な間接除圧と[17,18]，冠状面および矢状面でのバランスの強力な整復が可能となった[4,14]．椎間変性により脊柱管狭窄と不安定性や変形が生じている変性すべりや変性側弯に対しては，LIFは理にかなった治療といえる．その適応は徐々に拡大され，通常の変性疾患だけでなく，再手術例や成人脊柱変形，脊椎外傷，胸椎椎間板ヘルニアなどにも行われるようになってきた[8,20,27]．特に日本において導入初期から多くの成人脊柱変形に対して行われていることは注目すべき点である．

そして，LIFは手技がさらに進み，適応がこれまでなかった疾患に対しても広がっている．LIFのレトラクターやinstrumentを用いた側方アプローチ椎体再建が登場し，椎体自体に骨折や変形がある症例にも適応が広がった．側方アプローチ椎体再建では，LIFと同じく椎体横径に及ぶエンドプレートをもつ伸延可能な椎体ケージ（X-Core® 2, Nuvasive）により，より安定した再建が可能である[25]．また，Anterior Column Realignment（ACR®, Nuvasive）では，前縦靭帯を切離して20度または30度の前弯のついたLIFケージを挿入し，前弯を大きく獲得することができる．矢状面バランス異常を伴う成人脊柱変形に対して，効果的な腰椎前弯の獲得と矢状面バランスの改善が期待でき，後方椎体骨切り術に伴う合併症を回避できる[3,24]．

LIFは経大腰筋的あるいは大腰筋を後方に展開するため，大腰筋損傷と腰神経叢損傷の可能性をもつ．そのため，XLIF®などの経大腰筋アプローチでは，術中誘発筋電図による神経モニタリングが必要となる．また，LIFは後腹膜経路の前方手術であり，従来法と同様に腹腔内臓器を移動させ，大血管や後腹膜腔臓器などを展開するため，潜在的にこれらの損傷のリスクをもつ．古典的な前方手術は，かなり大きく切開していたため，十分に広い視野と操作spaceの確保ができていたが，手術創の疼痛や術後の腹壁ヘルニアなどが高頻度に発生していた．LIFにより従来の前方手術での大きな展開に伴う合併症を減らすことは可能となったが，LIFは視認できる範囲が狭く，また操作spaceも制限される．限られた視野では周囲臓器の認識が不確実となり，制限された操作spaceでは臓器の移動や展開に熟練した手技が必要なだけでなく，これらの損傷時に対処が困難となる．側方手術に伴う内臓や血管などの損傷の合併症もすでに報告され[3,24,28]，重篤な合併症の報告も散見する[1,2]．LIFをはじめとする側方手術は，従来の前方手術の利点をさらに効果的に，かつ侵襲を低減しながら固定術が行え，適応となる患者には極めて有益な治療となり，今後も適応が広がる．しかし，側方手術では，腹膜や後腹膜腔などの認識が不十分なことにより，不適切な経路でアプローチすることは，大血管や臓器などの損傷につながる．これらの合併症を回避するためには，側方手術はあくまでも従来の前方手術の延長線上にあることを理解し，従来法の合併症を再認識し，十分な後腹膜腔の解剖的理解をもって進入路を再確認する必要がある．

文献

1) Assina R, Majmundar NJ, Herschman Y, et al: First report of major vascular injury due to lateral transpsoas approach leading to fatality. *J Neurosurg Spine* **21**: 794-798, 2014
2) Balsano M, Carlucci S, Ose M, et al: A case report of a rare complication of bowel perforation in extreme lateral interbody fusion. *Eur Spine J* **24** (Suppl 3): 405-408, 2015
3) Berjano P, Cecchinato R, Sinigaglia A, et al: Anterior column realignment from a lateral approach for the treatment of severe sagittal imbalance: a retrospective radiographic study. *Eur Spine J* **24** (Suppl 3): 433-438, 2015
4) Berjano P, Lamartina C: Far lateral approaches (XLIF) in adult scoliosis. *Eur Spine J* **22** (Suppl 2): S242-S253, 2013
5) Briggs H, Milligan PR: Chip fusion of the low back following exploration of the spinal canal. *J Bone Joint Surg Am* **26**: 125-130, 1944
6) Faciszewski T, Winter RB, Lonstein JE, et al: The surgical and medical perioperative complications of anterior spinal fusion surgery in the thoracic and lumbar spine in adults. A review of 1223 procedures. *Spine (Phila Pa 1976)* **20**: 1592-1599, 1995
7) Foley KT, Holly LT, Schwender JD: Minimally invasive lumbar fusion. *Spine (Phila Pa 1976)* **28**: S26-S35, 2003
8) Formica M, Berjano P, Cavagnaro L, et al: Extreme lateral approach to the spine in degenerative and post traumatic lumbar diseases: selection process, results and complications. *Eur Spine J* **23** (Suppl 6): 684-692, 2014
9) Fujibayashi S, Hynes RA, Otsuki B, et al: Effect of indirect neural decompression through oblique lateral interbody fusion for degenerative lumbar disease. *Spine (Phila Pa 1976)* **40**: E175-E182, 2015
10) Harms J, Rolinger H: [A one-stager procedure in operative treatment of spondylolistheses: dorsal traction-reposition and anterior fusion (author's transl)]. *Z Orthop Ihre Grenzgeb* **120**: 343-347, 1982
11) Harms JG, Jeszenszky D: Die posteriore, lumbale, interkorporelle Fusion in unilateraler transforaminaler Technik. *Oper Orthop Traumatol* **10**: 90-102, 1998
12) Hsieh PC, Koski TR, O'Shaughnessy BA, et al: Anterior lumbar interbody fusion in comparison with transforaminal lumbar interbody fusion: implications for the restoration of foraminal height, local disc angle, lumbar lordosis, and sagittal balance. *J Neurosurg Spine* **7**: 379-386, 2007
13) Humphreys SC, Hodges SD, Patwardhan AG, et al: Comparison of posterior and transforaminal approaches to lumbar interbody fusion. *Spine (Phila Pa 1976)* **26**: 567-571, 2001
14) Isaacs RE, Hyde J, Goodrich JA, et al: A prospective, nonrandomized, multicenter evaluation of extreme lateral interbody fusion for the treatment of adult degenerative scoliosis: perioperative outcomes and complications. *Spine (Phila Pa 1976)* **35**: S322-S330, 2010
15) Ito H, Tsuchiya J, Asami G: A new radical operation for Pott's disease. *J Bone Joint Surg Am* **16**: 499, 1934
16) McAfee PC: Interbody fusion cages in reconstructive operations on the spine. *J Bone Joint Surg Am* **81**: 859-880, 1999
17) Oliveira L, Marchi L, Coutinho E, et al: A radiographic assessment of the ability of the extreme lateral interbody fusion procedure to indirectly decompress the neural elements. *Spine (Phila Pa 1976)* **35**: S331-S337, 2010
18) Ozgur BM, Aryan HE, Pimenta L, et al: Extreme Lateral Interbody Fusion (XLIF): a novel surgical technique for anterior lumbar interbody fusion. *Spine J* **6**: 435-443, 2006
19) Pavlov PW, Meijers H, van Limbeek J, et al: Good outcome and restoration of lordosis after anterior lumbar interbody fusion with additional posterior fixation. *Spine (Phila Pa 1976)* **29**: 1893-1899; discussion 1900, 2004
20) Phillips FM, Isaacs RE, Rodgers WB, et al: Adult degenerative scoliosis treated with XLIF: clinical and radiographical results of a prospective multicenter study with 24-month follow-up. *Spine (Phila Pa 1976)* **38**: 1853-1861, 2013
21) Pimenta L: Lateral endoscopic transpsoas retroperitoneal approach for lumbar spine surgery. *VIII Brazilian Spine Society Meeting*, Belo Horizonte, 2001
22) Quraishi NA, Konig M, Booker SJ, et al: Access related complications in anterior lumbar surgery performed by spinal surgeons. *Eur Spine J* **22** (Suppl 1): S16-S20, 2013
23) Rajaraman V, Vingan R, Roth P, et al: Visceral and vascular complications resulting from anterior lumbar interbody fusion. *J Neurosurg* **91**: 60-64, 1999
24) Saigal R, Mundis GM Jr, Eastlack R, et al: Anterior Column Realignment (ACR) in adult sagittal deformity correction: technique and review of the literature. *Spine (Phila Pa 1976)* **41** (Suppl 8): S66-S73, 2016
25) Smith WD, Dakwar E, Le TV, et al: Minimally invasive surgery for traumatic spinal pathologies: a mini-open, lateral approach in the thoracic and lumbar spine. *Spine (Phila Pa 1976)* **35**: S338-S346, 2010
26) Stauffer RN, Coventry MB: Anterior interbody lumbar spine fusion. Analysis of Mayo Clinic series. *J Bone Joint Surg Am* **54**: 756-768, 1972
27) Strom RG, Bae J, Mizutani J, et al: Lateral interbody fusion combined with open posterior surgery for adult spinal deformity. *J Neurosurg Spine* **25**: 697-705,

2016
28) Uribe JS, Deukmedjian AR : Visceral, vascular, and wound complications following over 13,000 lateral interbody fusions : a survey study and literature review. *Eur Spine J* **24** (Suppl 3) : 386-396, 2015

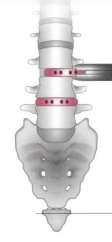

A 総論

2 LIFの歴史

田中雅人

脊椎固定術の歴史（表1）

脊椎固定術の歴史は1891年のHadra[6]の頚椎脱臼骨折の固定術の試みに始まる．その後，1910年代にニューヨークのHibbs[9]とAlbee[1]が脊椎カリエス後の変形に対する脊椎後方固定術の手術成績を報告し，本格的な固定術の幕開けとなる．1930年代にCapener[3]が腰椎すべり症に対する経腹膜 ALIF（transperitoneal anterior lumbar interbody fusion），日本のItoら[10]が脊椎カリエスに対する後腹膜 ALIF（retroperitoneal anterior lumbar interbody fusion）を報告して，しばらくは腰椎前方固定術が主流の時期が続いていた．

脊椎インプラントの歴史は1888年のWilkins[19]に始まり，1955年のHarrington[8]が開発したシステムにより側弯症の手術成績が飛躍的に向上した．1963年にフランスのRoy-Camilleら[16]が椎弓根スクリューを開発して，これが現在の最盛期に継承されている．前方インプラントは1970年代にオーストラリアのDwyer[5]，ドイツのZielkeら[20]が側弯症に対する報告をした．日本のKanedaら[11]も2本の強固なロッドを使用した前方インプラントを開発し，日本では現在も広く本法が行われている．

腰椎椎体間固定術の歴史（表2）

現在では，あらゆる方向から最小侵襲手術で，腰椎椎体間固定を行うことができる（図1）．1952年にハワイのCloward[4]がPLIF，1982年にドイツのHarmsら[7]がTLIFを報告してから，その当時は後方手術が主流となっていた．また，XLIF®やOLIFなどのLLIF（lateral lumbar interbody fusion：腰椎側方経路椎体間固定術）[4,17]で側方から腰椎椎体間固定が最小侵襲手術で行われるようになった．

歴史的には，Capener[3]やItoら[10]の手術手技は，血管や尿管などの損傷を避けるために腹部正中に大きな皮膚切開を使用した．そのため，術後に腹部の手術創の疼痛や腹筋の筋力低下などが必発であった．その後，1991年にドイツのObenchain[13]が腹腔鏡下腰椎手術を開発し，内視鏡や腹腔鏡などを使用したより小さな皮膚切開でのALIFが行われるようになった．しかし，腹腔鏡下手術は手術手技の難易度が高く，合併症が重篤であったことから，徐々に施行されなくなった．この後の主役を演じたのが，1997年にドイツのMayer[12]が報告した mini ALIF（mini-anterior lumbar interbody fusion）である．この術式はMini-Open法のためにラーニングカーブが急峻でなく，優れたレトラクターも導入されたために，多くの脊椎脊髄外科医に受け入れられた．しかし，大腰筋とその中にある腰神経叢のため，椎間板の側面にアプローチするのは非常に困難であった．

腰椎側方椎体間固定術

1990年代，初期の側方アプローチの報告は，前側方から腹筋群を展開して，後腹膜経路で腰椎に達し，ケージを斜めに挿入するものであった[12]．椎体の側方から正確にケージを挿入する術式も報告されたが，この方法は大腰筋を後方に大

表1 脊椎固定術の歴史

報告年	報告者	歴史的業績
1891年	Hadra	頚椎脱臼骨折の固定術
1911年	Albee	脊椎カリエス後の後方固定術
1912年	Hibbs	脊椎カリエス後の後方固定術
1932年	Capener	腰椎すべり症の経腹膜ALIF
1934年	Ito ら	脊椎カリエスの後腹膜ALIF
1955年	Harrington	初めての側弯症の後方インプラント
1963年	Roy-Camille ら	初めての椎弓根スクリュー
1973年	Dwyer	初めての側弯症の前方インプラント
1996年	Kaneda ら	日本での側弯症の前方インプラント

表2 腰椎椎体間固定術の歴史

報告年	術式	報告者
1930年代	経腹膜ALIF（transperitoneal ALIF）	Capener
1930年代	後腹膜ALIF（retroperitoneal ALIF）	Ito ら
1950年代	後方経路腰椎椎体間固定術（PLIF）	Cloward
1982年	経椎間孔的腰椎椎体間固定術（TLIF）	Harms
1991年	腹腔鏡下ALIF（laparoscopic ALIF）	Obenchain
1997年	mini ALIF	Mayer
1998年	direct lateral interbody fusion（DLIF）	McAfee
2001年	lateral endoscopic transpsoas retroperitoneal approach（LETRA）	Pimenta
2006年	XLIF®	Ozgur (Pimenta)
2012年	OLIF	Medtronic
2013年	XLIF®, OLIF が日本に導入	

きく牽引するものであった[18]．大腰筋を大きく牽引する方法では，術後に筋の腫脹や腰神経叢麻痺などのリスクがあった[15]．大腰筋の筋腹を分けてアプローチする方法は，神経への圧迫が少ないが，直接的な神経損傷のリスクをはらんでいる．Bergey ら[2]はトロッカーと内視鏡を使用して，このリスクを回避しようとしたが，大腿神経麻痺が30％に生じた．

2001年にメキシコのPimentaが開発した，内視鏡下に大腰筋内に側方アプローチする腰椎固定法は，lateral endoscopic transpsoas retroperitoneal approach（LETRA）と呼ばれた．この術式は指で大腰筋を分けてアプローチし，tubular retractorを使用したが，当初，神経モニタリングが行われていなかった．大腰筋の筋力低下は14％に減少できたが，まだ安全な手術手技とはいえなかった．特殊なレトラクターを開発し，神経モニタリングを併用するXLIF®が導入されてからは，より安全に腰椎側方固定術が可能となった[14]．一方，約20度の傾斜で大腰筋の前縁からアプローチして，椎間板を操作してケージを挿入時にほぼ垂直に移動させるOLIFも開発された[17]．現在では，XLIF®とOLIFの2つの手技が広く行われるようになった．

文献

1) Albee FH：Transplantation of a portion of the tibia into the spine for Pott's disease. A preliminary report. *JAMA* **57**：885-886, 1911
2) Bergey DL, Villavicencio AT, Goldstein T, et al：Endoscopic lateral transpsoas approach to the lumbar spine. *Spine*（*Phila Pa 1976*） **29**：1681-1688, 2004
3) Capener N：Spondylolisthesis. *Br J Surg* **19**：374-386, 1932
4) Cloward RB：The treatment of ruptured lumbar intervertebral disc by vertebral body fusion. III. Method of use of banked bone. *Ann Surg* **136**：987-992, 1952
5) Dwyer AF：Experience of anterior correction of scoliosis. *Clin Orthop Relat Res* （93）：191-214, 1973
6) Hadra BE：The classic：Wiring of the vertebrae as a means of immobilization in fracture and Potts' disease. Berthold E. Hadra. Med Times and Register, Vol 22, May 23, 1891. *Clin Orthop Relat Res* （112）：4-8, 1975
7) Harms J, Rolinger H：［A one-stage procedure in operative treatment of spondylolisthesis：dorsal traction-reposition and anterior fusion（author's transl）］. *Z Orthop Ihre Grenzgeb* **120**：343-347, 1982
8) Harrington PR：Treatment of scoliosis. Correction and internal fixation by spine instrumentation. *J Bone Joint Surg Am* **44**：591-610, 1962
9) Hibbs RA：A further consideration of an operation for Pott's disease of the spine：with report of cases from the service of the New York Orthopaedic

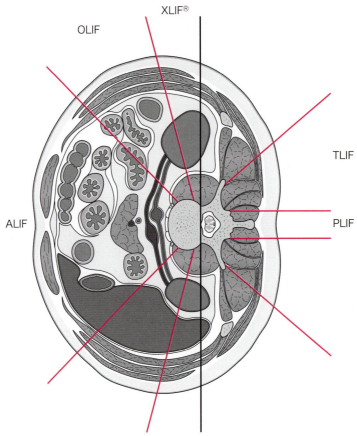

図1 腰椎椎体間固定のアプローチ方向

　　Hospital. *Ann Surg* **55**:682-688, 1912
10) Ito H, Tsuchiya J, Asami G: A new radical operation for Pott's disease. *J Bone Joint Surg Br* **16**:499-515, 1934
11) Kaneda K, Shono Y, Satoh S, et al: New anterior instrumentation for the management of thoracolumbar and lumbar scoliosis. Application of the Kaneda two-rod system. *Spine* (*Phila Pa 1976*) **21**:1250-1261, 1996
12) Mayer HM: A new microsurgical technique for minimally invasive anterior lumbar interbody fusion. *Spine* (*Phila Pa 1976*) **22**:691-700, 1997
13) Obenchain TG: Laparoscopic lumbar discectomy: case report. *J Laparoendosc Surg* **1**:145-149, 1991
14) Ozgur BM, Aryan HE, Pimenta L, et al: Extreme Lateral Interbody Fusion (XLIF): a novel surgical technique for anterior lumbar interbody fusion. *Spine J* **6**:435-443, 2006
15) Ricci S, Moro L, Antonelli Incalzi R: Ultrasound imaging of the sural nerve: ultrasound anatomy and rationale for investigation. *Eur J Vasc Endovasc Surg* **39**:636-641, 2010
16) Roy-Camille R, Demeulenaere, C: Osteosynthese du rachis dorsal, lombaire et lombosacree par plaque metalliques vissees dans les pedicules vertebraux et les apophyses articulaires. *Presse Med* **78**:1447-1448, 1970
17) Silvestre C, Mac-Thiong JM, Hilmi R, et al: Complications and morbidities of mini-open anterior retroperitoneal lumbar interbody fusion: Oblique lumbar interbody fusion in 179 patients. *Asian Spine J* **6**:89-97, 2012
18) Thalgott JS, Chin AK, Ameriks JA, et al: Minimally invasive 360 degrees instrumented lumbar fusion. *Eur Spine J* **9** (Suppl 1):S51-S56, 2000
19) Wilkins BF: Separation of the vertebrae with protrusion of hernia between the same-operation-cure. *St Louis Med Surg J* **54**:340-341, 1888
20) Zielke K, Berthet A: [VDS—ventral derotation spondylodesis: preliminary report on 58 cases]. *Beitr Orthop Traumatol* **25**:85-103, 1978

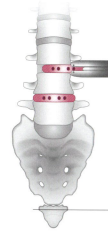

A 総論

3 海外でのLIFの現状と今後の予想

石井　賢

　LIFは2006年に米国で報告[4]されて以来，最小侵襲手術（minimally invasive surgery：MIS）の一つとして急速に普及している．LIFは，XLIF®（extreme lateral interbody fusion, NuVasive）とOLIF（oblique lateral interbody fusion, Medtronic Sofamor Danek）に代表される2つのアプローチに基づき，外国では多くの医療機器メーカーが類似のシステムを上市している．XLIF®はPimentaら[4,5]が最初に報告しているように脊椎側方（真横）からのアプローチである．X線透視像を正確に合わせ，特に血管・腸管損傷に十分に留意すれば，比較的容易にアプローチでき，胸椎にもアプローチできる長所がある．一方，腰椎高位の本手術手技は腰腸筋を介して腰神経叢を避けてケージを設置する手技であるため，それに伴う術後筋挫傷あるいは一過性神経麻痺による腸腰筋筋力低下を招くリスクがある．それらの合併症を回避するためにHynesら[7]によりOLIFは開発された．

　LIFは，脊柱変形や腰椎変性疾患などに広く応用され，米国ではXLIF®は15万件を数える．2013年には日本に導入され，XLIF®は7,500件を超えるスピードで急速に普及してきた（2017年夏現在，OLIFは非公開）．LIFは低侵襲性と簡便性を特長として，脊柱変形では強力な椎間矯正，脊柱管狭窄では間接除圧を可能とする．脊柱変形治療の変遷は，1945年に発表された強直性脊椎炎の後弯に対するSmith-Petersen骨切り術（SPO）に始まり，後方要素の骨切り術（osteotomy）としてScheuermann病に対するPonte骨切り術，3 column osteotomyとしてpedicle subtraction osteotomy（PSO）やvertebral column resection（VCR）などが開発され，良好な変形矯正を可能としてきた．一方，これらの骨切り術は長い手術時間，大量出血，高い合併症率など，侵襲性の高さが問題であった．LIFは，後方からの3 column osteotomyに代わるMIS手技として外国でも広く普及している．また，軽度の脊柱変形においては，さらなる低侵襲性と傍脊柱起立筋の温存を目的に，LIFと経皮的椎弓根スクリュー（PPS）を併用する固定術も普及しつつある．高齢社会の到来や患者ニーズなどを背景にさまざまなMISt（minimally invasive spine stabilization：最小侵襲脊椎安定術）[2]が国際的に普及しているが，MISt手技においても特に重要な手技の一つに位置づけられている．以上のように，LIFは脊椎脊髄手術に大きな変革をもたらし，多くの患者がその恩恵を受けていることに異論はない．

　一方，外国ではLIFによるさまざまな合併症が報告されている．血管損傷，腸管損傷，尿管損傷，神経損傷などの重篤な合併症も少なくない．血管損傷，腸管損傷による死亡例も報告されている[1,6]．日本においても，2015年に内視鏡下で行ったLIFによる腸管損傷がインシデントレベル3aとして日本整形外科学会に報告された．同手術（非内視鏡下）は2016年に腸管損傷による死亡例が報告されている．その後，より厳密な実施施設基準と実施医要件が設けられ，十分な教育と情報交換が実施されている[3]．今後もXLIF®とOLIFに代表される2つのアプローチによるLIFは，日本のみならず全世界において，確立した教

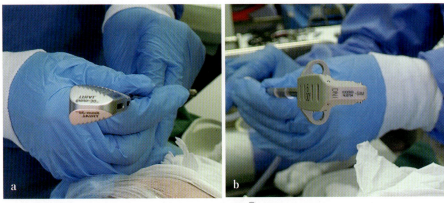

図1 Anterior Column Realignment（ACR®, NuVasive）
a：ACR® 30度のトライアル，b：インプラント．

育システムと十分な知識のもと，安全に継続実施されるであろう．

臨床現場に普及すると見込まれる新規インプラントとしては，①他社の LIF システム，② XLIF® Thoracic（NuVasive），③ Anterior Column Realignment（ACR®, NuVasive, 図1），④ L5/S1 椎間用の LIF（OLIF51®, Medtronic Sofamor Danek）などがある．他社の LIF システムは，XLIF® のように真横からのアプローチが多いが，OLIF のように斜め前方からのシステムも存在する．XLIF® Thoracic の手術適応は，成人側弯症（胸椎カーブ，胸腰椎カーブ），椎体骨折後後弯症（椎体置換なし），隣接椎間障害，胸椎後方固定術後偽関節，胸椎椎間板ヘルニア（胸椎症性脊髄症を含む）などである．ACR® の手術適応は，重度かつ硬い矢状面 alignment・バランス異常を有する成人脊柱変形（変性腰椎後弯症または後側弯症）である．ACR の設置は，より強い前弯獲得のために大血管を避けて前縦靱帯を切離するため，超高難易度の手術手技である．特に，下大静脈が脆弱で，大動脈が高度な石灰化を伴う高齢者などでは，致死的合併症を招く可能性があるため，外国の複数の論文で注意喚起がされている．また，OLIF51® も腸骨動脈・腸骨静脈の間から深い部位へのアプローチであり，同様に血管損傷による致死的合併症のリスクがある．したがって，これらの新しい手術手技は患者と医療経済に優しく，かつ有用性も高いが，十分なトレーニングと知識のもと，卓越した技術の取得後に実施されるべきである．

文 献

1) Assina R, Majmundar NJ, Herschman Y, et al：First report of major vascular injury due to lateral transpsoas approach leading to fatality. *J Neurosurg Spine* **21**：794-798, 2014
2) 石井 賢，戸山芳昭：最小侵襲脊椎安定術（MISt）の現状と将来—国際市場・治験を見据えて．整・災外 **57**：1521-1527, 2014
3) 日本整形外科学会脊椎脊髄病委員会：脊椎内視鏡下手術の現状—2016年1月～12月手術施行状況調査・インシデント報告集計結果．日整会誌 **92**：56-62, 2018
4) Ozgur BM, Aryan HE, Pimenta L, et al：Extreme Lateral Interbody Fusion（XLIF）：a novel surgical technique for anterior lumbar interbody fusion. *Spine J* **6**：435-443, 2006
5) Pimenta L：Lateral endoscopic transpsoas retroperitoneal approach for lumbar spine surgery. *Presented at VIII Brazilian Spine Society Meeting*, Belo Horizonte, 2001
6) Uribe JS, Deukmedjian AR：Visceral, vascular, and wound complications following over 13,000 lateral interbody fusions：a survey study and literature review. *Eur Spine J* **24**（Suppl 3）：386-396, 2015
7) Woods KR, Billys JB, Hynes RA：Technical description of oblique lateral interbody fusion at L1-L5（OLIF25）and at L5-S1（OLIF51）and evaluation of complication and fusion rates. *Spine J* **17**：545-553, 2017

B章

LIF に必要な解剖

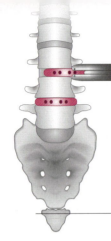

B　LIFに必要な解剖

1 腰椎の一般的解剖

富田　卓

はじめに

　LIFを代表するOLIF（oblique lateral interbody fusion）ならびにXLIF®（extreme lateral interbody fusion）[6]は，従来の開放手術と異なり，小切開にて特殊なレトラクターを使用して行う最小侵襲手術である．また，経皮的椎弓根スクリュー（percutaneous pedicle screw：PPS）との併用は，MISt（minimally invasive spine stabilization）の一領域として確立された重要な手術手技となっている[13]．
　本項では，従来の開放手術とは異なる限られた視野のもとに行われる最小侵襲手術としてのLIFをより安全に行うために必要な基本的な解剖について概説する．

アプローチの選択

　LIFのアプローチは，目標とする椎体高位によって異なる．胸腰椎移行部では肋骨切除を要する経腹膜外-胸膜外アプローチが選択され，それ以下の腰部には腹膜外アプローチが選択される．したがって，アプローチにより手術に関する周辺解剖も異なる．前者の場合には，胸膜の辺縁を確認しながら横隔膜の処置を要する点が後者と大きく異なる．
　アプローチ側によっても解剖は異なる．基本的には，手術適応によって特定の側からのアプローチが必要な場合以外には，解剖学的な理由から左側アプローチを優先する．左側の横隔膜頂は右側よりも低いことのほかに，右側からの脊椎展開には肝臓があること，下大静脈が手術操作によって損傷されやすいことから，困難とされている[1]．
　また，腹部の手術既往がある症例には，慎重なLIFの適応が求められるが，このような場合には，腹膜との癒着が生じていることも多く，腹膜が破れやすいために注意を要する[11]．さらに，腹膜のみならず，血管，尿管などの損傷も起こさぬよう，特にアプローチ側の選択も含めた慎重なアプローチが必要となる．

LIFに必要な解剖

　従来の開放手術での手術野（図1）と異なり，LIFでの小切開による最小侵襲手術では，目標とする椎体高位ごとの進入経路における横断面での解剖学的位置関係の把握が重要となる（図2）．
　皮膚に小切開を加えた後は，腹部の最外層に位置する外腹斜筋，その下にある内腹斜筋，さらにその下にある腹横筋の各筋層を分けて入り，腹横筋膜を越えて後腹膜腔（後傍腎筋腔，腹膜前脂肪層）に至る．この段階で腹膜（腸管）をOLIFの場合には前方に，XLIF®の場合には前下方に十分に剥離し，腸骨内板，腰椎横突起，腰方形筋，腸腰筋（主に大腰筋）などを順次触知して腹膜外の位置関係を確認する．ここまでのLIFのアプローチでは，後方アプローチと異なり，大腰筋以外の筋組織をほとんど損傷しないという利点を有する[4]．
　次に，脊柱へのアプローチは，OLIFの場合には大腰筋を背側に避けて，XLIF®の場合には大腰筋の筋間を分けて入るのが一般的である．高齢

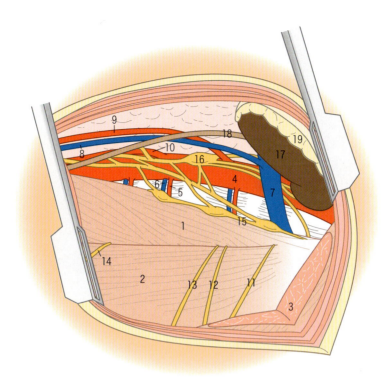

図1　従来法の手術野
1：大腰筋，2：腰方形筋，3：腸肋筋，4：腹部大動脈，5：腰部分節動脈，6：腰部分節静脈，7：腎静脈，8：精巣動脈，9：精巣静脈，10：下腸間膜動脈，11：肋下神経，12：腸骨下腹神経，13：腸骨鼠径神経，14：外側大腿皮神経，15：交感神経幹，16：下腸間膜動脈神経節，17：左腎臓，18：尿管，19：腎臓脂肪皮膜．

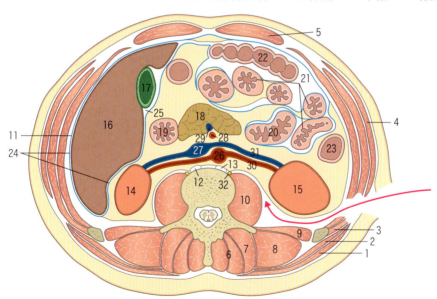

図2　腹部横断面（第2腰椎高位）
1：広背筋，2：下後鋸筋，3：肋間筋，4：側腹部筋群，5：腹直筋，6：多裂筋，7：最長筋，8：腸肋筋，9：腰方形筋，10：大腰筋，11：横隔膜，12：右内側脚，13：左内側脚，14：右腎臓，15：左腎臓，16：肝臓，17：胆嚢，18：膵臓，19：十二指腸下行部，20：十二指腸空腸部，21：空腸，22：横行結腸，23：下行結腸，24：壁側腹膜，25：腹膜腔，26：腹部大動脈，27：下大静脈，28：上腸間膜動脈，29：上腸間膜静脈，30：右腎動脈，31：右腎静脈，32：交感神経幹．矢印：進入経路．

1　腰椎の一般的解剖

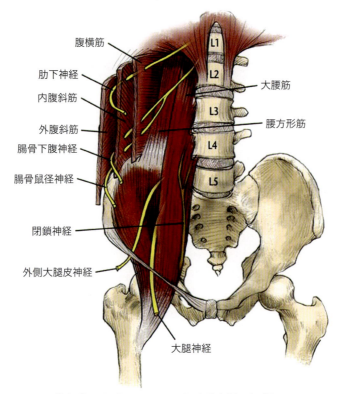

図3　腰神経叢正面（NuVasiveより許諾を得て転載）

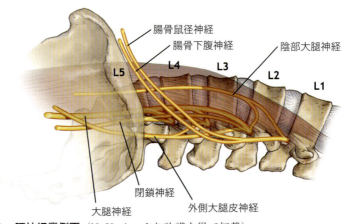

図4　腰神経叢側面（NuVasiveより許諾を得て転載）

者では腸腰筋が萎縮性であり，アプローチは比較的容易とする報告もある[11,12]．

脊柱では，椎間板へのアプローチは比較的安全であるが，椎体側面では第1〜4腰椎で横走または斜走する分節動脈・分節静脈の存在に注意を要する．また，椎体腹側を縦走する前縦靱帯，椎体背側を縦走する後縦靱帯はいずれも脊柱の支持性に重要であり，特に前者はLIFの手技による損傷に厳重な注意を要する．

大腰筋の前方には腹部大動脈や下大静脈などの大血管，尿管，交感神経幹が存在し，大腰筋内には大腿神経と陰部大腿神経が存在する．いずれ

も，その損傷を回避すべく細心の注意を払う必要がある．

腹部大動脈や下大静脈などに関しては，それらの分岐高位に個人差があることが報告されており，特にL4/L5高位が分岐高位となっている症例も存在する．また，変性側弯例では，血管の走行自体に蛇行などの問題も含まれることから，アプローチの際，これらの点を含めた解剖に関しての入念な術前の画像評価が重要となる．

腰神経叢を解剖学的に検討した報告では，腰神経叢と神経根を内包する大腰筋をスプリットせず，大腰筋と椎体の間を背側に向かって展開を進めることが安全とする報告もある[5]．このようにOLIFでは，腸腰筋を温存することで，腰神経叢損傷の回避が可能である．さらに，感覚神経や尿管などの直視が可能[2]という利点も挙げられている．

一方，XLIF®の場合には，大腿神経と陰部大腿神経が存在する大腰筋内の腰神経叢の解剖学的位置関係の把握が重要となる[3]（図3，4）．腰神経叢には解剖学的に個人差があり，陰部大腿神経を除いた腰神経叢に対する安全域は，L4/L5高位から頭側であるが，陰部大腿神経を含めた安全域を考えると，陰部大腿神経が大腰筋を貫くL2/L3から頭側になる（E章2-5の図3参照）[5]．このことから，特にXLIF®の場合には，L4/L5高位に慎重な神経モニタリングを行いながらのアプローチが重要となる．

神経モニタリングでは，レトラクターの設置後も神経が入り込まないように手術野の適宜目視も重要となる．

遭遇頻度の高い奇形

最後に，手術に際して遭遇する頻度が比較的高いことから特に注意を要する奇形について触れる．LIFの場合には，小切開でアプローチすることから，術前の入念な画像評価と奇形の可能性を念頭に置いた手術計画が必要不可欠となる．

その中でretrorenal colon[8]は重要な奇形の一つである（J章5の図2参照）．本来は後腹膜臓器である腎臓が大腸におおわれた状態となる奇形で，その頻度は1～14％と報告されている[7,10]．アプローチの際には，十分に注意を要することから，特に術前CTなどの画像評価は欠かせない．ただし，retrorenal colonに関しては，体位による頻度の差として，背臥位では2％でも，腹臥位では6.8％に増加することが指摘されている[9]．このことから，術前に術中の体位を想定した画像を得ておくことが望ましい．

おわりに

手術に関する周辺解剖を把握するための術前のCTなどによる臓器と血管の評価の重要性を述べた．また，LIFは，すべての操作をX線透視下に行うことから，正確に体位をセッティングし，正確なX線透視像を得ることが重要である．さらに，画像から得られる情報，レトラクター内を直視して得られる情報，神経モニタリング，そして解剖を擦り合わせた3次元的かつ多面的な手術野の把握が，より安全なLIFには必要不可欠である．

文 献

1) Bauer R, Kerschbaumer F, Posel S, et al：*Atlas of Spinal Operations*. Thieme Medical Publishers, New York, 1993, pp24-45
2) Fujibayashi S, Hynes RA, Otsuki B, et al：Effect of indirect neural decompression through oblique lateral interbody fusion for degenerative lumbar disease. *Spine*（*Phila Pa 1976*） **40**：E175-E182, 2015
3) Goodrich JA, Volcan IJ：*eXtreme Lateral Interbody Fusion*（*XLIF*®）, 2nd ed. Quality Medical Publishing, ST Louis, 2013, pp433-444
4) McAfee PC, Regan JJ, Geis WP, et al：Minimally invasive anterior retroperitoneal approach to the lumbar spine. *Spine*（*Phila Pa 1976*） **23**：1476-1484, 1998
5) Moro T, Kikuchi S, Konno S, et al：An anatomic study of the lumbar plexus with respect to retroperitoneal endoscopic surgery. *Spine*（*Phila Pa 1976*） **28**：423-428, 2003
6) Ozgur BM, Aryan HE, Pimenta L, et al：Extreme Lateral Interbody Fusion（XLIF）：a novel surgical technique for anterior lumbar interbody fusion. *Spine J* **6**：435-443, 2006
7) Prassopoulos P, Gourtsoyiannis N, Cavouras D, et al：

A study of the variation of colonic positioning in the pararenal space as shown by computed tomography. *Eur J Radiol* **10**：44-47, 1990

8) Ryan C, David KBL：An extreme case of retrorenal colon. *AJR Am J Roentgenol* **187**：W438, 2006

9) Sharma G, Jangid DK, Yadav SS, et al：Retro-renal colon：role in percutaneous access. *Urolithiasis* **43**：171-175, 2015

10) Sherman JL, Hopper KD, Green AJ, et al：The retrorenal colon on computed tomography：a normal variant. *J Comput Assist Tomogr* **9**：339-341, 1985

11) 高橋和久：腰椎椎間板ヘルニアの手術適応，術式選択（前方法）．in 金田清志（編）：胸腰椎・腰椎・仙椎疾患の手術療法．OS NOW 新時代の整形外科治療 No 22．メジカルビュー社，1996, pp128-133

12) 高橋和久：下位腰椎，仙椎前方進入法と周辺解剖．脊椎脊髄 **17**：550-554, 2004

13) 富田 卓：PPS 法の歴史（注射器を使用したスクリュー刺入も含めて）．日本 MISt 研究会（監修）：MISt 手技における経皮的椎弓根スクリュー法—基礎と臨床応用．三輪書店，2015, pp7-9

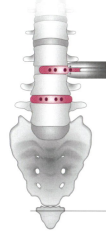

B LIFに必要な解剖

2 腰椎の血管系解剖（分節動脈を中心に）

野尻英俊

はじめに

LIFは低侵襲性や矯正効果などで高く評価される一方で，合併症の報告も散見される．大動脈，大静脈，総腸骨動脈，総腸骨静脈の大血管損傷は，生命予後に直結し，回避が必須となるが，分岐してくる腰動脈（分節動脈）の損傷も，術中の不意な大量出血，術後の後腹膜腔内・腰筋内血腫を生じ，予後にかかわる合併症となる[1,4,9]．LIFを安全に行うためには，出血源となる腰動脈とその分枝の走行を知っておく必要がある．今回，筆者らは手術が最も頻繁に行われる下位腰椎の側面をキャダバーで観察し，椎間板を縦走する腰動脈分枝の存在と走行形態を解剖学的に検証したので[5]，これまでにある腰動脈とその分枝の走行に関する知見とともにまとめる．

大動脈からの分岐と走行

腰動脈は腹部大動脈の後外側面から左右に3～5本ずつ対をなして分岐し，その解剖学的変異には左右の総腸骨動脈の分岐高位や正中仙骨動脈の形態がかかわる．右腰動脈は分岐した直後に大静脈の下を走行する．その後は両側腰動脈ともに交感神経の下をくぐって椎体側面に沿って走行する．Oritaら[6]はMRI矢状断像の解析により，腰動脈の椎体前方における走行が各椎体高位で異なり，上位腰椎では上向きに入射し，下位腰椎では下向きに入射することを示した．L4/L5椎間板にアプローチする際にはL5腰動脈が椎間板前方近傍を縦走している可能性があり，特にOLIFでは注意するように述べている．

腰動脈分枝の解剖学的変異

腰動脈は椎体側面を背側後方に向かい，腰筋内に分布する筋枝，椎間孔内で神経に流入する脊髄枝，上下の腰動脈を結ぶ吻合枝を出しながら，脊椎後方または腰部側方に向かって走行を続ける[2]．吻合枝の太さは椎体高位によって変化し，L4腰動脈の枝が最も太いとしているものが多い[2,7]．L5腰動脈は欠損がしばしば認められ，下位腰椎の腰動脈吻合枝の形態には解剖学的変異が存在する．Tezukaら[8]は造影CTの3D再構成像の評価において，L5後方成分はL4腰動脈からの吻合枝と腸腰動脈の分枝で血液供給される頻度が最も高いが，それでも約50％であり，解剖学的変異の多さが確認されたと述べている．また，L4腰動脈からの非常に太い吻合枝が横突起腹側を走行していることがあり，XLIF®のシムを打つ際には注意を要すると述べている．

下位腰椎の椎間板側面を縦走する腰動脈分枝の走行

筆者ら[5]はホルマリン固定されたキャダバー22体の腰椎を正中で2分割し，大・小腰筋を剥離してL3～L4椎体側面を走行する腰動脈とその分枝の形態を観察した．腰動脈分枝，腸腰動脈で椎間板上を縦走するものを同定し，特徴と頻度を調査した．肉眼で管腔構造の確認できない毛細血管，分岐直後に腰筋内に分布される管腔構造を確認で

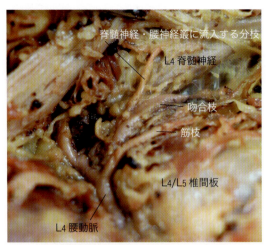

図1 椎間板側面中央部上を縦走する腰動脈から分岐した筋枝

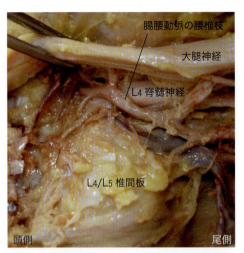

図3 椎間板側面後方部上を上行する腸腰動脈

腸腰動脈の腰椎枝がL4/L5椎間板上を上行し，L4椎間孔に入り込んでいる（L5腰動脈は欠損していた）．

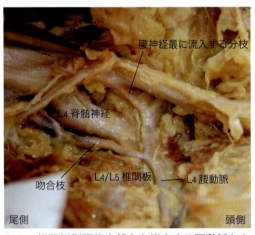

図2 椎間板側面後方部上を縦走する腰動脈から分岐した吻合枝

脊髄神経の腹側を神経と併走して下行し，腸腰動脈と吻合している．腰神経叢に流入する分枝もあるが，これは脊髄神経の背側を走行し，椎間板上を縦走していない．

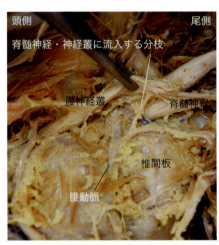

図4 椎間板側面後方部上を縦走する腰動脈から分岐した脊髄神経・腰神経叢に流入する分枝

脊髄神経よりも腹側から流入している（椎間板上を走行している）．

きない筋枝，椎間板から離れて腰筋内を走行する筋枝は除外した．その結果，全88か所のL3/L4，L4/L5椎間板側面において，3.4％の頻度で筋枝が椎間板側面中央部上を這うような形態で走行していた（図1）．また，下位腰椎の椎間孔内で神経に流入する脊髄枝，腸腰動脈に流入する吻合枝（14.8％，図2）と上行する腸腰動脈（2.3％，図3），脊髄神経・腰神経叢に流入する分枝のうち脊髄神経よりも腹側から流入しているもの（20.5％，図4）が椎間板側面後方部上を縦走していた．重複して存在するものをまとめると，約30％（L4/L5椎間板では約41％）の頻度で腰動

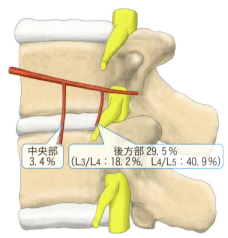

図5 椎間板側面上を縦走する腰動脈分枝
（文献5を改変）
椎間板側面の中央部上を筋枝（3.4％）が，後方部上を吻合枝（14.8％），上行する腸腰動脈（2.3％），脊髄神経・腰神経叢に流入する分枝（20.5％）が縦走していた．

脈分枝が椎間板後方部上を縦走していた（図5）．今回の筆者らの研究結果は，術中の慎重な椎間板操作と基本的な止血操作の重要性を改めて認識させるものである．対側椎間板の穿破，切除時にも腰動脈分枝の存在を忘れてはならない．椎間板側面後方部に腰動脈分枝がかなりの割合で縦走していることを考えると，LIFケージの後方設置や斜め進入は神経障害だけでなく，血管損傷の危険因子でもある．

おわりに

これまでの研究が示すように腰動脈やその分枝の走行には解剖学的変異が存在する．腰仙椎移行部の骨形態の解剖学的変異が高い頻度（4～30％）で存在すること[3]を考えると，さらに下位腰椎の解剖学的変異は複雑となる．大動脈，大静脈，総腸骨動脈の走行形態によっては，椎間板側方進入，椎間板前方操作が危険な症例も多く存在するので，これらの血管を含めて個々の症例で念入りな評価が必要である．LIFにおいて血管合併症を防ぐためには，椎体周囲血管の解剖を理解したうえでの術前評価，術中の慎重な椎間板操作と止血確認，術後の注意深い経過観察が必要となる．

文献

1) Abe K, Orita S, Mannoji C, et al：Perioperative complications in 155 patients who underwent oblique lateral interbody fusion surgery：Perspectives and indications from a retrospective, multicenter survey. *Spine（Phila Pa 1976）* **42**：55-62, 2017
2) Arslan M, Comert A, Acar HI, et al：Surgical view of the lumbar arteries and their branches：an anatomical study. *Neurosurgery* **68**（1 Suppl Operative）：16-22, 2011
3) Konin GP, Walz DM：Lumbosacral transitional vertebrae：classification, imaging findings, and clinical relevance. *AJNR American J Neuroradiol* **31**：1778-1786, 2010
4) Kueper J, Fantini GA, Walker BR, et al：Incidence of vascular complications during lateral lumbar interbody fusion：an examination of the mini-open access technique. *Eur Spine J* **24**：800-809, 2015
5) Nojiri H, Miyagawa K, Banno S, et al：Lumbar artery branches coursing vertically over the intervertebral discs of the lower lumbar spine：an anatomic study. *Eur Spine J* **25**：4195-4198, 2016
6) Orita S, Inage K, Sainoh T, et al：Lower lumbar segmental arteries can intersect over the intervertebral disc in the oblique lateral interbody fusion approach with a risk for arterial injury：Radiological analysis of lumbar segmental arteries by using magnetic resonance imaging. *Spine（Phila Pa 1976）* **42**：135-142, 2017
7) Ratcliffe JF：The arterial anatomy of the adult human lumbar vertebral body：a microarteriographic study. *J Anat* **131**（Pt 1）：57-79, 1980
8) Tezuka F, Sakai T, Nishisho T, et al：Variations in arterial supply to the lower lumbar spine. *Eur Spine J* **25**：4181-4187, 2016
9) Uribe JS, Deukmedjian AR：Visceral, vascular, and wound complications following over 13,000 lateral interbody fusions：a survey study and literature review. *Eur Spine J* **24**（Suppl 3）：386-396, 2015

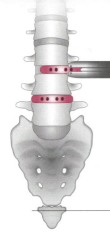

3 | 胸腰椎移行部の一般的解剖（肋骨，横隔膜を中心に）

小谷善久

解剖学的特徴

　一般的に第11胸椎～第2腰椎を胸腰椎移行部と呼ぶ．胸腰椎移行部では肋骨による胸郭構造が頭側で終了するため，応力集中が起こりやすい．また，横隔膜が椎骨，肋骨に3次元的に付着しているため，この構造をよく理解することが前側方アプローチでは極めて重要である．椎間関節形態も同部では冠状面から矢状面に向かって変化しているので，胸椎部よりも剪断力に弱い形態となっている．

横隔膜の解剖

　横隔膜（diaphragm）は胸腔と腹腔を隔てる膜状の筋であり，上位腰椎の椎体前面，下位肋骨の内面および胸骨剣状突起後面から起こる（図1）．これらは中心に向かって集まり，中央部で腱膜の腱中心（central tendon）を作っている．起始部から腰椎部，肋骨部，胸骨部に分けられる．腰椎部はL1～L3椎体と内側弓状靱帯，外側弓状靱帯からなる．腰椎椎体から起こる筋束は，左右でそれぞれ左脚，右脚，その間の大動脈をおおう正中弓状靱帯を形作る．肋骨部は下位6対の肋骨と肋軟骨から起こり，胸骨部は胸骨剣状突起内面から起こる．横隔膜には血管・神経，食道が貫いて走る3つの裂孔があり，それぞれ大動脈裂孔，食道

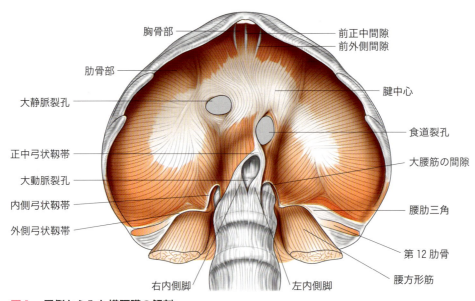

図1　尾側からみた横隔膜の解剖

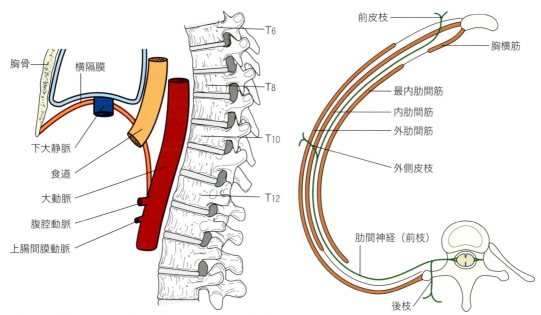

図2　側方からみた横隔膜と大静脈，食道，大動脈の解剖

図3　胸壁の筋群と肋間神経の位置関係

裂孔，大静脈孔と呼ばれる（図1，2）．横隔膜の運動神経は横隔神経（C3〜C5）で，頸部から両側性に下降して横隔膜に達する．感覚神経は中央部では横隔神経，辺縁部では下位5対の肋間神経に由来する胸神経の支配を受ける．

胸郭と胸壁の筋・神経

　胸腰椎アプローチに関連する胸郭出口は解剖学的には胸郭下口と呼ばれる．第12胸椎，第12肋骨，肋骨弓および胸骨下端で囲まれる．胸壁を構成する筋群は，表層から外肋間筋，内肋間筋，最内肋間筋，肋下筋などである（図3）．外肋間筋は隣接する上下肋骨の間，肋間隙を満たす筋で，上位肋骨の下縁から下位肋骨の上縁へ，後上方から前下方に斜走する．内肋間筋は外肋間筋の深部にあり，外下方から内上方に斜走する．最内肋間筋は内肋間筋の深部にあり，筋線維走行は内肋間筋と同様である．内肋間筋と最内肋間筋の間は，肋間動脈，肋間静脈および肋間神経が走り，隔てている（図3）．肋間神経は，肋骨下縁に沿って肋間動脈・肋間静脈とともに伴走し，筋枝と皮枝を送る．第7〜11肋間神経は胸壁のみでなく，腹壁の筋・皮膚にも分布する．第12肋間神経は肋下神経と呼ばれ，外側皮枝は腹壁下部の外側部に分布する．肋間神経は内肋間筋と最内肋間筋の間に進入する部位より後方では胸膜に接して走るため，胸膜炎などの場合には肋間神経が刺激される．肋骨下縁の肋骨溝には肋間動脈・肋間静脈と肋間神経が走るが，頭側から静脈・動脈・神経の順に位置しているため，剥離操作では肋間神経が最も障害されやすい（図4）．

胸　膜

　肺の表面と胸壁の内面は極めて薄い透明な漿膜，すなわち胸膜（pleura）でおおわれる．肺表面をおおう胸膜は肺胸膜（visceral pleura），胸壁内面をおおう胸膜は壁側胸膜（parietal pleura）と呼ばれる（図5，6）．壁側胸膜は部位によって肋骨胸膜，縦隔胸膜，横隔胸膜に分けられる（図5，6）．特に肋骨胸膜と胸壁の間には胸内筋膜という疎性結合織層がある．胸腰椎移行部の胸膜外アプローチの場合には，このspaceを展開し，

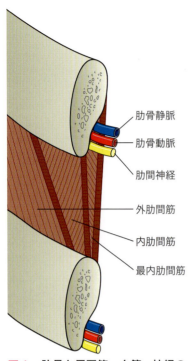

図4 肋骨と周囲筋，血管，神経の解剖

広げる操作が必要となる．肋骨胸膜と横隔胸膜の間にある間隙を肋骨横隔洞（costodiaphragmatic recess）という（図5，6）．肋骨横隔洞の下端は肺の下端よりもかなり下にあり，胸膜外アプローチの際はこの部で壁側胸膜を破らないように注意が必要となる．胸膜下端の大まかな目安としては，中腋窩線では第10肋骨の高さ，後面では第11〜12肋骨の高さにある．肺の下端と胸膜の下端は中腋窩線で最も離れており，平静呼吸時では約8cm隔たるが，深吸気時では4cmとなる．したがって，LIFにおける胸膜外アプローチの際には，胸膜外腔を尾側ではなく，肋骨に沿って背側に向かっていくのがよい．

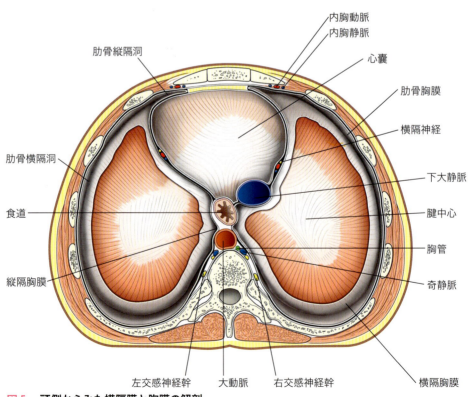

図5 頭側からみた横隔膜と胸膜の解剖

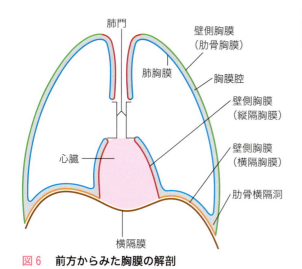

図6　前方からみた胸膜の解剖

おわりに

　LIFにおける胸腰椎部の解剖について，アプローチに重要な横隔膜，胸郭と胸壁の筋・神経，胸膜を中心に概説した．アプローチの実際については，F章で述べる．

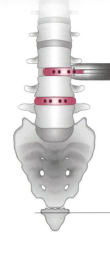

B　LIFに必要な解剖

4 後腹膜腔の解剖（膜の理解を中心に）

金村徳相

はじめに

　LIFや側方アプローチ椎体再建術などの側方アプローチによる脊椎脊髄手術は，これまでの脊椎前方手術の利点をさらに効果的に，かつ手術侵襲を低減できる手術手技である．一方，LIFは基本的には後腹膜経路の前方手術であるため，腹膜や後腹膜腔の解剖が正しく認識されず，不適切な経路でアプローチすることは大血管や重要臓器の損傷につながる[1~3,29]．側方アプローチの合併症を回避するためには，後腹膜腔の解剖を十分に理解し，術前画像でその進入路に存在する後腹膜腔臓器を確認する必要がある[13]（表1）[14]．

腹膜外腔（extraperitoneal space）

　腹膜外腔は，壁側腹膜とその外周の筋膜の間のspaceであり，前方は腹膜前腔（preperitoneal space），後側方は後腹膜腔（retroperitoneal space），下方は腹膜下骨盤腔（subperitoneal pelvic space）と腹膜腔（腹膜内腔）を全周性に取り巻く．後腹膜腔はretroperitoneumとも呼ばれる．腹膜外腔の外周を取り巻く筋膜（横隔膜，腹横筋および腰方形筋の筋膜の一部）は，横筋筋膜（transversalis fascia）と呼ばれる[22]．（図1）[13,14]．

表1　側方アプローチにおいて認識すべき後腹膜腔臓器

膜・筋膜	
腹膜	peritoneum
外側円錐筋膜	lateroconal fascia
腎筋膜（前・後）	renal fascia (anterior/posterior)
横筋筋膜	transversalis fascia
横隔膜	diaphragm
脈管	
腹部大動脈・下大静脈	abdominal aorta/inferior vena cava
腸骨動脈・静脈	iliac arteries/veins
分節腰動静脈	segmental lumbar vessels
性腺動静脈	gonadal vessels
リンパ管	lymphatic trunk
乳び管・胸管	cisterna chyli/thoracic duct
実質臓器	
腸管（上行・下行結腸）	bowel (ascending/descending colon)
腎臓	kidney
腎盂	renal pelvis
尿管	ureter (urinary tract)
神経組織	
腰神経叢	lumbar plexus
大腿神経	femoral nerve
陰部大腿神経	genitofemoral nerve
交感神経幹	sympathetic plexus

（文献14を改変）

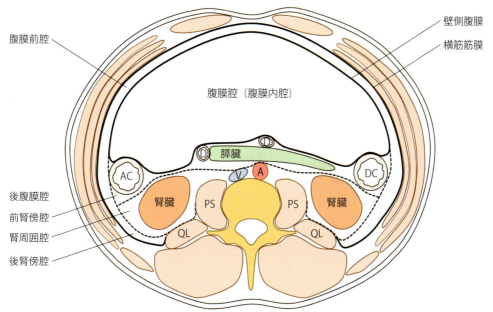

図1　腹腔と腹膜外腔（Kanemura T, et al：Understanding retroperitoneal anatomy for lateral approach spine surgery. *Spine Surg Relat Res*　1：109, 2017 の図1を日本語訳）[13]
AC：上行結腸，DC：下行結腸，D：十二指腸，A：腹部大動脈，V：下大静脈，PS：大腰筋，QL：腰方形筋．

後腹膜腔（retroperitoneum）

後腹膜腔は前方を壁側腹膜，後方を横筋筋膜にて区画された腔で，頭側は横隔膜，尾側は骨盤上腔まで広がる．筋膜層により後腹膜腔は前腎傍腔，腎周囲腔，後腎傍腔の3つの腔に区画される[19〜21]（表2[13]，図2[14]）．

1 前腎傍腔（anterior pararenal space）

前腎傍腔は前方を後方壁側腹膜，後方を前腎筋膜，外側方を外側円錐筋膜に囲まれた腔で，上行結腸・下行結腸，十二指腸，膵臓が存在する．前腎傍腔は腔というよりは消化器臓器の一部が腹腔内後壁に固着されている部分と理解したほうが良く，腹側が小腸間膜や横行結腸間膜などに連続する．

2 腎周囲腔（perirenal space）

腎周囲腔は逆円錐形の腔で横隔膜筋膜から腸骨窩まで広がる．前腎筋膜（anterior renal fascia, Gerota fascia）[7]と後腎筋膜（posterior renal fascia, Zuckerkandl fascia）[30]により囲まれた腔で，腎臓・腎盂，腎動脈・腎静脈，副腎，近位尿管と腎周囲脂肪（perirenal fat）が存在する．

腎周囲腔の内側では，後腎筋膜は大腰筋や腰方形筋などの筋膜と癒合し[6]，また前腎筋膜は腸間膜の基部や膵臓・十二指腸の後方で大血管周囲の比較的密な結合組織に移行していく[23]．腎周囲腔は尾側への広がりがいまだ明確ではなく，以前までは尾側では閉鎖した腔であると考えられていたが，その後の研究では逆円錐形の最尾側端で腹膜外骨盤腔に開いていることが示されている[15]．

3 後腎傍腔（posterior pararenal space）

LIFの際にアプローチする経路は後腎傍腔である．後腎傍腔は前方を後腎筋膜，前内側を外側円錐筋膜，後方〜外側を横筋筋膜，内側を大腰筋筋膜に囲まれた腔で，前外側では腹膜前脂肪につながっていく．また，尾側は骨盤腔へと広がり，頭側は横隔膜下の腹膜外脂肪へ連続する．前腎傍腔

表2 後腹膜腔の3つの区画

	境界	臓器
前腎傍腔 anterior pararenal space	前方：後方壁側腹膜 後方：前腎筋膜 外側：外側円錐筋膜	上行結腸・下行結腸 十二指腸 膵臓
腎周囲腔 perirenal space	前方：前腎筋膜 　　　（Gerota fascia） 後方：後腎筋膜 　　　（Zuckerkandl fascia）	腎臓・腎盂 腎動脈・腎静脈 副腎 近位尿管
後腎傍腔 posterior pararenal space	前方：後腎筋膜 前内側：外側円錐筋膜 後方〜外側：横筋筋膜 内側：大腰筋筋膜 頭側：横隔膜下筋膜 尾側：骨盤腔へ開口	脂肪組織のみ

(Kanemura T, et al：Understanding retroperitoneal anatomy for lateral approach spine surgery. *Spine Surg Relat Res* 1：110, 2017 の表2を日本語訳)[13]

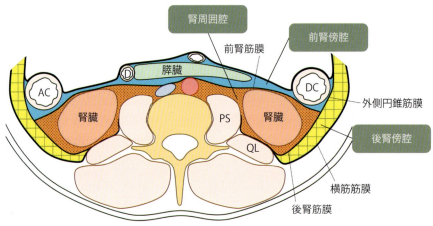

図2 後腹膜腔の3つの区画（文献14を改変）
後腹膜腔は，腎筋膜や外側円錐筋膜などにより，前腎傍腔（anterior pararenal space），腎周囲腔（perirenal space），後腎傍腔（posterior pararenal space）の3つの腔に区画される．

と腎周囲腔とは異なり，後腎傍腔は実質臓器が存在せずに脂肪組織のみである．後腎傍腔を展開する際に注意すべき解剖学的特徴は，後腎傍腔の前方を形成する後腎筋膜は外側では外側円錐筋膜に連続し，その外面にある後腎傍脂肪（posterior pararenal fat）は腹壁前方の腹膜前脂肪に連なることである．腸骨稜の高さで腎周囲腔の尾側では前腎傍腔と後腎傍腔は1つの腔となるが，この高位では外側円錐筋膜も明確な境界がみえなくな

る[19,21]．

後腹膜腔の膜と筋膜

後腹膜腔の解剖を理解するうえで筋膜はその鍵となるが，筋膜の定義は教科書や国によってさまざまであり，臨床や手術の際にしばしば誤って理解される．後腹膜腔の筋膜は，1枚の膜構造ではなく多層性の膜構造ではあるものの，通常では2

mm 程度の薄さで各区画を仕切っている[8]．経後腹膜アプローチに際して明確な概念と定義は重要であるといえる．

1 腹膜 (peritoneum)

腹膜は薄く半透明の漿膜で，体の中で最も大きく複合的に配置された漿膜である．腹壁の内側をおおう腹膜は壁側腹膜（parietal peritoneum），腸や臓器をおおう腹膜は臓側腹膜（visceral peritoneum）と呼ばれる．いずれの腹膜も中皮（mesothelium）と呼ばれる単層扁平上皮（simple low-cuboidal epithelium）の単一の膜である．腹膜腔（peritoneal cavity）は基本的には壁側腹膜と臓側腹膜により囲まれた腔，あるいは壁側腹膜に囲まれた space である．

2 後腹膜腔筋膜

筋膜は筋肉に固有のもので筋肉を包囲している膜であると解釈されやすいが，腹部・骨盤部の筋膜は体幹筋を包囲している筋肉固有の膜ではなく，後腹膜腔結合組織の連続した層から進化してきたものと考えられている．

3 腎筋膜 (renal fascia)

腎筋膜は密な膠原性の弾性結合組織鞘で腎臓と腎周囲脂肪を包囲する．古典的には後腎筋膜は Zuckerkandl[30]，前腎筋膜は Gerota[7] により報告されているが，その後には合わせてゲロータ筋膜（Gerota fascia）と呼ばれている[4]．前腎筋膜と後腎筋膜は，上行結腸あるいは下行結腸の後方で癒合して外側円錐筋膜を形成し，腹膜翻転部と癒合しながら側腹部へと連続する．後腎筋膜は腎門で大腰筋あるいは腰方形筋の筋膜と癒合する．さらに尾側で腰方形筋筋膜と癒合しながら，逆円錐形の腎周囲腔の最尾側では大腰筋筋膜の後外側縁と癒合する[20,25]．後腎筋膜は2層に分かれるが，分かれる場所はさまざまである[25]．薄い後腎筋膜前葉は前方に広がって前腎筋膜と連続し，比較的しっかりとした後腎筋膜後葉は外側円錐筋膜に連続する．前葉と後葉の間の腔は前腎傍腔へとつながる[25]．（図3）．

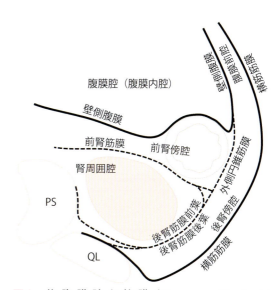

図3 後腹膜腔と筋膜（Kanemura T, et al：Understanding retroperitoneal anatomy for lateral approach spine surgery. *Spine Surg Relat Res* 1：112, 2017 の図3を日本語訳）[13]
後腎筋膜は2層に分かれる．外側では薄い後腎筋膜前葉は前方に広がって前腎筋膜と連続し，比較的しっかりとした後腎筋膜後葉は外側円錐筋膜に連続する．内側では前葉は大腰筋筋膜に連続し，後葉は腰方形筋筋膜あるいは横筋筋膜に連続する．

4 外側円錐筋膜 (lateroconal fascia)

外側円錐筋膜は，脊椎脊髄外科医が最も聞き慣れない後腹膜腔筋膜であるが，1920年代にはすでに報告されている[6,10,26]．上行結腸あるいは下行結腸の後方で前腎筋膜と後腎筋膜が外側で癒合して外側円錐筋膜を形成し，前腎傍腔と後腎傍腔を分け，さらに横筋筋膜とともに前外側へと続いていく[11,17,23]（図3）[13]．この外側円錐筋膜と横筋筋膜の間の腔には，腎被膜と腎筋膜の間の腎周囲腔に存在する腎脂肪に似た比較的平坦なカプセル状の脂肪が存在する．"flank pad" はこの外側円錐筋膜と横筋筋膜の間の腔に存在する平坦な脂肪のことを表す[11]．外側円錐筋膜は，腎筋膜が癒合して形成される場所や前後方・内外側・頭尾側への広がりなど，個体間差が大きい[17]．この外側円錐筋膜の偏位の大きさが通常ではみられない retrorenal colon の病態を説明し得る[9,12]．一般的には女性よりも男性に豊富な腎周囲脂肪・腎傍脂

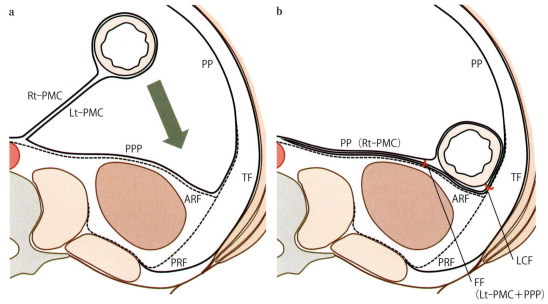

図4　胎生期における癒合筋膜の形成（文献14より転載）
a：形成前，b：形成後．
上行結腸間膜および下行結腸間膜が胎生期に後方の壁側腹膜に癒合し，前腎傍腔の結腸区画が形成される．
PP：壁側腹膜，PPP：原始壁側腹膜，Lt-PMC：原始結腸間膜左葉，Rt-PMC：原始結腸間膜右葉，LCF：外側円錐筋膜，FF：癒合筋膜，TF：横筋筋膜，ARF：前腎筋膜，PRF：後腎筋膜．

肪が認められ，この脂肪組織の少なさが結腸をより外側に，あるいは後方に位置させることに大きく関与している[9]．術前の画像評価ではこのretrorenal colonの存在に十分に注意することが必要である[18]．

5　癒合筋膜（fusional fasciae）

癒合筋膜は胎生期の腸間膜が後方の壁側腹膜と癒合して形成される後腹膜腔筋膜である[6]．胎生期に上行結腸間膜および下行結腸間膜が後方の壁側腹膜に癒合（腹膜後化）した後，結腸間膜の後方の癒合筋膜はToldtの結腸後方筋膜（retrocolic fasciae of Toldt）と呼ばれる[28]．癒合筋膜は薄い（0.1〜0.6mm）結合組織層で，時に粗に結合した剥離しやすい2層性の筋膜である[20]．癒合筋膜は胚形成期，間充織内側層（inner strata）が多層性筋膜と原始臓側腹膜を形成しているときに原始腸管が回転して後方に固着しながら形成される（図4）[14]．この過程中に腸間膜と後方の壁側腹膜の癒合部の外側縁としてToldtの白線（white line of Toldt）が形成される[16]．Toldtの白線は，手術の際に結腸を可動化させるための切開線であるため，消化器外科医にとっては重要なランドマークである．癒合筋膜は脊椎脊髄外科医にとっても重要な意味合いをもつ．つまり，癒合筋膜によって上行結腸および下行結腸は腹腔内の後方あるいは外側に固着されていてあまり動かず，前腎筋膜や外側円錐筋膜のすぐ直前に存在する（図5）[14]．そのため，後腹膜腔手術を行う際には，上行結腸あるいは下行結腸の位置を常に認識している必要がある．

6　横筋筋膜（transversalis fascia）

横筋筋膜は間充織の外側層（outer strata）から形成され，腹横筋の深層で腹膜あるいは腹膜前脂肪の表層に存在する．さらに後方では腎臓の後方で腰方形筋筋膜の前方に存在する．横筋筋膜は内側で後腎筋膜後葉と癒合し，この癒合が後腹膜腔の内側の境界となるとされている[24,27]（図3）[13]．

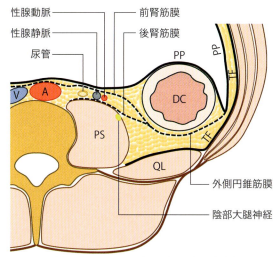

図5　下位腰椎における後腎傍腔（L4高位）（文献14より転載）

下行結腸は腹腔内の後方あるいは側面に固着されていてあまり動かず，前腎筋膜や外側円錐筋膜のすぐ直前に存在する．

7 大腰筋筋膜 (psoas fascia)

比較的密な筋膜が大腰筋および小腰筋の前外側をおおう．大腰筋筋膜は頭側では横隔膜の内側弓状靱帯と合流し，外側では横筋筋膜と合流する[16]．いくつかの解剖の教科書はこの大腰筋の前外側筋膜を横筋筋膜に含めているものもある[5]．内側は腰椎の椎体や横突起の筋付着部，腱弓へと続き，尾側へは大腿部の腸腰筋腱周囲へと広がる．脊椎脊髄外科医にとって，後腎傍腔を展開するために腹膜腔や前腎傍腔，腎周囲腔を前方に移動する際，この大腰筋筋膜とそれに続く横筋筋膜の前層が後腎筋膜後葉と癒合していることは，重要な解剖学的知識といえる（図3）[13]．

▶ 側方手術において安全に正確な後腹膜腔展開を行うためには

腎筋膜や外側円錐筋膜などは100年も前に報告されているにもかかわらず，外科医の手術時における後腹膜腔の解剖学的理解はいまだ十分とはいえない．特に外側円錐筋膜に関しては，泌尿器科での後腹膜鏡下手術において確認の重要性が認識されているが，脊椎脊髄外科において十分に認識されているとはいいにくい．その結果として，多くの脊椎脊髄外科医は，経後腹膜アプローチにおいて，その前方は腹膜という1つの膜で区画されていると誤った認識をしている．正しい後腹膜腔の解剖学的知識を得ることが，安全で確実な後腹膜腔展開を行うための一つの条件といえる．

日本で使用可能なLIFはOLIFとXLIF®であるが，いずれも基本的には後腹膜経路で行うLIFであるものの，2つの手技は腹膜外腔にアプローチする初めの過程が異なる．OLIFは従来の前方手術と同様に前側方から腹膜外腔にアプローチする手技であり，初めにアプローチする腹膜外腔は横筋筋膜と壁側腹膜の間の腹膜前腔である．これに対し，真側面あるいは後側方から腹膜外腔にアプローチするXLIF®は，初めにアプローチする腹膜外腔は後腎筋膜と横筋筋膜の間の後腹膜腔である後腎傍腔である．（図6）．前述のように後腎傍腔の前方の膜は，後腎筋膜，外側円錐筋膜，壁側腹膜などの多種の膜がさまざまな形態で存在し，われわれが今まで理解していたよりも複雑である．特に脊椎脊髄外科医がLIFを行う際に十分に理解しておくべきことは，上行結腸あるいは下行結腸が癒合筋膜において腹腔内の後方あるいは外側，つまり外側円錐筋膜や前腎筋膜の直前に固着されているということである．このことは，腹膜外腔アプローチ時に腹膜前腔からアプローチするOLIFや従来の前方手術よりも，後側方の後腹膜腔（後腎傍腔）へ直接アプローチするXLIF®などのほうが，アプローチ時に腹膜あるいは筋膜の損傷をきたした場合には，上行・下行結腸損傷につながりやすいということを示唆している．

いずれのLIF手技においても，後腹膜腔展開のためには，腹膜に包まれた腹腔内臓器と後腹膜腔臓器を前方に可動させる必要がある．そのためには，壁側腹膜，後腎筋膜および外側円錐筋膜を横筋筋膜や大腰筋筋膜から剥離し，さらに大腰筋前縁まで展開を広げる．後腎筋膜は内側や後方で大腰筋と腰方形筋の筋膜と癒合している（図7）．外側では後腎筋膜後葉は外側円錐筋膜につながるが，実際の後腹膜腔手術において壁側腹膜，後腎

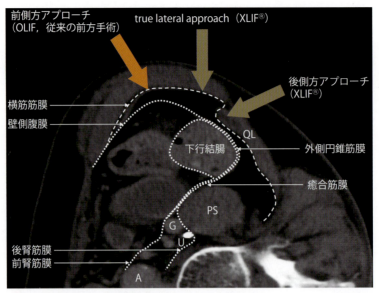

図6　LIF手技による腹膜外腔アプローチの違い
初めにアプローチする腹膜外腔は，OLIFでは従来の前方手術と同様に横筋筋膜と壁側腹膜の間の腹膜前腔であるが，XLIF®では後腎筋膜と横筋筋膜の間の後腎傍腔である．
U：尿管，G：性腺動静脈．

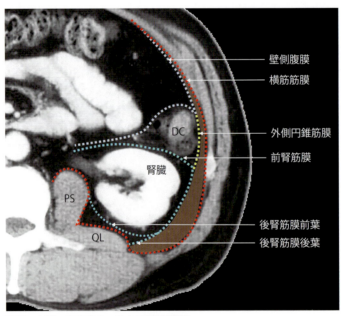

図7　LIFでアプローチする後腎傍腔
LIFでアプローチする腔は後腎傍腔（橙色の範囲）であるが，後腎傍腔の内側縁である後腎筋膜は内側や後方で大腰筋と腰方形筋の筋膜と癒合している．つまり，LIFを行う際に必要な大腰筋の外側や前方などには後腎傍腔は本来存在しない．したがって，壁側腹膜，後腎筋膜および外側円錐筋膜を横筋筋膜や大腰筋筋膜などからできるだけ愛護的かつ慎重に剥離し，さらに大腰筋前縁まで展開し，LIFを安全に行える腔を作製する必要がある．

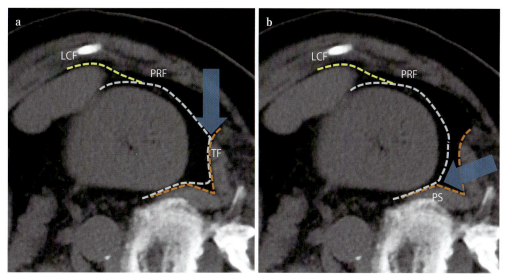

図8 LIFのための後腎傍腔展開（文献14より転載）
後腎筋膜後葉は腰方形筋筋膜あるいは横筋筋膜と連続しているために剥離し（a），さらに後腎筋膜前葉は大腰筋筋膜と連続しているために剥離して（b），大腰筋の外側や前方などにLIFを行える腔を作製する．

筋膜や外側円錐筋膜を明確に識別することは難しい．そのため，術前腹部画像でLIFを行う後腎傍腔の進入路を確認することは極めて重要である．また，手術時に壁側腹膜，後腎筋膜および外側円錐筋膜をできるだけ愛護的かつ慎重に横筋筋膜や大腰筋筋膜などから剥離展開することは，安全で確実な側方アプローチを行う鍵である（図8）[14]．

前述のように，上行結腸・下行結腸の外側や後方には，壁側腹膜が翻転した癒合筋膜や外側円錐筋膜，腎筋膜など何層もの膜が存在するが，おのおのの膜はかなり薄く，全体を合わせても1〜2mm程度とされている[20]．これらの膜は多層性でおのおのに脂肪組織が含まれることも多く，その厚さやつながりにかなり個体間差が大きいといえども，実際に脊椎脊髄外科医が理解しているよりも薄い膜である．そのため，後腎傍腔を展開する際だけでなく，レトラクターの設置後でも，薄い膜のすぐそばに結腸が存在し，わずかな膜損傷でも結腸損傷をきたす可能性があることを十分に認識する必要がある．腸管損傷を回避するには，術前腹部画像において，上行結腸・下行結腸と腰方形筋前縁からの距離や脂肪組織の存在などを確認することが重要である．LIFでは，開発された種々の機器により，従来の開放手術の前方手術に比べ，より小さい展開で効果的な脊椎前方固定が可能であるが，正確で安全な後腹膜腔展開には，正しい解剖学的理解と手術時の正しい層の認識による腔へのアプローチが必要であることに変わりない．

おわりに

側方アプローチでは，従来の開放手術の前方手術をより小展開で手術侵襲を低減したうえに，前方手術の利点である固定や矯正などをより効果的に行うことが可能である．しかし，基本的には従来の開放手術の前方手術と同じ後腹膜経路の手術であり，腹腔内臓器や後腹膜腔臓器と関連した合併症のリスクを有する．小展開手術は確かに展開にかかわる手術侵襲を低減するかもしれないが，それと引き替えに手術視野を狭くして手術のworking spaceを制限する．LIFをはじめとする革新的な手技は，これまでとやや異なる手術視野となるため，従来の開放手術の前方手術以上に詳細な解剖学的認識が必要となる．後腹膜腔の正し

い解剖学的な理解と認識こそが側方アプローチを安全に行うための鍵である．特に後腹膜腔の膜や筋膜などは，これまで脊椎脊髄外科医が認識してきた以上に多層性で複雑なものであることを十分に理解する必要がある．そのため，術前に腹部全体をCTやMRIなどにて十分に確認し，経路を十分に理解しておくことは，安全で正確な側方アプローチには極めて重要である．

文献

1) Aichmair A, Fantini GA, Garvin S, et al：Aortic perforation during lateral lumbar interbody fusion. *J Spinal Disord Tech* **28**：71-75, 2015
2) Assina R, Majmundar NJ, Herschman Y, et al：First report of major vascular injury due to lateral transpsoas approach leading to fatality. *J Neurosurg Spine* **21**：794-798, 2014
3) Balsano M, Carlucci S, Ose M, et al：A case report of a rare complication of bowel perforation in extreme lateral interbody fusion. *Eur Spine J* **24**（Suppl 3）：405-408, 2015
4) Chesbrough RM, Burkhard TK, Martinez AJ, et al：Gerota versus Zuckerkandl：the renal fascia revisited. *Radiology* **173**：845-846, 1989
5) Coffin A, Boulay-Coletta I, Sebbag-Sfez D, et al：Radioanatomy of the retroperitoneal space. *Diagn Interv Imaging* **96**：171-186, 2015
6) Congdon ED, Edson JN：The cone of renal fascia in the adult white male. *Anat Rec*（*Hoboken*）**80**：289-313, 1941
7) Gerota D：Beitraege zur Kenntnis des Befestigungsapparates der Niere. *Arch Anat Entwicklungsgesch* **19**：265-286, 1895
8) Gore RM, Balfe DM, Aizenstein RI, et al：The great escape：interfascial decompression planes of the retroperitoneum. *AJR Am J Roentgenol* **175**：363-370, 2000
9) Hadar H, Gadoth N：Positional relations of colon and kidney determined by perirenal fat. *AJR Am J Roentgenol* **143**：773-776, 1984
10) Hinman F：*The Principles and Practice of Urology*. WB Saunders, Philadelphia, 1935, p1111
11) Hinman F Jr：*Atlas of UroSurgical Anatomy*. WB Saunders, Philadelphia, 1993, p16
12) Hopper KD, Sherman JL, Luethke JM, et al：The retrorenal colon in the supine and prone patient. *Radiology* **162**：443-446, 1987
13) Kanemura T, Satake K, Nakashima H, et al：Understanding retroperitoneal anatomy for lateral approach spine surgery. *Spine Surg Relat Res* **1**：107-120, 2017
14) 金村徳相，佐竹宏太郎，中島宏彰，他：腰椎側方アプローチにおける解剖―後腹膜腔の膜の解剖を中心に．脊椎脊髄 **30**：872-883, 2017
15) Lim JH, Kim B, Auh YH：Anatomical communications of the perirenal space. *Br J Radiol* **71**：450-456, 1998
16) MacLennan GT, Hinman F：*Posterolateral and Posterior Body Wall*, 2nd ed. Elsevier, Philadelphia, 2012
17) Marks SC Jr, Raptopoulos V, Kleinman P, et al：The anatomical basis for retrorenal extensions of pancreatic effusions：the role of the renal fasciae. *Surg Radiol Anat* **8**：89-97, 1986
18) Matsubara A, Murakami G, Niikura H, et al：Development of the human retroperitoneal fasciae. *Cells Tissues Organs* **190**：286-296, 2009
19) Meyers MA：Radiological features of the spread and localization of extraperitoneal gas and their relationship to its source. An anatomical approach. *Radiology* **111**：17-26, 1974
20) Meyers MA, Charnsangavej C, Oliphant M：Meyers' Dynamic Radiology of the Abdomen：*Normal and Pathologic Anatomy*, 6th ed. Springer, New York, 2011, p18
21) Meyers MA, Whalen JP, Peelle K, et al：Radiologic features of extraperitoneal effusions. An anatomic approach. *Radiology* **104**：249-257, 1972
22) Mirilas P, Skandalakis JE：Surgical anatomy of the retroperitoneal spaces part II：the architecture of the retroperitoneal space. *Am surg* **76**：33-42, 2010
23) Mitchell GA：The renal fascia. *Br J Surg* **37**：257-266, 1950
24) Palmer DA, Moinzadeh A：Surgical, Radiographic, and Endoscopic Anatomy of the Retroperitoneum. in Wein AJ, Kavoussi LR, Partin AW, et al（eds）：*Campbell-Walsh Urology*, 11th ed. Elsevier, 2016, pp764-783
25) Raptopoulos V, Kleinman PK, Marks S Jr, et al：Renal fascial pathway：posterior extension of pancreatic effusions within the anterior pararenal space. *Radiology* **158**：367-374, 1986
26) Southam AH：The Fixation of the Kidney. QJM **os-16**：283-308, 1923
27) Tobin CE：The renal fascia and its relation to the transversalis fascia. *Anat Record*（*Hoboken*）**89**：295-311, 1944
28) Toldt C：*Lehrbuch der gewebelehre, mit vorzugsweiser berücksichtigung des menschlichen körpers*. F Enke, Stuttgart, 1877, p12, p651
29) Uribe JS, Deukmedjian AR：Visceral, vascular, and wound complications following over 13,000 lateral interbody fusions：a survey study and literature review. *Eur Spine J* **24**（Suppl 3）：386-396, 2015
30) Zuckerkandl E：Beitrage zur Anatomie des Menschlichen Korpers. Ueber den Fixationsapparat der Nieren. *Med Jahr* **13**：59-67, 1883

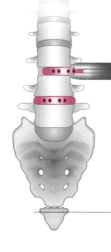

B LIF に必要な解剖

5 造影 3D-CT による解剖の把握

星野雅洋

はじめに

　LIF は従来の腰椎前方固定術と異なり，小切開による腰椎前側方（または側方）固定術である．そのため，手術野の局所は肉眼で確認できる（確認できる大きさの皮膚切開が推奨されている）が，局所周囲のほかの臓器を肉眼で確認することはできないことが多い．

　そのため，術前に固定椎におけるほかの臓器（特に血管と尿路）の解剖学的確認を十分に行う必要がある．術前の CT や MRI などでも解剖学的位置関係を確認することは可能であるが，より立体的，直視的には造影 3D-CT による確認が有用である．

　本項では当施設が行っている造影 3D-CT の方法とそれによって得られた正常像および代表的な解剖学的に注意を要する画像を提示する．

検索すべき臓器

　3D を撮像して解剖学的位置を確認する臓器は，正常像として脊椎骨，肋骨，大腰筋，大動脈，下大静脈，分節動脈，腎臓，尿管である．同時に，これら臓器の形態異常，走行異常，その他の解剖学的変異を確認する．

造影 3D-CT の撮像方法

1 検査前の検査

　手術の対象患者が高齢であることも多く，造影前に腎機能および経口糖尿病薬の服用を確認しておく．腎機能障害が強ければ，造影剤の使用は断念する必要がある．また，経口糖尿病薬は検査前に中止しておく．

2 検査体位

　CT の撮像体位は手術体位（多くは右側臥位）とする．必要に応じて側腹部に枕を入れ，術中のジャックナイフ体位に近い状態を作ることもある．

3 撮像方法

　本 CT は疾病診断のための検査ではなく，手術施行における臓器の解剖学的関係の把握が目的である．そのため，画像の質が多少低下しても，放射線被曝の軽減に努める必要がある．そこで，当施設では 1 回撮像法を用いている（画像の質を上げるには，動脈相，静脈相，場合によっては排泄相の 2～3 回の CT 撮像を要するが，被曝量が増加し，臓器のずれが生じる可能性がある）．まず，造影剤 20 ml と生理食塩水 40 ml を混ぜて注入する．その 5 分 30 秒後，残りの造影剤 60 ml を注入する．注入 6 分後に撮像を行う．

　静脈系は描出されにくいが，ワークステーションで処理することで描出可能である．

　尿管は蠕動しているため，尿管内に尿が存在していない部分は描出されない．そのような部分も矢状断像で造影剤の存在する高位から順に確認することで，造影剤のない高位も尿管自体を確認することができる．

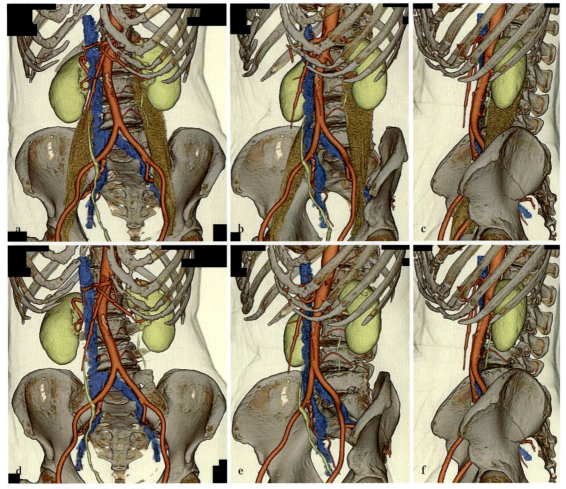

図1 正常像（78歳，女性）
a〜c：大腰筋のある画像（a：正面像，b：斜位像，c：側面像）．
d〜e：大腰筋の除去画像（d：正面像，e：斜位像，f：側面像）．分節動脈の確認が容易である．

正常造影 3D-CT

　正常（加齢的変性は存在する）像を図1に示す．脊椎，肋骨，大腰筋，大動脈，下大静脈，分節動脈，腎臓，尿管が描出されている．画像保管伝送システム（PACS）上で画像を360度回転させて解剖学的位置関係を注意深く把握する必要がある．分節動脈の走行は，大腰筋を除去した画像を作製すると，より明確に確認できる．上位腰椎へのアプローチの際，肋骨との関係も重要となるが，造影 3D-CT では肋骨と椎体の位置関係も把握できる．

代表的な形態異常・走行異常など

1 血管異常例

1）下大静脈の大動脈左側走行例

　通常，下大静脈は大動脈の右側を走行している．本例では左側を走行している（図2）．非造影 CT 矢状断像では大血管の存在は確認できるが，それが動脈か静脈かの確認は難しい．造影 3D-CT を撮像することで簡単に確認できる．本例においては左腎臓の低形成も存在する．

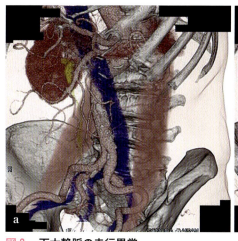

図2　下大静脈の走行異常
a：正面像，b：斜位像．
下大静脈が大動脈の左側を走行している．

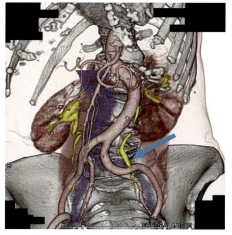

図3　左総腸骨静脈の走行異常
L4/L5 椎間板高位において左総腸骨静脈が左総腸骨動脈の左側を走行している正面像（矢印）．

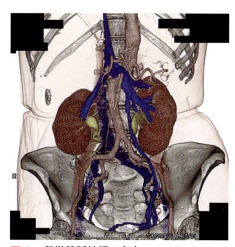

図4　卵巣静脈拡張の存在
比較的多い異常である．左腎静脈と吻合する左卵巣静脈の拡張を認める正面像．

2）総腸骨静脈の総腸骨動脈左側走行例

通常，総腸骨静脈は総腸骨動脈の右側背側を走行している．本例で左側に存在し（図3），L4/L5 椎間板の掻爬時に損傷の可能性がある．非造影 CT では確認が難しい異常である．

3）卵巣静脈拡張の存在

比較的多い異常とされている．左腎静脈と吻合する左卵巣静脈の拡張を認める（図4）．本例は女性であるために卵巣静脈であるが，男性であれば精索静脈となる．

左側アプローチが多い LIF において注意を要する異常である．

2　腎・尿管異常例

1）馬蹄腎

馬蹄腎（図5）は，それほど多い奇形ではなく，それ自体が LIF に影響を及ぼすことは少ないが，重複尿管や水腎などの泌尿器系の異常を伴うことがあるため，十分に検索する必要がある．

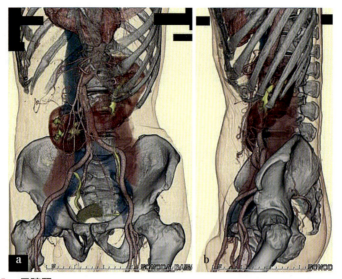

図5　馬蹄腎
　a：正面像，b：側面像．
ほかの泌尿器系の異常を合併していることがあるので，注意が必要である．

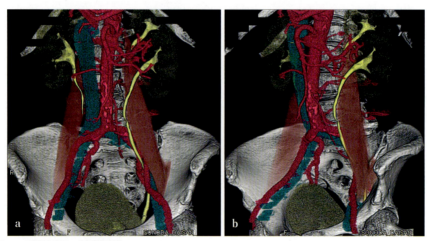

図6　重複尿管・腎盂尿管
　a：正面像，b：斜位像．
この画像では不完全型か完全型で単に蠕動により造影されていないかを区別することはできない．矢状断像での確認を行い，さらに尿管が2本あると考えて手術に臨む必要がある．

2) 重複腎盂・重複尿管

　重複腎盂・重複尿管は比較的多く存在する（3～5％）．完全重複尿管や膀胱近くまで重複のある不完全重複尿管などでは，手術野に2本の尿管が存在するので注意を要する（図6）．1本の尿管の確認だけで安心するのは危険である．非造影CTでは2本の尿管を確認するのは困難である．

　また，重複尿管と診断しても完全型か不完全型かを判断するのは，造影3D-CTのみでは困難なこともある．判断できなければ，2本の尿管が存在する可能性を念頭に手術に臨む必要がある．

▶ **注意点**

造影 3D-CT は，現状ではすべての血管，尿路を描出できているわけではない．細い血管や蠕動によって描出されていない尿管などの存在を十分に考慮し，手術に臨む必要がある．

C 章

LIFの優位性

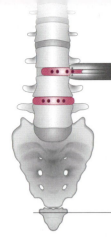

C LIFの優位性

1 間接除圧のメカニズムとケージの位置・大きさ

塩野雄太・石井　賢

▶ 間接除圧のメカニズム

　脊柱管狭窄が起こるメカニズムは，椎間板の加齢性変化などの要因による椎間高の減少や支持性の低下から始まる．これにより，後縦靱帯や黄色靱帯などの弛み・肥厚，および変性の進行による椎間関節の肥大などによって脊柱管狭窄が起こり[1]，骨棘の形成や側弯の進行などから椎間孔狭窄を引き起こす．従来の後方からの直接除圧は，骨性要素や靱帯要素を直接除圧することにより神経圧迫の解除を行い，神経症状の良好な改善が得られる．一方，硬膜損傷，硬膜外血腫，医原性神経損傷，術後の硬膜周囲癒着などのリスクもある．

　LIFは，側方から前・後縦靱帯，黄色靱帯を温存しながら，後方ケージよりも大きなケージを設置することができるため，ケージの設置により狭小化した椎間高をより高く矯正できることが最大の特長である[4]．これにより後縦靱帯と黄色靱帯が伸長され，靱帯性整復（ligamentotaxis）が起こり，硬膜管狭窄（狭義の脊柱管狭窄）が改善するとされている[2]（図1）．同時に椎間高をより高く矯正することにより，椎間孔狭窄の解除も可能となる[6]（図2）．この間接除圧は硬膜損傷や硬膜外血腫，術後の硬膜周囲癒着などのリスクを

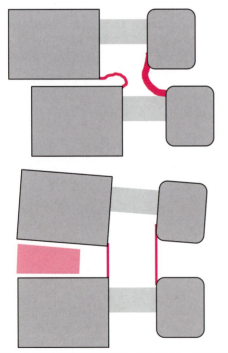

図1　LIFによる間接除圧のメカニズム（脊柱管）
LIFは，側方から前・後縦靱帯，黄色靱帯を温存しながら，大きなケージの設置により狭小化した椎間高をより高く矯正する．これにより後縦靱帯と黄色靱帯が伸長され，靱帯性整復（ligamentotaxis）が起こり，硬膜管狭窄（狭義の脊柱管狭窄）が改善する．

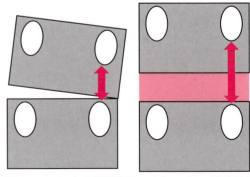

図2　LIFによる間接除圧のメカニズム（椎間孔）
椎間高をより高く矯正することにより椎間孔狭窄が解除される．

回避することができ，特に硬膜周囲癒着が予想される failed back surgery syndrome（FBSS）例には極めて有用である．

間接除圧の検証

全脊柱インバランスのない腰椎変性側弯症と変性脊椎すべり症に対して同一術者が実施したXLIF®（extreme lateral interbody fusion，10度楔状ケージ）のうち，経皮的椎弓根スクリュー（percutaneous pedicle screw：PPS）固定を併用した16例（男性6例，女性10例，平均年齢69.4±7.6歳）の29椎間，ケージの高さの平均8.9±0.2mm（8.0〜12mm）を対象に間接除圧の検証を行った．MRIでの脊柱管面積，再構築CTでの凹側と凸側の椎間孔面積を術前後で比較検討した．その結果，脊柱管面積は，術前106.6±10.2mm^{2}から術後147.5±9.9mm^2（拡大率157.6±13.1%）と有意に拡大していた（$P=0.0063$）．術前後のMRI水平断像・矢状断像で靱帯性整復により著明な脊柱管拡大が得られている（図3）．椎間孔面積拡大率は，凹側が133.6±6.3%（$P=0.0023$），凸側が118.6±5.2%（$P=0.034$）へとともに有意に拡大していた（図4）．過去の研究では脊柱管面積は術後30〜43%，椎間孔面積は術後25〜66%拡大すると報告され[2,3,6,7,10,11]，われわれのシリーズでも同等に良好な間接除圧が達成されていた．

ケージの高さ

前述したLIFの間接除圧の理論からは，より高いケージを設置したほうが脊柱管面積と椎間孔面積を拡大できるように思われる．しかし，過去の報告ではケージの高さは平均10.0mm（8.0〜14.0mm）とするものが多い[3,8]．できるかぎり大きなケージを挿入するという方針で行っている術者の報告では，平均13.0±1.3mm（10.0〜16.0mm）とする報告もある[11]．しかし，骨粗鬆症例などでは高すぎるケージ設置は，椎体終板損傷や椎体骨折などを引き起こし，ケージの沈み込み（subsidence）の原因となり得るので注意を要する．また，PLIFにおいて過度の椎間の持ち上げは隣接椎間障害の危険因子となる可能性の報告[5]もあり，LIFについても検証が引き続き必要である．

ケージの設置位置

ケージの設置位置と間接除圧の関係については，さまざまな意見が存在する．Marulandaら[9]は，キャダバー18体36椎間でケージの設置位置を前方・後方に分けて硬膜管拡大，左右椎間孔拡大について検証を行ったが，それぞれで有意差を認めなかった（$P=0.326$，$P=0.094$，$P=0.918$）．また，Parkら[11]はLIFを施行した42例94椎間でケージ設置位置を前方・中央・後方に分けて硬膜管拡大の関係を検証したが，有意差を認めなかった（$P=0.600$）．椎間孔除圧に関しても，Keplerら[6]は同様にケージ設置位置との関係を検証しているが，有意差がなかった（$P>0.25$）．ケージ設置位置に関しては，検証が引き続き必要である．

おわりに

LIFの最大の特長である間接除圧のメカニズムについて自験例を含めて述べた．しかし，まだ明らかにされていない要素も多く，今後さらなる検討が必要である．

文献

1) Crock HV：Normal and pathological anatomy of the lumbar spinal nerve root canals. *J Bone Joint Surg Br* **63**：487-490, 1981
2) Elowitz EH, Yanni DS, Chwajol M, et al：Evaluation of indirect decompression of the lumbar spinal canal following minimally invasive lateral transpsoas interbody fusion：radiographic and outcome analysis. *Minim Invasive Neurosurg* **54**：201-206, 2011
3) Fujibayashi S, Hynes RA, Otsuki B, et al：Effect of indirect neural decompression through oblique lateral interbody fusion for degenerative lumbar disease. *Spine（Phila Pa 1976）* **40**：E175-E182, 2015
4) Hsieh PC, Koski TR, O'Shaughnessy BA, et al：

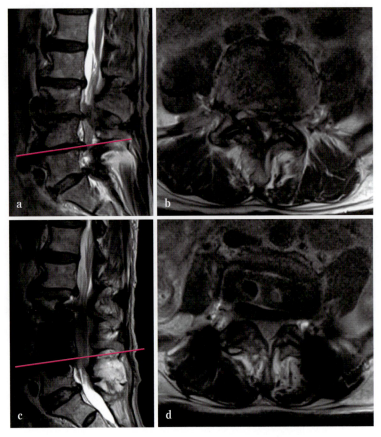

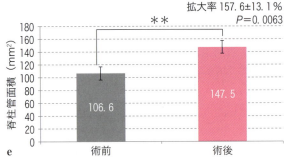

図3 LIFによる脊柱管面積の拡大
術前MRI T2強調矢状断像（a）・水平断像（b）．
術後MRI T2強調矢状断像（c）・水平断像（d）．
術前後の脊柱管面積のグラフ（e）．
MRIでの脊柱管面積を術前後で比較検討した．脊柱管面積は，術前106.6±10.2mm^{2}から術後147.5±9.9mm^2（拡大率157.6±13.1％）と有意に拡大した（$P=0.0063$）．

Anterior lumbar interbody fusion in comparison with transforaminal lumbar interbody fusion: implications for the restoration of foraminal height, local disc angle, lumbar lordosis, and sagittal balance. *J Neurosurg Spine* **7**: 379-386, 2007

5) Kaito T, Hosono N, Mukai Y, et al: Induction of early degeneration of the adjacent segment after posterior lumbar interbody fusion by excessive distraction of lumbar disc space. *J Neurosurg Spine* **12**: 671-679, 2010

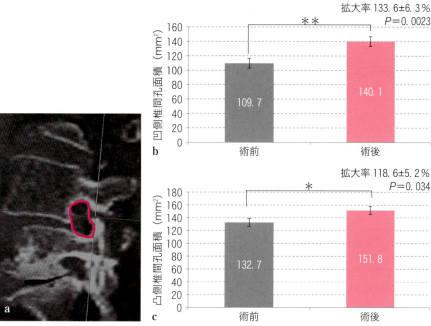

図4 LIFによる椎間孔面積の拡大
再構築CT矢状断像(**a**)での凹側と凸側の椎間孔面積を術前後で比較検討した．椎間孔面積拡大率は，凹側(**b**)が133.6±6.3％($P=0.0023$)，凸側(**c**)が118.6±5.2％($P=0.034$)へとともに有意に拡大した．

---

6) Kepler CK, Sharma AK, Huang RC, et al：Indirect foraminal decompression after lateral transpsoas interbody fusion. *J Neurosurg Spine* **16**：329-333, 2012

7) Malham GM, Parker RM, Goss B, et al：Indirect foraminal decompression is independent of metabolically active facet arthropathy in extreme lateral interbody fusion. *Spine (Phila Pa 1976)* **39**：E1303-E1310, 2014

8) Malham GM, Parker RM, Goss B, et al：Clinical results and limitations of indirect decompression in spinal stenosis with laterally implanted interbody cages：results from a prospective cohort study. *Eur Spine J* **24** (Suppl 3)：339-345, 2015

9) Marulanda GA, Nayak A, Murtagh R, et al：A cadaveric radiographic analysis on the effect of extreme lateral interbody fusion cage placement with supplementary internal fixation on indirect spine decompression. *J Spinal Disord Tech* **27**：263-270, 2014

10) Oliveira L, Marchi L, Coutinho E, et al：A radiographic assessment of the ability of the extreme lateral interbody fusion procedure to indirectly decompress the neural elements. *Spine (Phila Pa 1976)* **35** (26 Suppl)：S331-S337, 2010

11) Park SJ, Lee CS, Chung SS, et al：The ideal cage position for achieving both indirect neural decompression and segmental angle restoration in lateral lumbar interbody fusion (LLIF). *Clin Spine Surg* **30**：E784-E790, 2017

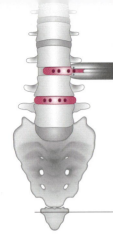

C LIFの優位性

2 前弯獲得のメカニズムとケージの位置・大きさ

大槻文悟・藤林俊介

▶ はじめに

　LIF は従来法である PLIF・TLIF と比較し，高さの厚いケージを挿入することが容易であり，椎体終板損傷のリスクも少ないと考えられる．Kepler ら[3]はケージを前方設置すると，中央または後方に設置したときに比較して前弯が得られることを報告しているが，前弯獲得の詳細なメカニズムは解明されていない．胸椎から仙椎に至るような long segment fusion での矢状面アライメントの重要性は論文で発表されている[2]．一方，1，2椎間の short segment fusion での前弯獲得も非常に重要であり，不十分な前弯での固定術では adjacent segment disease の発生が危惧される[1]．

　われわれ[4,5]は LIF での前弯獲得のメカニズムを検証するため，後方インストゥルメンテーションとして経皮的椎弓根スクリューシステムを用いた short segment fusion 例のみを対象とし，術後の局所前弯角を予測する因子の解析を行った．

▶ LIF で得られる局所前弯角の解析

　局所前弯角に影響を及ぼすと思われる因子として考慮に入れたのは，図1のとおり，ケージの局所前弯角度（6度または10度），ケージの高さ，ケージの設置位置，術前の局所前弯角，術前の椎間板高，椎体の前後径である．計測は術前術後の臥位での CT データを使用し，ケージの幅は全例18mm を使用した．OLIF，XLIF® のシステムを用い，ケージが10度以上回旋して挿入された症例や前縦靱帯損傷をきたした症例などは除外し，最終的に91椎間の解析を行った．その結果，術後の局所前弯角に影響を及ぼす因子として特に抽出されたのは次の3つであった．

1 ケージの設置位置

　ケージは前方に設置されるほど，正の相関をもって前弯角を増加させることが明らかとなった．ケージを1mm 前方に設置できれば，前弯角が約0.6度増加する結果となった（図2）．ケージの設置位置が後方であれば，術前よりも前弯角が減少する症例もみられた（図3，白丸）．

2 術前の局所前弯角

　術前に局所前弯角が大きいほど，術後の局所前弯角が大きくなる結果となった（図3）．局所前弯角の増加量でみると，前弯がもともと強い症例ほど新たに獲得される局所前弯角は少ないこともわかった．具体的には術前の局所前弯角が1度大きくなるにつれ，術後の局所前弯角は約0.6度ずつ大きくなり，逆に局所前弯角の増加量は0.4度ずつ減少することとなった．つまり，局所前弯角がもともと大きい症例では，LIF のみで得られる局所前弯角は少ないことになり，逆に局所前弯角がもともと小さい症例では，LIF のみで大きな局所前弯角が得られるものの，その大きさは術前の局所前弯角の6割程度であった．

3 ケージの角度

　6度のケージと比較して10度のケージで術後の局所前弯角は大きくなったが，ケージの角度に

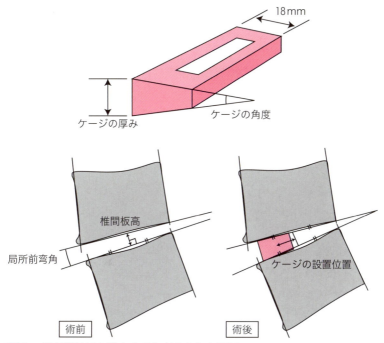

図1 前弯獲得量を規定すると考えられた因子
局所前弯角は術前術後のCT矢状面で計測した．ケージの設置位置は単位をmmとし，正中より前方設置を正の値と定義した．

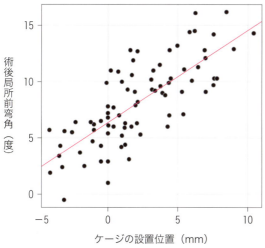

図2 ケージの設置位置と術後の局所前弯角の相関
ほかの因子で補正していないため，ばらつきがあるものの，前方に設置すればするほど前弯が得られている．

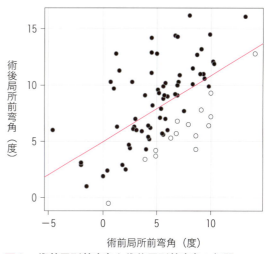

図3 術前局所前弯角と術後局所前弯角の相関
術前の局所前弯角が大きいほど，術後も局所前弯角が大きくなるが，回帰直線の傾きは0.6程度であり，前弯がもともと強い症例ほど得られる局所前弯角は減少する．白丸のように，術後のほうが局所前弯角の小さい症例があり，これらの症例はケージ設置位置が後方であった．

よる前弯獲得の影響力は前述の2つの因子よりも小さく，6度のケージを10度に変更しても，前弯角が1度増加する程度の影響しか生じなかった．

これらの結果から手術で変更できる因子としては，最も重要なのがケージの設置位置であり，ケージの角度が影響を多少及ぼすという結果であった．ケージの設置位置に関してさらに詳細な検討を行ったところ，ケージが後方に設置されてしまった場合には，ケージの角度は局所前弯角に影響を及ぼさず，薄いケージを使用することで局所前弯角は増加することが明らかとなった．また，ケージが前方設置された場合には，より厚いケージ，より角度のあるケージを使用することで術後の局所前弯角が増加することが明らかとなった．

▶ LIF ケージ挿入の実際と前弯獲得のメカニズム

前述の結果から，適切な前弯角を得るためには，ケージの設置位置が非常に重要であり，前縦靱帯を損傷しない範囲でできるだけ前方に設置することが大切である．XLIF®では椎間板の搔爬が背側から腹側への操作になり，OLIFでは逆に前方から背側への操作となるため，それぞれの手技に精通することが非常に重要である．ケージの前方設置にこだわりすぎれば，前縦靱帯や尿管，交感神経幹などの損傷リスクが上昇するのはどちらの方法も同じだと考えている．どちらの方法でもケージを正確な位置に設置するためには，椎間板の切開時やCobbレトラクターの挿入時などに，適宜X線透視での確認が重要である．前方にトライアルケージが適切に設置できれば，椎体終板損傷が起こらない程度にできるだけ厚いケージを使用する．

われわれはトライアルケージの挿入が容易ではあるが，手で簡単に引き抜けない程度の厚さのケージを選択している．この場合には前縦靱帯は最大限に伸ばされており，これ以上の厚いケージ

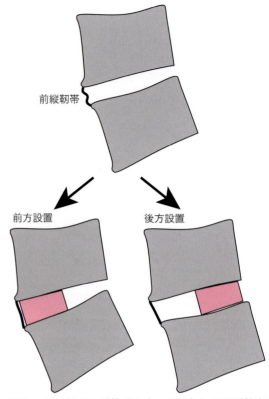

図4　ケージの設置位置によって得られる局所前弯角
仮に同じ高さのケージを挿入したとすると，ケージが前方設置されれば前縦靱帯が伸展した状態で後方が適切に閉じることができるが，ケージが後方設置されれば，前縦靱帯が伸展しても，ケージ自身が前弯を妨げてしまう．

を選択した場合には前縦靱帯断裂や椎体終板損傷などを引き起こすだけと考えられる（図4）．症例によっては，脊椎すべり症の存在や手技の問題などから，思うようなケージの前方設置が困難な場合に遭遇する．後方設置になった場合には，厚いケージではなく，比較的薄いケージを使用することが重要である．ケージが後方設置されれば，厚いケージを使用すればするほど後方の関節包や靱帯が伸ばされるだけで，局所前弯角はどんどん小さくなる（図4）．このときには，後方からcompressionをいくらかけても前縦靱帯が存在するかぎり，前弯獲得は困難である．

最後にケージの角度の選択であるが，われわれはトライアルケージを挿入時のX線透視画像で，

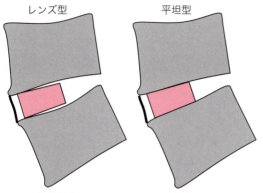

図5　椎体終板の形状とケージの接触
椎体終板がレンズ型であればケージの前方のみが椎体終板に接する点接触または線接触となる可能性が高い．後方は髄核や線維輪，関節などが残っているため，ケージに合うように角度が付くと考えることは間違っている．得られる局所前弯角はケージの設置位置でおよそ決まるため，設置位置の決定後は椎体終板にできるだけ沿う形状のケージを選択すべきである．

椎体終板の形状を確認して決定している．椎間板がレンズ型をしているような症例（図5）では，角度の大きなケージを使用しても椎体終板との適合性が悪く，ケージの前方だけで支える結果となってしまうため，角度の小さなケージを使用する．逆に，椎体終板が平坦な症例（図5）には，得られる局所前弯角に応じて大きな角度のケージを使用することにしている．いずれにしても，椎体終板との適合性が良好なほど安定性が得られ，術後のケージの沈み込みや偽関節率が減少すると予測している．

ケージの設置位置と間接除圧

　局所前弯角を付けるためにケージを前方設置すれば，椎間板の後方が閉じることで適切な間接除圧（indirect decompression）が得られないとの懸念がある．実際に後方椎間板高はケージを前方に設置するほど低くなり，91椎間のうち2椎間で術前よりもわずかに低くなる結果となった．しかし，全例で症状の軽快が得られており，偽関節での再手術1例を除き，除圧などを追加した症例は経験していない．われわれは，LIFの効果は間接除圧だけでなく，固定も重要と考えており，基本的に全例でケージを前方設置するように目指している．

まとめ

　適切な前弯獲得のため，ケージは前方設置が望ましい．前方設置できた場合には少し厚いケージ，期せずして後方設置になってしまった場合には薄いケージを選択すべきである．過度に厚いケージは前縦靱帯損傷や椎体終板損傷などを引き起こすだけであり，われわれはトライアルケージが用手的に簡単に抜けない程度の厚さを選択している．

　LIFだけで獲得できる局所前弯角の増加量は多くても5〜8度程度であり，LIFさえ施行すれば前弯が得られるという安易な考えは決してもってはいけない．獲得すべき前弯が大きな症例には骨切り術などの後方操作を考慮しなければならない．

文 献

1) Cheh G, Bridwell KH, Lenke LG, et al：Adjacent segment disease following lumbar/thoracolumbar fusion with pedicle screw instrumentation：a minimum 5-year follow-up. *Spine*（*Phila Pa 1976*）**32**：2253-2257, 2007
2) Glassman SD, Bridwell K, Dimar JR, et al：The impact of positive sagittal balance in adult spinal deformity. *Spine*（*Phila Pa 1976*）**30**：2024-2029, 2005
3) Kepler CK, Huang RC, Sharma AK, et al：Factors influencing segmental lumbar lordosis after lateral transpsoas interbody fusion. *Orthop Surg*　**4**：71-75, 2012
4) Otsuki B, Fujibayashi S, Takemoto M, et al：Impact of the cage position on the lumbar segmental lordosis after lateral lumbar interbody fusion. *Proceedings of the EuroSpine 2015*, Copenhagen, 2015, S772
5) 大槻文悟，藤林俊介，木村浩明，他：Lateral Lumbar Interbody Fusion を用いた後弯矯正—獲得局所前弯角の予測．*J Spine Res*　**6**：455, 2015

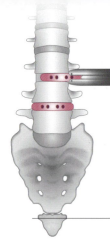

C LIF の優位性

3 側弯矯正のメカニズムとケージの位置・大きさ

森平　泰・種市　洋

▶ LIF における側弯矯正のメカニズム

冠状面の弯曲である側弯のうち，LIF によって矯正される側弯は，椎骨自体の変形ではなく，椎間の左右非対称によって形成された腰椎側弯である．

腰椎変性疾患が主な治療対象となるが，椎間板の加齢性変化による側弯の程度はさまざまであり，単純に椎間板高が左右非対称に減少した症例から，高度な腰椎変性側弯のように，軸面での回旋を伴うもの，前方すべりや側方すべりなどを合併するものなど，椎間変形が複雑に組み合わさった症例まで存在する[9,10]．

LIF は，複雑な椎間変形の側弯であっても，椎間板を平行に持ち上げる単純な操作によって矯正していくが，このときに凹側の拘縮した線維輪を切り離して椎間の左右非対称性を是正するだけでなく，前・後縦靱帯を温存しながら椎間高を獲得することで，靱帯性整復（ligamentotaxis）による回旋と脊椎すべりの是正が自ずと行われる[2]（図1）．この靱帯性整復による自動矯正のメカニズムが，LIF の側弯矯正を容易にしているといえる．

▶ LIF による側弯矯正の優位性

LIF は側臥位で行う脊椎前方手術の手技を，小皮切で行えるように発展したものであり，後腹膜臓器や大血管などを大きく展開せずに脊椎に到達できるだけでなく，面積の大きなケージを X 線透視下に位置を確認しながら設置できるように，デバイスが工夫されている[6]．

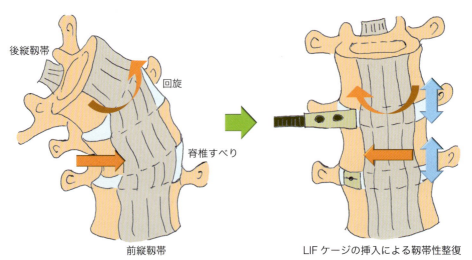

図1　前・後縦靱帯の靱帯性整復による回旋と脊椎すべりの是正

LIFによる側弯矯正の優位性は，側臥位で行う前方矯正術の優位性に通じるが，第一に，強力かつ単純な矯正手技が挙げられる[5,6]．腰神経叢を含有した大腰筋を安全に避けることさえできれば，変形の主体である椎間板を側面から広範囲にreleaseでき，側弯矯正においては，術者は手術野に向かって鉛直（側爲）方向に力を加えるだけで矯正されていく．加えて，LIFでは，X線透視下に側弯矯正の獲得を確認しながら手術を進めることができる．同様なことを腹臥位で後方だけから行うには，神経組織を避けながら行う椎間releaseやケージの設置，左右の椎弓根スクリューを介した椎体間の圧縮・伸延など，繁雑で経験を要する手技を駆使することとなる．

　また，後方からの椎体間固定術と比較すると，LIFは脊柱起立筋ならびに椎弓や椎間関節などの脊椎後方要素を温存できること，硬膜や神経根を展開しないこと，出血が少ないことなど，手術侵襲を大幅に減少する利点がある[7,8]．また，後方アプローチのケージとは比較にならないほど大きなケージは，椎体外縁の環状骨端（ring apophysis）を支持する形で設置することで，強力に側弯矯正でき，加えて大きな椎体間ケージは，矯正位の維持や骨癒合にも有利である[1,2,4]．

LIFケージの位置・大きさの選択

1 冠状面

　矯正位の維持やケージの沈み込み（subsidence）を予防するため，骨性終板のできるだけ硬い部位でLIFケージが支持されるように，ケージは左右の椎体外縁の環状骨端にかかるように設置することが基本となる[4]．必然的に椎体終板の横径ぎりぎりで，凹側ではときに大きく発達した硬い骨棘にもかかるように，できるだけ横径の大きなケージを選択することになる．

　通常，使用されるPEEKケージは，X線透視下に左右のマーカーの位置を確認しながら設置する．筆者の計測では，左右のマーカーはOLIFではケージ外縁の5mm内側，XLIF®では約3mm内側の位置にある．ケージ挿入の際には，ケージ外縁が椎体外縁を大きく越えて大腰筋や腰神経叢などを刺激しないように注意を要する．

2 矢状面

　側弯矯正のみの観点では，ケージの前後の位置は横径が最大となる中央1/3に設置するのが有利といえる．過去の報告にもあるように，ケージの沈み込みを予防するためにはケージの前後径も大きいほうが有利である[11]．Tohmehら[12]は，ケージのサイズと術後1年時のケージの沈み込みを調べた研究で，前後径18mmのケージは22mmよりも6.8倍沈み込みを認めたと報告している．しかし，日本で現在使用できるケージの前後径は限られており，XLIF®では18mm（10度前弯）のみ，OLIFでは18mm（6度前弯）と22mm（12度前弯）のみである．OLIFにおいては，12度前弯で問題なければ前後径22mmのケージを選択すべきと考える．

3 高さ

　上下隣接椎間の椎間高を参考に，至適なケージの高さを推測するが，腰椎変性疾患においては椎間が硬く拘縮している症例も多い．その場合には，術中のトライアルケージを出し入れした，弛すぎずきつすぎずの術者の手の感覚がケージの高さの決め手となる．側弯矯正の観点からは，十分にreleaseを加えた後に椎間が平行になる高さまで持ち上げたいが，過去の報告にあるように，椎間の持ち上げすぎはケージの沈み込みの原因となるので注意を要する[12]．

LIFによる側弯矯正を有効に行うための留意点

　LIFの具体的な手順は他項に譲り，LIFによる側弯矯正を有効に行うための留意点に限って説明したい．

1 アプローチ側

　変性すべりなど通常の腰椎変性疾患に対するLIFと，側弯に対するLIFが大きく異なるのは，

側弯による椎間の傾斜と椎体の回旋の存在である．XLIF®は左右を問わないが，OLIF は前側方からアプローチするために大静脈を避けた左側アプローチを基本とする．椎間の傾斜や椎体の回旋などのために，左側アプローチでの LIF が困難な変性側弯症例において，XLIF®の右側アプローチを選択できる利点は大きい．

　術前全脊柱X線像でターゲットとする椎間へのアプローチの妨げとなり得る肋骨および腸骨の位置を確認し，また，MRI もしくは CT で大血管と腰神経叢の位置を確認し，総合的にアプローチ側を決定する．通常，L4/L5 へのアプローチでは，腸骨との干渉が少ない凹側からのアプローチが容易なことが多い．しかし，側弯が高度でかつ骨架橋を切離して矯正したい椎間に対しては，凸側からのアプローチが容易なこともある．肋骨や腸骨などがレトラクター設置の妨げとなる場合には，必要十分な量の骨切除を躊躇せずに行うことが，無理のない working space の確保につながる．

2 X線透視の準備

　LIF 施行において，進入椎間の正確な X 線透視は，合併症回避の要である．側面X線透視で進入椎間の正確な側面像が得られて初めて，術者は安全で的確な位置にレトラクターを設置できる．同じく正面X線透視で進入椎間の正確な前後像が得られて初めて，術者は安心して対側の線維輪や骨架橋を切離できる．変性側弯例では各椎間で回旋の程度が異なり，また，LIF による矯正が加わることによって回旋の程度が変化するため，別椎間に移る際，その都度，手術台を操作して正しいX線透視を確認する必要がある．高度変形例では，進入椎間の回旋を補正するために，大きく傾いた手術台に患者をテープで括り付けながらの操作となる．このような症例では，時間経過とともに手術体位の維持が難しくなるため，手際のよい手術操作が求められる．

3 どのレベルに LIF を行うか
　　　—oblique take-off への注意

　適応外である L5/S に加えて，high iliac crest 例や，脊椎すべりや後弯にてしばしば遭遇する rising psoas sign 例では，L4/L5 においても LIF 施行が困難な症例が少なからず存在する．このような場合には，上中位腰椎で LIF によって強力に側弯矯正されることで，残った腰仙椎側弯によるバランス増悪（oblique take-off）を生じる症例がある（図2）．特に，冠状面バランスについて，改善される椎間への LIF 施行は問題とならないが，増悪する椎間への LIF 施行は必要かどうかを十分に検討すべきである．施行可能なすべての椎間に LIF を行うとする安易な計画は，時に重大な落とし穴となり得る．腰仙椎の後方経路椎体間固定が上中位腰椎の LIF ほど強力に側弯矯正がされないことを留意して，時に上中位腰椎の側弯を残しつつ，後方手術の際に冠状面バランスを確実に正常化させることが重要である．

おわりに

　腰椎変性後側弯は，脊柱管や椎間孔の障害による下肢神経症状に加えて，脊柱変形に起因した起立障害・歩行障害，呼吸機能障害や消化管機能障害などを引き起こし，患者の生活の質（QOL）を低下させる[9,10]．椎間板の加齢性変化を主因とした腰椎変性後側弯に対しては，LIF を応用した良好な側弯矯正の報告が増えている[5,8,11]．LIF を応用した手術で，合併症の多い高齢患者の愁訴を低侵襲に取り除くことができるようになったのは，大変に喜ばしいことである．

　しかし，側弯矯正を行う際に術者が気をつけなければならないこととして，矢状面 alignment は，腰痛や日常生活障害に密接にかかわる因子である一方，冠状面 alignment は，椎間孔由来の神経症状には注意が必要だが，矯正固定術後の左右のグローバルバランスが保たれていれば治療成績にはあまり影響を与えない事実がある[3]．

　LIF の登場によって，強力な側弯矯正を比較的容易に成し得るようになったが，術者は，手術の目的が患者の愁訴を確実にとることであって，決して側弯 Cobb 角の矯正ではないことに十分に留意して手術にあたる必要がある．

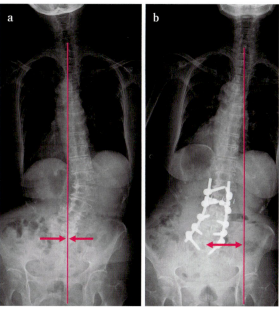

図2 残った腰仙椎側弯によるバランス増悪（oblique take-off）
a：術前，b：LIF 後．

文献

1) Acosta FL, Liu J, Slimack N, et al：Changes in coronal and sagittal plane alignment following minimally invasive direct lateral interbody fusion for the treatment of degenerative lumbar disease in adults：a radiographic study. J Neurosurg Spine **15**：92-96, 2011
2) Cappuccino A, Cornwall GB, Turner AW, et al：Biomechanical analysis and review of lateral lumbar fusion constructs. Spine（Phila Pa 1976）**35**：S361-S367, 2010
3) Glassman SD, Berven S, Bridwell K, et al：Correlation of radiographic parameters and clinical symptoms in adult scoliosis. Spine（Phila Pa 1976）**30**：682-688, 2005
4) Grant JP, Oxland TR, Dvorak MF：Mapping the structural properties of the lumbosacral vertebral endplates. Spine（Phila Pa 1976）**26**：889-896, 2001
5) Isaacs RE, Hyde J, Goodrich JA, et al：A prospective, nonrandomized, multicenter evaluation of extreme lateral interbody fusion for the treatment of adult degenerative scoliosis：perioperative outcomes and complications. Spine（Phila Pa 1976）**35**（Suppl 26）：S322-S330, 2010
6) Kaneda K, Shono Y, Satoh S, et al：New anterior instrumentation for the management of thoracolumbar and lumbar scoliosis. Application of the Kaneda two-rod system. Spine（Phila Pa 1976）**21**：1250-1261, 1996
7) Ozgur BM, Aryan HE, Pimenta L, et al：Extreme Lateral Interbody Fusion（XLIF）：a novel surgical technique for anterior lumbar interbody fusion. Spine J **6**：435-443, 2006
8) Phillips FM, Isaacs RE, Rodgers WB, et al：Adult degenerative scoliosis treated with XLIF：clinical and radiographical results of a prospective multicenter study with 24-month follow-up. Spine（Phila Pa 1976）**38**：1853-1861, 2013
9) Pritchett JW, Bortel DT：Degenerative symptomatic lumbar scoliosis. Spine（Phila Pa 1976）**18**：700-703, 1993
10) Taneichi H：Update on pathology and surgical treatment for adult spinal deformity. J Orthop Sci **21**：116-123, 2016
11) Tempel ZJ, Gandhoke GS, Bonfield CM, et al：Radiographic and clinical outcomes following combined lateral lumbar interbody fusion and posterior segmental stabilization in patients with adult degenerative scoliosis. Neurosurg Focus（36）：E11, 2014
12) Tohmeh AG, Khorsand D, Watson B, et al：Radiographical and clinical evaluation of extreme lateral interbody fusion：effects of cage size and instrumentation type with a minimum of 1-year follow-up. Spine（Phila Pa 1976）**39**：E1582-E1591, 2014

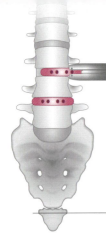

C LIFの優位性

4 骨癒合

海渡貴司

はじめに

　椎間固定術は，骨がもともとなく骨性終板を温存すれば血流が豊富とはいえない部位に骨を形成させるという異所性骨化を行う手術である．よって，長管骨の新鮮骨折の治療とは異なり，骨移植母床や血流などの条件が悪い偽関節の治療などに近いといえる．これに加え，脊椎脊髄疾患の治療対象年齢の高齢化により，骨質や生物学的骨形成能が低下した椎体間の環境において，骨癒合を獲得することは決して容易ではない．一方，脊柱の矢状面alignment不良と患者QOLの関係が明らかになる中，椎体前方要素が解剖学的・機能的に破綻した病態に対する前方支柱再建の重要性は高まっている．本項ではLIFのPLIF（posterior lumbar interbody fusion：後方経路腰椎椎体間固定術）に代表される後方アプローチでの椎体間固定術に対する優位性を骨癒合の観点から論じる．

椎体間の骨癒合獲得に影響する因子

　椎体間の骨癒合獲得に影響する因子は，①手術手技（椎間掻爬および骨移植），②力学的安定性（支持性および制動効果），③患者因子（骨形成能および骨質）の3点に大別される．LIFは①においては後方経路椎体間固定術に劣る可能性があるが，②の力学的安定性においては後方からの小型ケージ挿入よりも大きく優れるため，全体として骨癒合獲得には有利であると考えられる[2]．

LIFの後方経路椎体間固定術に対する骨癒合獲得の観点からの優位性―LIFケージによりもたらされる力学的安定性

1 支持面積

　PLIFの骨癒合率改善の歴史において，椎体間ケージは果たした役割が大きい．LIFケージは，後方経路から挿入される椎体間ケージと比較して支持面積が大きいことにより，椎体終板単位面積当たりにかかる軸圧を低減し，また椎体外縁の骨強度が高い部位[6]を支えることが可能である．これらの効果により，椎体終板損傷による支持性の低下やケージの沈み込み（subsidence）を抑制し，骨癒合に適した安定した環境を提供することが可能である．（図1）．

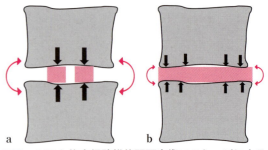

図1　LIFと後方経路椎体間固定術でのケージによる力学的安定性の違い
a：PLIFケージ，b：LIFケージ．
LIFの大きなケージサイズは椎体終板単位面積当たりの負荷（黒矢印）を減じることで椎体終板損傷のリスクを低減し，横方向に長いケージは側屈方向の制動効果をもたらす（赤矢印）．

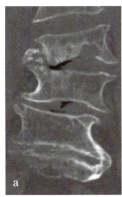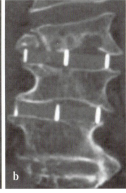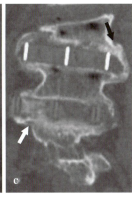

図2　LIFで観察される異なる骨癒合形態
a：術前，b：術直後，c：術後1年．
椎体終板の囊腫形成により，後方からのケージ挿入が困難と判断した症例に対し，LIFを施行した．下位の椎間ではケージ内骨癒合（白矢印），上位の椎間では架橋形成骨癒合（黒矢印）を認める．

2　制動効果

　LIFケージのもう一つの特徴は前後方向よりも横（左右）方向に長いケージを挿入することである．椎弓根スクリューによる固定は椎体の6方向（前後屈・左右側屈・左右回旋）のうち，前後屈に最も大きい制動効果を有する一方，側屈に対する制動効果が低いことが報告されている．椎体の前方に横方向に長いケージを挿入することで，椎弓根スクリューを併用しても十分に制御できない側屈に対する制動効果を獲得できる[1,4]（図1）．

LIFで観察される2つの骨癒合形態

　LIFではPLIFと同様にケージ内で移植骨と椎体が骨性に癒合する「ケージ内骨癒合」に加え，椎体の側方で骨性架橋が生じる「架橋形成骨癒合」が認められる（図2）．椎体側方の線維輪に外科的侵襲が加わることで骨化が進行するものと考えられる．また，周囲を腰筋でおおわれて細胞ソースが豊富であり，血流がよいことも関連していると考えられる．

LIFの後方経路椎体間固定術に対する骨癒合獲得の観点からの劣位性

　LIFの後方経路椎体間固定術に対する骨癒合獲得の観点からの劣位性について，十分に配慮すべき点であることから，併せて述べたい．

1　椎体終板掻爬

　LIFでは体表から椎間板までの距離が長いことにより，手元（力点）の力がキュレット先端（作用点）に十分に伝わりにくく，椎体終板掻爬が不十分となる可能性がある．変性側弯などで椎間に正側面からアプローチできない場合には，より慎重に椎体終板掻爬を行うことが重要である．

2　移植骨採取

　後方アプローチと異なり局所骨が使用できないため，自家骨を使用する場合には，別の皮膚切開での採骨が必要となる．現状では骨癒合獲得能に関しては，自家骨に勝るというエビデンスを有する骨移植材料が存在しないため，自家骨の使用が第一選択である．LIFケージ内に左右別に自家骨と骨髄液を含浸させた人工骨を充填した結果，術後1年の骨癒合は自家骨移植側で有意に優れていた（図3）．

まとめ

　LIFは力学的に安定した環境を提供できる点において，後方経路椎体間固定術と比較して骨癒合

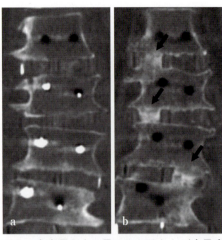

図3 自家骨と人工骨でのLIFケージ内骨癒合の比較
a：術直後，b：術後1年．
LIFケージの片側に自家骨，対側に骨髄液を含浸した人工骨を移植した．術後1年では自家骨を移植した側に旺盛な骨形成を認める（矢印）．

に有利であるといえる．しかし，骨癒合獲得は手術手技，力学的安定性，患者因子の3因子の総和として達成されるものであり，LIFに内在する劣位性が得られる力学的安定性を超え，偽関節[3]やインプラント折損[5]などにつながることがないよう，十分に注意を払う必要がある．

文献

1) Faizan A, Kiapour A, Kiapour AM, et al：Biomechanical analysis of various footprints of transforaminal lumbar interbody fusion devices. *J Spinal Disord Tech* **27**：E118-E127, 2014
2) Keorochana G, Setrkraising K, Woratanarat P, et al：Clinical outcomes after minimally invasive transforaminal lumbar interbody fusion and lateral lumbar interbody fusion for treatment of degenerative lumbar disease：a systematic review and meta-analysis. *Neurosurg Rev* 2016 Dec 24. doi：10.1007/s10143-016-0806-8
3) Makino T, Kaito T, Fujiwara H, et al：Does fusion status after posterior lumbar interbody fusion affect patient-based QOL outcomes? An evaluation performed using a patient-based outcome measure. *J Orthop Sci* **19**：707-712, 2014
4) Perez-Orribo L, Lalb S, Reyes PM, et al：Biomechanics of lumbar cortical screw-rod fixation versus pedicle screw-rod fixation with and without interbody support. *Spine*（*Phila Pa 1976*）**38**：635-641, 2013
5) Smith JS, Shaffrey CI, Ames CP, et al：Assessment of symptomatic rod fracture after posterior instrumented fusion for adult spinal deformity. *Neurosurgery* **71**：862-867, 2012
6) Sohn MJ, Kayanja MM, Kilinçer C, et al：Biomechanical evaluation of the ventral and lateral surface shear strain distributions in central compared with dorsolateral placement of cages for lumbar interbody fusion. *J Neurosurg Spine* **4**：219-224, 2006

D章

LIFの適応

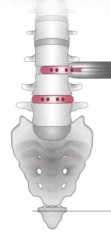

D LIFの適応

1 腰椎変性疾患への適応

鈴木喜貴・佐藤公治

はじめに

2013年に日本へ導入されたLLIF（lateral lumbar interbody fusion：腰椎側方経路椎体間固定術）は，これまでに行われてきた腰椎椎体間固定術とは大きく異なる．その特長は側腹部からの低侵襲なアプローチであること，ケージを椎間板腔に挿入することで椎間高を回復させて靱帯性整復（ligamentotaxis）により矢状面・冠状面alignmentに強力な矯正が得られること，後縦靱帯・黄色靱帯の牽引，椎間孔の開大により神経の間接除圧が得られることにある．腰椎変性疾患の病態に適した術式であり，導入以降，急速に普及してきた．本項では腰椎変性疾患に対するLLIFの適応を中心に述べる．

腰椎変性疾患の病態とLLIF

加齢に伴う椎間板の変性，消失により椎間板腔は狭小化する．骨性終板は変性し，力学的負荷により骨棘や椎体変形が出現する．また，椎間板や椎間関節などの変性が進行すると，徐々に3次元的な不安定性も生じる．結果，靱帯肥厚や椎間関節の変形などが進行し，脊柱管狭窄や椎間孔狭窄を合併しやすくなる．腰椎変性疾患は，これらの病態が進行して発症する．さらに変性が多椎間に及ぶと，冠状面・矢状面alignmentに異常が生じ，3次元的な脊柱変形をきたす．代償機能が破綻すると，矢状面・冠状面バランス異常をきたすことになる．椎間板の変性から始まる本病態では，椎間高を回復させることにより強力な変形矯正と神経の間接除圧が得られるLLIFは腰椎変性疾患に有用な術式であるといえる．

LLIF

LLIFでは側方から椎体横径に及ぶ横幅の長いケージで椎間板腔を開大することにより椎間高を回復させ，靱帯性整復を利用して変性脊椎すべりや側弯，後弯などの矯正が得られる．このサイズの大きなケージは，中央または前方に設置するが，荷重負荷を椎体外縁の皮質骨に均等に分散することが可能で，それにより強力な矯正力を生み出せる[12]．また，大きなケージは沈み込み（subsidence）の予防にも有利である．一方，PLIF（posterior lumbar interbody fusion：後方経路腰椎椎体間固定術）で使用するケージは，椎体終板の接触面積が少なく，環状骨端（ring apophysis）に設置することが難しい．LLIFは力学的にも有利な手術手技といえる．

手術手技の選択

日本で利用可能なLLIFはXLIF®（extreme lateral interbody fusion）[8]とOLIF（oblique lateral interbody fusion）[1]である．XLIF®は後腹膜腔経路で真側面から腰椎に達し，大腰筋をスプリットして椎間板を露出する．近接する腰神経叢を安全に避けられない場合には，本手技は行えない．一方，OLIFはやや前側方からアプローチすることにより，大腰筋の前縁から椎間板に達する．そのため，後方に位置する腰神経叢への影響

は極めて少ない．また，XLIF®では腸骨の影響によりL4/L5でのアプローチが行えないケースが多いが，OLIFではほぼ可能である．一方，OLIFは椎間板腔にアプローチしてから，設置するケージの方向を変更しなければならない．アプローチと同一の方向でケージを挿入すると対側の椎間孔に向かうため，対側の神経根障害をきたす可能性があり，注意が必要である[13]．

間接除圧

椎体間の回復に伴う椎間孔の開大，後縦靱帯・黄色靱帯の牽引により神経の間接除圧が得られる[6,7,13]（図1）．しかし，LLIFによりどの程度の除圧が得られるかを術前画像から予測することは困難である．特に脊柱変形に伴う神経障害には，馬尾障害，神経根障害，混合障害が複数の高位に合併することは珍しくない．また，神経根障害部位は神経根分岐部，外側陥凹，神経孔，外側部などさまざまであり，その病態は複雑である．間接除圧を目的とした適応については，まだ不明な点が多い．Gabelら[2]はXLIF®による間接除圧の成功予測について，アルゴリズムを作成して前向き研究（prospective study）を行い，追加除圧を必要とした症例は28例中1例のみであったと報告している．間接除圧が不可能な条件としては，椎間関節癒合，分節型椎間板ヘルニア，椎間関節嚢腫による神経圧迫，骨粗鬆症（Zスコア-2.5以下），先天性あるいは著明な脊柱管狭窄としている．椎間関節癒合では椎間高の開大が十分に行えずに椎体終板骨折，除圧不足になる可能性があること，分節型ヘルニアや椎間関節嚢腫などでは直接的な神経圧迫をしていることを理由として挙げている．また，骨粗鬆症では癒合不全，ケージの沈み込みのリスクがあり，MRIにて脳脊髄液の輝度が確認できないほどの著明な脊柱管狭窄でも直接除圧が必要であると述べている．梅林ら[13]はXLIF®＋経皮的椎弓根スクリュー（PPS）固定を行った60例117椎について良好な間接除圧を報告した．関節嚢腫1例，著明な脊柱管狭窄1例に対して術中に直接除圧を行い，術後に追加除圧を要した症例は3例のみであった．いずれの症例もケージの沈み込みによる神経症状の出現が再手術の理由であったと述べている．骨粗鬆症例，骨性終板損傷例では矯正損失により間接除圧が消失する可能性があり，適応には注意が必要といえる．一方，Malhamら[6]はXLIF®を使用した122例の間接除圧を検討し，術後早期に追加除圧が必要であった症例が7例であり，骨性の外側陥凹狭窄3例，腰椎変性すべり症3例，腰椎変性すべり症＋著明な脊柱管狭窄症1例であったと述べている．しかし，その詳細に関しては述べられていない．また，stand-aloneケージと後方固定術併用例が含まれており，適応の違い，後方固定術による影響が解明されていない．金村ら[4]は2期的に除圧術を追加することが了解されれば，間接除圧の適応を広げて選択肢としている．われわれは椎間高の開大により神経の間接除圧ができないと予測される病態，著明な脊柱管狭窄や直接的な神経圧迫の病変がある場合には，直接除圧を行っている（図2）．適応について今後の報告が待たれる．

疾患別適応

腰椎固定術は，痛みを伴う椎間関節症・腰椎椎間板症，椎間孔狭窄に伴う神経根障害，腰椎変性すべり症などに加え，腰椎変性をベースに発症する成人脊柱変形など，あらゆる腰椎変性疾患に適応される．LLIFのメカニズムと変性疾患の病態から，その適応について各疾患ごとに述べる．

1 椎間関節症・腰椎椎間板症

椎間関節・椎間板由来に発生する腰痛において，動きをコントロールすることにより症状の改善が得られる場合には，固定術の適応がある．椎間板高が温存されている場合，神経症状がない場合，椎間での矯正が必要ない場合には，LLIFがPLIF，TLIF（transforaminal lumbar interbody fusion：経椎間孔的腰椎椎体間固定術）に比べて優位な点は少ない．

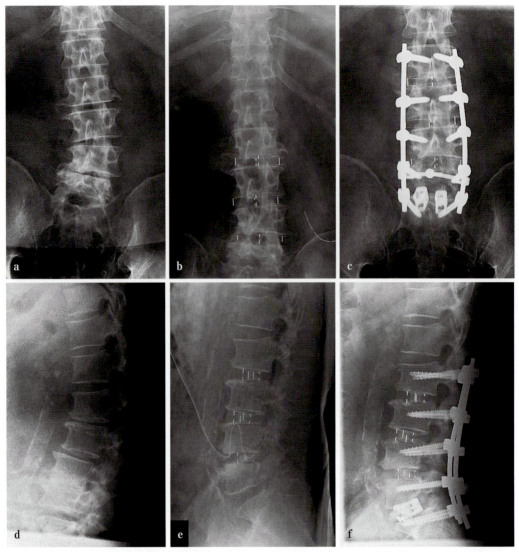

図 1-1　52 歳，男性．腰椎変性後側弯症・腰部脊柱管狭窄症・第 5 腰椎分離症に対する OLIF を用いた 2 期的矯正固定術と間接除圧

a：術前腰椎 X 線正面像，b：OLIF 術後腰椎 X 線正面像，c：PPS＋L5/S PLIF 術後腰椎 X 線正面像．
d：術前腰椎 X 線側面像，e：OLIF 術後腰椎 X 線正面像，f：PPS＋L5/S PLIF 術後腰椎 X 線側面像．
L2/L3，L3/L4，L4/L5 に OLIF を行い，後方から PPS を用いて L2〜S 後方固定を行った．L5/S は PLIF を行った．腰椎側弯角 17 度→4 度，腰椎前弯角 −7 度→−52 度（pelvic incidence 42 度）と良好な矯正が得られた．

2 腰椎分離症・腰椎分離すべり症

腰椎分離症は変性疾患とは異なり，成長期に発症する疲労骨折と考えられる．L5/S に多いが，L3/L4，L4/L5 に発症する場合もある．両側脊椎分離の 75％に脊椎すべりの合併を認め[10]，症状を伴う場合には椎体間固定術の適応である．分離部での神経障害を合併する場合には，直接除圧が必要となる．椎間板高が減少した L3 または L4 分離すべり症に対して，直接除圧を併用した LLIF＋後方固定術は選択肢となり得る．

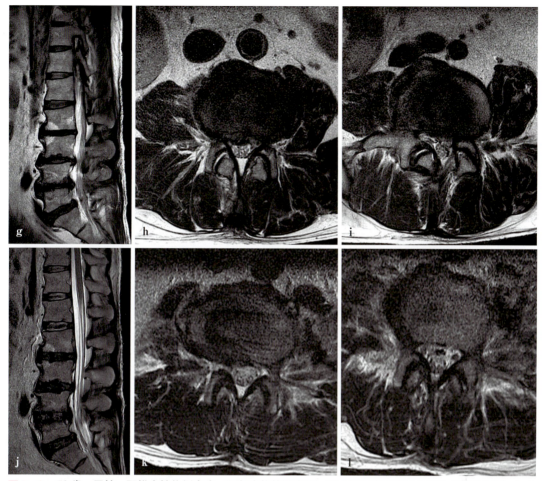

図1-2 52歳，男性．腰椎変性後側弯症・腰部脊柱管狭窄症・第5腰椎分離症に対するOLIFを用いた2期的矯正固定術と間接除圧

g：術前腰椎MRI T2強調矢状断像，h：術前腰椎MRI T2強調水平断像（L3/L4高位），i：術前腰椎MRI T2強調水平断像（L4/L5高位），j：術後腰椎MRI T2強調矢状断像，k：術後腰椎MRI T2強調水平断像（L3/L4高位），l：術後腰椎MRI T2強調水平断像（L4/L5高位）．
椎間高の開大により後縦靱帯が緊張し，MRI T2強調矢状断像・水平断像ともに椎間板の膨隆が減少して間接除圧が得られている．

3 椎間孔狭窄・腰部脊柱管狭窄症・腰椎変性すべり症

椎間高の減少した前述の疾患において，LLIFは脊柱管，椎間孔の間接除圧が得られる有用な術式である．逆に，椎間板高が温存されている場合には適応外である．腰部脊柱管狭窄症では不安定性がない場合には直接除圧が一般的であるが，椎間板症・椎間関節症により腰痛を伴う場合，椎間孔狭窄を伴う場合など，固定術が考慮されるときに適応となる．黄色靱帯の肥厚や椎間関節の張り出し，骨性の外側陥凹狭窄の場合などは，LLIFによる間接除圧が望めないため，直接除圧が必要である．変性脊椎すべりでは，前述のとおり，LLIFにより脊椎すべりの矯正が得られるために良い適応である（図2）．ただし，Meyerding分類Ⅲ度以上ではケージの挿入部分が前後方向に少なく神経が走行しているリスクがあること[4,5]，L5/S椎間では腸骨の存在や椎体前側方を走行する血管の存在などから，適応外である．L4/L5に関しては，前述のとおり，XLIF®ではアプロー

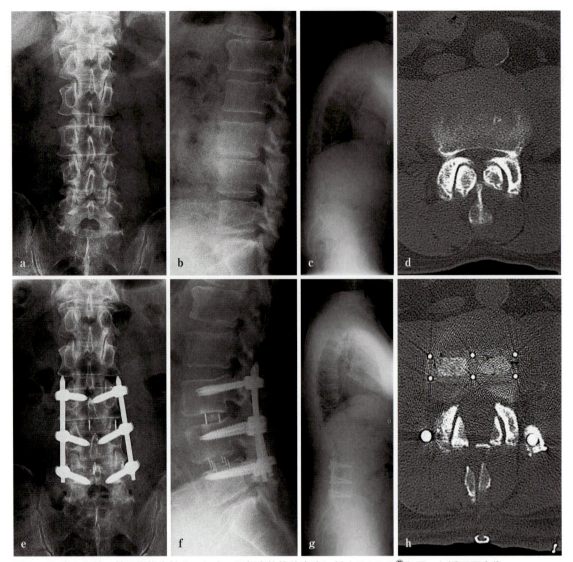

図2 50歳,男性,第4腰椎変性すべり症・腰部脊柱管狭窄症に対するXLIF®を用いた矯正固定術
a:術前腰椎X線正面像,b:術前腰椎X線側面像,c:術前全脊柱X線側面像,d:術前CT水平断像(L3/L4高位),e:術後腰椎X線正面像,f:術後腰椎X線側面像,g:術後全脊柱X線側面像,h:術後CT水平断像(L3/L4高位).
L3/L4,L4/L5にXLIF®を行い,後方からPPSにて固定を行った.XLIF®により脊椎すべりは矯正され,椎間高も回復した.胸椎後弯角55度→57度,腰椎前弯角−7度→−52度(pelvic incidence 42度)と良好な矢状面alignmentが得られた.L3/L4では椎間関節の張り出しと外側陥凹での骨性狭窄のため,直接除圧を行った.

チが困難な場合があるが,OLIFではほぼ可能である.また,L4/L5はXLIF®では神経損傷のリスクがある.いずれも術前に画像評価を十分に行うことが重要である.従来,変性脊椎すべり症に対してはPLIF,TLIFが行われてきた.Pawarら[9]はL3/L4,L4/L5にPLIFまたはLLIFを行った各39例を比較し,椎間高,椎間孔高,局所前弯の改善においてすべてLLIFが優れていたと報告した.さらに,手術時間は差がなく,術中出血量も少ないと述べている.LLIFは変性脊椎すべり症の病態に適した矯正固定術といえる.

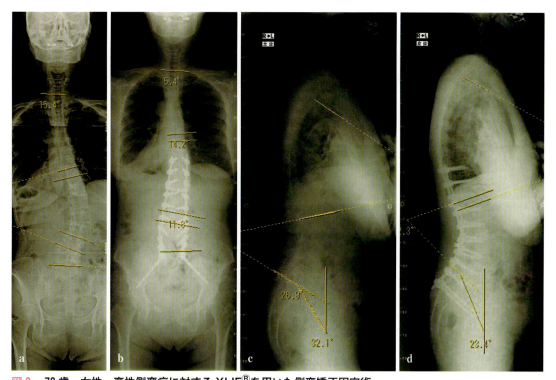

図3 78歳,女性.変性側弯症に対するXLIF®を用いた側弯矯正固定術
a:術前全脊柱X線正面像,b:術後全脊柱X線正面像,c:術前全脊柱X線側面像,d:術後全脊柱X線側面像.
側弯角T1〜T10 15度→5度,T10〜L3 37度→14度,L3〜L5 17度→11度,胸椎後弯角45度→47度,腰椎前弯角42度→62度,pelvic tilt 32度→23度(pelvic incidence 63度)と良好な矯正が得られた.術後の矢状面バランスも良好である.

4 成人脊柱変形

1) 側弯矯正

脊柱変形の矯正においては,椎間の十分なreleaseと矯正,適切な脊柱alignmentの獲得,骨癒合が重要である.変性側弯では,凹側での椎間板腔が消失し,骨棘を伴った骨性架橋を呈する場合が少なくない.側弯矯正には骨性架橋の切離と椎間板腔の開大が必要であるが,従来の後方アプローチでは困難である.そのため,重度の側弯では椎体楔状骨切り術を行うなど,出血,神経損傷のリスクなどで侵襲が大きかったが,LLIFにより格段な低侵襲での矯正が可能となった(図1,3).

2) 後弯矯正

冠状面バランスよりも矢状面バランスのほうが日常生活動作(ADL)に大きく影響を及ぼすため,適切な矢状面バランスの獲得が重要である[3].現在,腰椎後弯に対して矯正を行う際に目標とする腰椎前弯角(lumbar lordosis:LL)は,Schwabら[11]が提唱するPI-LLが10度未満を目標値とすることが多い(PI:pelvic incidence).下位腰椎で十分な前弯を獲得することが重要であるため,L4/L5・L5/S1では椎間関節解離やPonte骨切り術(PO)を行うことが多い.high PI例のL4〜Sで十分な前弯が獲得できない場合には,L4でpedicle subtraction osteotomy(PSO)の追加や上位腰椎でも必要に応じてのPOを行うことがある.従来の手術手技では,後方から硬膜管を避け,椎体間の前方寄りにケージを設置し,尾側からロッドを装着し,cantilever techniqueやcompression forceを用いて腰椎前弯を獲得す

る．脊柱管内操作が必要であり，硬膜・神経根の牽引，硬膜外静脈叢からの出血を伴うために手術侵襲が大きい．多椎間での操作に加えて骨切り術を併用する場合には大量出血につながっていたが，LLIF 単独での変形矯正により後方での矯正操作が減り，さらに出血量が軽減した．LLIF は成人脊柱変形にも理にかなった術式であるといえる（図 3）．

LLIF の限界

LLIF によりどの程度の変形矯正が得られるかについて，詳細な報告はない．長期経過を経て形成される成人脊柱変形は椎体の楔状変形を伴うこともある．そのため，LLIF により椎間高を開大するのみでは矢状面・冠状面バランスを改善しきれない場合もある．従来の椎体間固定術では，後方要素を全切除または部分切除し，前方設置したケージをヒンジとして後方短縮することにより，前弯を獲得することができる．PO, Smith-Peterson 骨切り術では 5〜15 度程度の前弯獲得が可能であり，PSO では 1 椎間で 30 度程度の矯正が可能である．これらのことから，変形矯正には後方要素の影響を考えなければならない．LLIF は後方要素を温存し，椎間高の開大のみで矯正する手術手技のため，後縦靱帯が緊張して後方短縮が得られない．さらに，変性した椎間関節，関節包，椎弓の変形により椎間関節の動きは制限される．術中の矯正具合を確認しながら，矯正が不十分である場合には，後方からの矯正操作の追加などを考慮しなくてはならない．

また，全後弯例では前縦靱帯が短縮しており，LLIF により椎間高が開大しない場合がある．その際に LLIF を行うと，前縦靱帯断裂や椎体終板骨折などを合併する．これらの症例では十分に注意が必要である．

LLIF + PPS

LLIF により生理的な腰椎前弯が獲得できれば，後方からの instrumentation を PPS で行うことによって，より侵襲を減らすことが可能である．脊柱管狭窄を伴う初期の腰椎変性後側弯症などでは，LLIF + PPS は良い適応である．ただし，前述のとおり，間接除圧の適応についてまだ不明な点も多いことから，直接除圧も念頭に置く必要がある．また，PPS を用いた脊柱変形に対する矯正固定術の長期成績についてはまだ報告がない．広範囲での矯正固定術ではロッドに掛かる負担が大きい．さらに，PPS で使用されるロッドは径が小さく，cross link の設置も難しい．そのため，過度な矯正例や骨盤までの固定例では，偽関節になるリスクがあり，十分な注意が必要である．L5/S では，椎体間固定術が必須であり，また椎間関節を中心に十分な骨移植を行うことや後療法にも注意することなどの対策が必要である．

まとめ

腰椎変性疾患に対する LLIF の適応について述べた．冠状面・矢状面 alignment の矯正に加えて間接除圧も得られるため，腰椎変性すべり症から脊柱変形まで腰椎変性疾患には理にかなった手術手技である．しかし，間接除圧については，追加除圧が必要となる報告も散見され，まだ明確な評価が得られていない．脊柱変形では適切な矢状面 alignment を目指し，LLIF のみで得られる矯正が不足する場合には，後方からの矯正を適宜加えることも必要と考えられる．さまざまな腰椎変性疾患に対して用いられている本手技であるが，まだ不明な点も多い．日本での長期成績がなく，骨癒合，間接除圧，矯正損失，合併症など，今後の報告が待たれる．

文 献

1) Fujibayashi S, Hynes RA, Otsuki B, et al：Effect of indirect neural decompression through oblique lateral interbody fusion for degenerative lumbar disease. *Spine*（Phila Pa 1976） **40**：E175-E182, 2015
2) Gabel BC, Hoshide R, Taylor W：An algorithm to predict success of indirect decompression using the extreme lateral lumbar interbody fusion procedure. *Cureus* **7**：e317, 2015
3) Glassman SD, Bridwell K, Dimar JR, et al：The impact

of positive sagittal balance in adult spinal deformity. *Spine (Phila Pa 1976)* **30**：2024-2029, 2005
4) 金村徳相, 佐竹宏太郎, 山口英敏, 他：胸腰椎変性疾患に対するeXtreme lateral interbody fusion（XLIF）の可能性と限界. 脊椎脊髄 **28**：485-494, 2015
5) Malham GM, Ellis NJ, Parker RM, et al：Maintenance of segmental lordosis and disc height in stand-alone and instrumented extreme lateral interbody fusion（XLIF）. *Clin Spine Surg* **30**：E90-E98, 2017
6) Malham GM, Parker RM, Goss B, et al：Clinical results and limitations of indirect decompression in spinal stenosis with laterally implanted interbody cages：results from a prospective cohort study. *Eur Spine J* **24**：339-345, 2015
7) Oliveira L, Marchi L, Coutinho E, et al：A radiographic assessment of the ability of the extreme lateral interbody fusion procedure to indirectly decompress the neural elements. *Spine (Phila Pa 1976)* **35**：331-337, 2010
8) Ozgur BM, Aryan HE, Pimenta L, et al：Extreme Lateral Interbody Fusion（XLIF）：a novel surgical technique for anterior lumbar interbody fusion. *Spine J* **6**：435-443, 2006
9) Pawar AY, Hughes AP, Sama AA, et al：A comparative study of lateral lumbar interbody fusion and posterior lumbar interbody fusion in degenerative lumbar spondylolisthesis. *Asian Spine J* **9**：668-674, 2015
10) Sakai T, Sairyo K, Takao S, et al：Incidence of lumbar spondylolysis in the general population in Japan based on multidetector computed tomography scans from two thousand subjects. *Spine (Phila Pa 1976)* **34**：2346-2350, 2009
11) Schwab FJ, Blondel B, Bess S, et al：Radiographical spinopelvic parameters and disability in the setting of adult spinal deformity：a prospective multicenter analysis. *Spine (Phila Pa 1976)* **38**：E803-E812, 2013
12) Tempel ZJ, Gandhoke GS, Bonfield CM, et al：Radiographic and clinical outcomes following combined lateral lumbar interbody fusion and posterior segmental stabilization in patients with adult degenerative scoliosis. *Neurosurg Focus* **36**（5）：E11, 2014
13) 梅林 猛, 大田快児, 大鳥功生, 他：XLIFを用いた腰椎前方固定術による間接的除圧の有効性. *J Spine Res* **7**：1178-1182, 2016

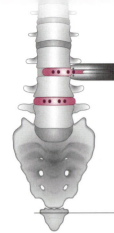

D LIFの適応

2 変性脊柱変形への適応

原田智久・高取良太・槇尾 智

はじめに

変性脊柱変形は腰椎での椎間板変性が主体で，椎体骨棘や椎間板線維輪の拘縮などを伴っていることが多いため，一般的に変形が硬い．脊柱管狭窄や椎間孔狭窄を合併し，下肢症状を伴う症例も存在する．従来，多椎間骨切り術とPLIF（posterior lumbar interbody fusion：後方経路腰椎椎体間固定術）/TLIF（transforaminal lumbar interbody fusion：経椎間孔的腰椎椎体間固定術）を用いた後方矯正あるいはpedicle subtraction osteotomy（PSO）や脊柱切除術（vertebral column resection：VCR）などの椎体骨切り術を併用した矯正固定などが主流であったが，手術侵襲が大きいことが問題であった[4,10]．

一方，近年，LIFの低侵襲性や強力な変形矯正が注目され，脊柱変形手術に応用されるようになってきた[2,7]．LIFは椎体骨棘や椎間板線維輪を直接にreleaseし，椎体横径に及ぶ大きなケージを椎間間に挿入することにより椎間高を復元できるため，椎間板変性を主体とする脊柱変形の矯正に非常に効果的である．また，後方組織のreleaseも同時に行えるため，経皮的椎弓根スクリュー（percutaneous pedicle screw：PPS）でも十分な矯正を得られる症例も存在する．さらに，LIFの高い前方支持性，脊柱管および椎間孔の間接除圧も有用であり[3,5]，LIFは脊柱変形手術に大きな革命をもたらしたといっても過言ではない．その反面，腸管・尿管損傷，大血管損傷など，LIF特有の合併症のリスクもあるために注意が必要である．

適 応

2011年に成人脊柱変形のSRS-Schwab分類が発表された[8]．この分類は冠状面のカーブ型をT（thoracic only），L（thoracolumbar/lumbar only），D（double curve），N（no major coronal deformity）に分類し，さらにsagittal modifiersとしてpelvic incidence minus lumbar lordosis（PI-LL），sagittal vertical axis（SVA），pelvic tilt（PT）を評価している．LIFは基本的に腰椎変形が主体である後弯および後側弯が良い適応であり，Schwabの分類ではカーブ型T以外に適応があるといえる．基本的にC-armで各椎間の真正面像・真側面像を得ながらLIFを行うが，最近では脊椎手術ナビゲーションを用いたX線透視なし（イメージレス）でのLIFも行われている．

注意点（アプローチ）

L5/S1を除く全腰椎に施行可能であるが，変形の程度によってはL1/L2やL4/L5へのアプローチが困難な場合があるので注意が必要である．したがって，脊柱変形では術前の画像評価は特に重要で，L1/L2椎間板高位と肋骨，L4/L5椎間板高位と腸骨上縁の位置関係を確認し，アプローチがそれぞれ可能かどうかを評価する．特に側弯の凸側からのアプローチでは椎間板への進入角度がL1/L2とL4/L5とで大きく異なるため，どこからアプローチするかを十分にイメージすることが重要である．このアプローチのイメージには肋骨，

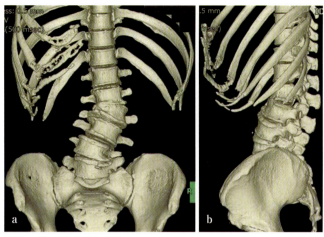

図1 側弯例の3D-CT
a：正面像, b：側面像.

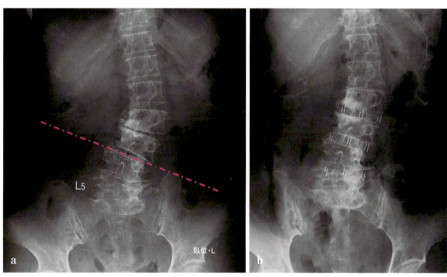

図2 左側アプローチの困難例のX線正面像
a：術前, b：右側アプローチのLIF後.

腸骨を含めた3D-CTが有用である（図1）. OLIFにもXLIF®にも傾斜付きのCobb剥離子やケージ挿入器が存在するため, ほとんどの症例で左側アプローチが可能であるが, 症例によっては肋骨や腸骨の一部を切除する必要がある. われわれは基本的に左側アプローチを選択しているが, 左後腹膜手術の既往歴がある場合やL4/L5の傾きから左側アプローチが困難と判断した場合（腸骨上縁がL4椎体上縁を越える場合）には, 右側アプローチも考慮している（図2）.

注意点（周囲臓器）

通常のLIFと同様に, 術前にCTおよびMRIで椎体周囲臓器の位置関係を十分に評価しておくことが重要である. 特に脊柱変形が強い場合には, その形状や走行が正常と大きく異なる場合がある. 「慎重適応」の項で後述するが, 大腰筋の大きさやrising psoasに加えて血管異常の有無も確認すべきで, 血管の破格が疑われる場合には造影CTも考慮する. 脊柱変形では椎体の回旋を伴

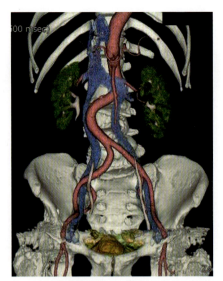

図3 高位総腸骨静脈分岐例の3D-CT 正面像

う場合も多く，対側に重要な血管が存在しないかを確認することも，対側の release を行ううえで必要である．

術前の評価を十分に行ったうえで解剖を熟知してアプローチすれば，多くの脊柱変形で全腰椎にLIF を施行することができる．

適応の禁忌

棘突起・椎間関節などの後方要素や椎体間に完全な骨癒合を認める場合には，同椎間での整復は困難であり，LIF の適応は基本的にない．また，医原性に椎体間の変形癒合を認める場合も同椎間への LIF は適応外であり，その他の椎間による矯正で至適矯正角度が得られないようであれば，後方からの骨切り術などを考慮する必要がある．骨癒合の有無を術前の動態 X 線像，CT および MRI で十分に評価しなければならない．

慎重適応

1 椎体変形

椎体自体が変形している後弯・後側弯は慎重適応である．LIF は椎体間での矯正に優れているが，変形した椎体自体の矯正は不可能であるためにLIF の適応が基本的にない．しかし，椎体変形が中等度で隣接椎体との骨棘架橋も軽度であれば，大きめのケージを用いることで矯正可能な症例も存在する．われわれの経験では，矢状面での楔状変形より冠状面での楔状変形のほうが慎重適応であり，注意が必要と考えている．一方，2015年から側方アプローチによる前方椎体再建術（X-core®）が導入された．これは LIF ケージと同じく椎体横径に及ぶ大きなエンドプレートを有するため，隣接椎体終板の強度がある程度保たれていれば，椎体骨折後の偽関節や椎体変形が著明な症例に対しても前方アプローチで良好な矯正が可能である．

2 血管奇形

大静脈・腎静脈奇形や高位総腸骨静脈分岐などの血管異常が存在する場合も，慎重適応である（図3）．ケージの挿入部付近に血管（特に静脈）が走行している場合には，血管損傷のリスクが高くなるため，後方からの矯正も考慮する．

3 rising psoas

著明な rising psoas が存在する場合には，慎重に適応を決定する．脊柱変形では左右で大腰筋の走行や形状が大きく異なる場合があるため，MRIで大きさや rising psoas の有無をしっかりチェックすべきである．ある程度の rising psoas であれば，大腰筋の前方からアプローチし，神経根を筋線維で保護しながら LIF を行うことで，神経損傷のリスクを軽減することができるが，神経モニタリングを確認しながら短時間で慎重に行う必要がある．

4 retro-renal colon

腸管損傷は致死的な合併症になる可能性があり，十分に注意が必要である．特に L1/L2 にアプローチする際には，腸管のすぐ近くを展開しなければならず，さらに retro-renal colon が存在するときには十分な手術野を確保して LIF を行うか，後方での矯正を考慮する．

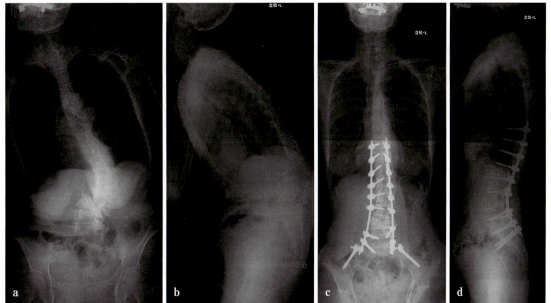

図4　LIF＋PPS 施行例の立位 X 線像
a：術前正面像，b：術前側面像，c：術後正面像，d：術後側面像．
70歳，女性．L1～L5 LIF を行ったのち，後方は T10～腸骨の All PPS での矯正固定術を行った．L4 椎体は圧潰が著明で，PPS をスキップした．SVA は 223mm が 10mm，Cobb 角が 53 度が 11 度，LL は －24 度が 50 度，PI－LL は 65 度が －9 度に改善した．

おわりに

　LIF の登場により変性脊柱変形に対する矯正が効果的かつ低侵襲に行えるようになってきた．しかし，狭窄症やすべり症などに対する LIF と比較して，肋骨や腸骨あるいは血管などがアプローチの障害となることが多く，また大きな椎体骨棘により専用のレトラクターの設置が難しい症例や椎間 release が困難な症例も存在する．必然的に難易度が高くなるため，十分な解剖の熟知と手技の習得が重要である．

　近年，中等度の脊柱変形であれば LIF と PPS を併用することで，さらに低侵襲に矯正固定が可能になってきた[1,6,9]（図4）．しかし，どこまでの脊柱変形に応用できるかは不明で，特に矢状面での矯正には限界があるといわれている．われわれは現時点では術前の fulcrum bending 撮影で得られた前弯矯正角度の約2倍が PPS での矯正の限界と考えており，目標とする矯正角度がそれを大きく逸脱する場合には骨切り術の併用も考慮している．また，後方を PPS のみで矯正した場合には，椎間孔障害の出現にも注意が必要である．LIF と PPS を併用した矯正固定術は，低侵襲性に優れるが，まだまだ発展途上であり，今後，慎重に適応を広げていく必要がある．

文　献

1) Anand N, Barton EM, Thaiyananthan G, et al：Minimally invasive multilevel percutaneous correction and fusion for adult lumbar degenerative scoliosis：a technique and feasibility study. *J Spinal Disord Tech* **21**：459-467, 2008
2) Berjano P, Lamartina C：Far lateral approaches（XLIF）in adult scoliosis. *Eur Spine J* **22**（Suppl 2）：242-253, 2013
3) Castellvi AE, Nienke TW, Marulanda GA, et al：Indirect decompression of lumbar stenosis with transpsoas interbody cages and percutaneous posterior instrumentation. *Clin Orthop Relat Res* **472**：1784-1791, 2014
4) Daubs MD, Lenke LG, Cheh G, et al：Adult spinal deformity surgery：complications and outcomes in patients over age 60. *Spine*（Phila Pa 1976）**32**：2238-2244, 2007

5) Fujibayashi S, Hynes RA, Otsuki B, et al : Effect of indirect decompression through oblique lateral interbody fusion for degenerative lumbar disease. *Spine (Phila Pa 1976)* **40** : 175-182, 2015
6) Park P, Wang MY, Lafage V, et al : Comparison of two minimally invasive surgery strategies to treat adult spinal deformity. *J Neurosurg Spine* **22** : 374-380, 2015
7) Phillips FM, Isaacs RE, Rodgers WB, et al : Adult degenerative scoliosis treated with XLIF. *Spine (Phila Pa 1976)* **38** : 1853-1861, 2013
8) Schwab F, Ungar B, Blondel B, et al : Scoliosis Research Society—Schwab adult spinal deformity classification : A validation study. *Spine (Phila Pa 1976)* **37** : 1077-1082, 2012
9) Wang MY, Mummaneni PV : Minimally invasive surgery for thoracolumbar spinal deformity : initial clinical experience with clinical and radiographic outcomes. *Neurosurg Focus* **28** (3) : E9, 2010
10) Yadla S, Maltenfort MG, Ratliff JK, et al : Adult scoliosis surgery outcomes : a systematic review. *Neurosurg Focus* **28** (3) : E3, 2010

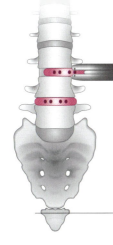

D LIF の適応

3 椎体骨折への適応

時岡孝光

はじめに

　急性期の椎体骨折の治療は，多発外傷の damage control surgery（DCS）の概念から MISt が第一選択である．血気胸などの合併損傷に処置を行い，呼吸循環動態が落ち着いたところで，早期に後方から経皮的椎弓根スクリュー（PPS）固定し，リハビリテーションを開始する[1]．全身状態の改善を待って，前方脊柱再建が必要な症例には 2 期的に前方固定を追加する[2]．ここで，従来の前方椎体再建術は侵襲の大きな手術であったが，小切開による LIF が可能となり，低侵襲化が進んだ．PPS 固定の最大の欠点は骨移植ができないことであり，LIF はその欠点を補う低侵襲前方固定術として MISt の脊椎骨折治療を大きく変化させた．2015 年 3 月から日本に導入された側方アプローチによる前方椎体再建術（lateral approach corpectomy and reconstruction：LCR）では，LIF のレトラクターやデバイスを用いて前方椎体切除と再建が可能である．前方椎体再建術の導入により，再建を行う椎体の上下の椎体終板がある程度の強度が保たれていれば，椎体側方から椎体半分の切除を行い，幅広いエンドプレートをもち，伸延可能なケージ（X-core® 2）を側方から打ち込んで，ギャッジアップすることにより，有効な矯正が可能となった．従来のケージと比較して，椎体横径と同じ幅広いエンドプレートがあり，椎体終板へのストレスが軽減して沈み込み（subsidence）が少なく，安定した前方脊柱再建が得られる[3,4]．

LIF の適応

1 骨折型

　胸腰椎損傷 AO 分類は，Type A（圧迫損傷：compression injury），Type B（牽引損傷：distraction injury），Type C（translation injury）に分けられる．LCR の適応は Type A3（incomplete burst），Type A4（complete burst），破裂骨折を伴った Type B2（posterior tension band disruption），および脱臼骨折で最も不安定な Type C である．

1）AO 分類 Type A

　Type A1 は棘突起，横突起などの小骨折で，Type A2 は後壁に及ばない椎体終板損傷で，保存的療法でよい．Type A3 は 1 つの椎間板損傷（one-disc injury）であり，1 椎間の前方椎体間固定でよい．椎体終板損傷のために LIF ケージでは骨折椎体で沈み込むので，急性期には自家骨を用いた LIF が望ましい．ただし，損傷していない椎体海綿骨が硬く，ケージの設置が可能であれば LIF ケージ（OLIF，XLIF®）を用いることができる．また，Type A4 は頭尾側の椎間板が損傷され，椎体骨折片の間に椎間板組織が陥入する 2-disc injury であり，椎体置換術の適応である[5]．LIF アプローチで X-Core® 2 を用いて低侵襲に椎体置換術が行える．

2）AO 分類 Type B

　骨性 Chance 骨折である Type B1 は保存的療法，破裂骨折を伴わない Type B2 は待機して 1

期的後方固定，破裂骨折を伴えばPPS固定と2期的LIFの適応である．Type B3は過伸展損傷（hyperextension injury）であり，椎間板，椎体終板などが損傷して腹側が開いた状態のものである．主に強直性脊椎（びまん性特発性骨増殖症，強直性脊椎炎など）にみられ，一見軽微にみられるが，動かすと急激に麻痺が増悪する．長幹骨骨折と同じで急性期にはPPS固定のみで良いが，保存的療法中に椎体圧壊が進行するとLCRが必要となる．近年，高齢者のびまん性特発性骨増殖症のType B3による遅発性脊髄麻痺が急増している．

3）AO分類 Type C

高エネルギー外傷による多発外傷のことがほとんどで，DCSとしてPPS固定と2期的LCRの適応となる．

2 神経症状

骨折型によらず，麻痺が増悪する症例，すなわち神経学的不安定性があれば固定術の適応があり，PPS固定のみで不十分であれば2期的にLIFを適応する．

3 活動性・職業

麻痺がなくても重労働をしている若年者はLCRの適応がある．破裂骨折の本態は椎間板損傷であり，腰痛が社会復帰を妨げる．単椎間固定が可能で，生理的な矢状面alignmentを再構築できるLIFは，椎間板損傷には理想的な治療法である．また，高齢者の胸腰椎移行部のAO分類Type A2では，保存的療法中に後弯が進行することがあり，1期的前後合併手術（LIFとPPS固定）の適応となることがある．

4 LIFの禁忌

禁忌はT12/L1以上の高位椎間では外傷性呼吸不全の症例，開胸肺切除術の既往歴がある症例などである．これらに対しては，後方から片側の椎間関節切除をする経椎間孔的胸椎椎体間固定術（TTIF）が行われる[2]．

5 治療戦略（PPS固定と2期的LIF）

全身状態が安定すれば速やかにPPS固定を行う．PPS固定の目的は内固定と至適alignmentを獲得することで，無理な骨片整復は行わない．術後は早期に離床させ，全身状態を改善させて，2，3週後にLIFを行うが，早すぎると骨折椎体から大出血がある．

LIFの進入路は，置換椎体高位がL2以下であれば通常の後腹膜アプローチで大腰筋間をスプリットして椎体置換する．T12〜L1は経横隔膜的後腹膜アプローチで，横隔膜を椎体から部分剥離して展開する．T11以上は胸膜外アプローチで展開していく．どの肋骨を切除するかは，原則的には置換椎体の2つ上を切除してアプローチするが，実際には術者の慣れや骨折椎体の変形などによって適宜選択する．L1椎体置換術を行うときには，第11肋骨を中枢側から肋軟骨移行部まで切除し，肋軟骨先端をメイヨー剪刀で2つに切ると，後腹膜の脂肪組織がみえる．そこから後腹膜腔にアプローチし，横筋筋膜ごと腎臓，結腸を腹側に剥離し，横隔膜の後腹膜側を露出させる．大腰筋を正中でスプリットし，L1/L2とT12/L1の椎間板を順に切除し，L1椎体置換術を行う．

椎体置換術は，骨折椎体の尾側の椎間板をLIFと同様に展開してシムを椎間板に打ち込み，レトラクターを広げて行う．椎間板を尾側から頭側に順に郭清し，椎体中央を横走する分節動脈を結紮する．椎体の穿通枝から動脈性出血があるが，骨ろうを詰めて止血する．骨折椎体は専用のリュエル鉗子で対側の椎弓根近傍まで切除し，適切なコアの直径と高さ，エンドキャップのサイズを決める．切除した椎体，肋骨をケージ内に詰め込み，スライダーで軟骨終板を保護してケージを打ち込み，伸延させて固定する（図1）．残りの肋骨片，摘出椎体をケージ側面に骨移植する．

▶ 症例提示

39歳，男性．

高所から転落して受傷し，救急搬送された．第4腰椎破裂骨折（AO分類Type A4）で，両下

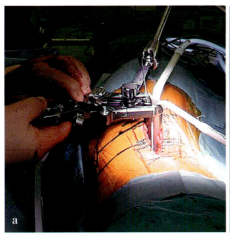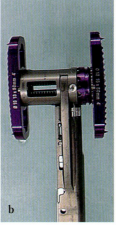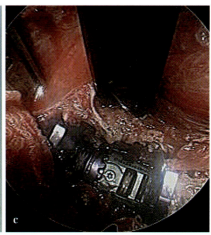

図1　X-Core® 2 を用いた椎体置換術
a：側方アプローチによる LIF，b：X-Core® 2，c：椎体置換術後．

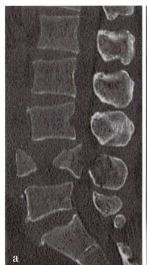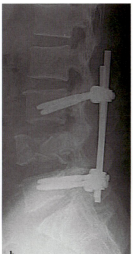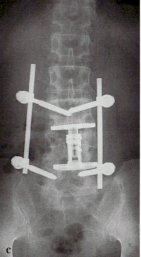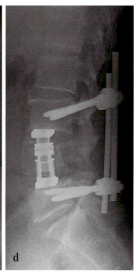

図2　L4 破裂骨折（AO 分類 Type A4）
a：術前 CT 側面像，b：PPS 固定後 X 線側面像，c：X-Core® 2 による椎体置換術後 X 線正面像，d：同側面像．

肢不全麻痺（Frankel 分類 D），膀胱直腸障害を認めた．緊急で Shantz スクリューを用いて経皮的に整復固定術を行い，alignment を維持させた．歩行訓練を開始し，受傷から3週後に側方アプローチにより X-Core® 2 を用いて椎体置換術を行った．手術時間 260 分，出血量 200 ml で，術後翌日からは歩行訓練を再開した（図2）．

おわりに

LIF，LCR は骨移植ができない PPS 固定を補完する低侵襲胸腰椎椎体再建術であり，特に破裂骨折による椎間板損傷の腰痛に対して優れた治療法である．

文献

1) 中野正人:脱臼骨折に対するMIStの適応と限界. in 日本MISt研究会(監):MISt手技における経皮的椎弓根スクリュー法―基礎と臨床応用. 三輪書店, 2015, pp110-114
2) 澤上公彦:胸腰椎脱臼骨折に対する低侵襲治療戦略―二期的前後合併手術. 整形外科SURGICAL TECHNIQUE 7:28-36, 2017
3) 世木直喜, 金村徳相:LIFの適正使用と応用技術(X-core 2・ACR). *J MIOS* **82**:79-90, 2017
4) Smith WD, Dakwar E, Le TV, et al:Minimally invasive surgery for traumatic spinal pathologies:a mini-open, lateral approach in the thoracic and lumbar spine. *Spine (Phila Pa 1976)* **35** (26 Suppl):S338-S346, 2010
5) 竹内大作:胸腰椎脱臼骨折のDamage Control Surgery. 整形外科SURGICAL TECHNIQUE 7:37-44, 2017

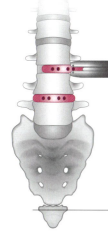

D LIFの適応

4 椎体骨折後変形・偽関節への適応

篠原　光・曽雌　茂

手術適応

　椎体骨折後変形・偽関節へのアプローチとしては，経皮的椎体形成術（percutaneous vertebroplasty：PVP）や balloon kyphoplasty（BKP）などの椎体形成術から，pedicle subtraction osteotomy（PSO）や脊柱切除術（vertebral column resection：VCR）などの骨切り矯正術までさまざまな術式がある．椎体形成術は，低侵襲であるが，軽度〜中等度の椎体骨折例に適応が限局される．また，骨切り矯正術は，高度な変形例に適応できるが，手術侵襲が大きくなり，合併症発生率も高く，全身状態不良例や高齢者では躊躇することも少なくない[1,4,5,10,12]．

　OLIF/XLIF®手技を用いた側方アプローチによる椎体骨折後変形・偽関節への応用では，周辺機器の改良により，従来法よりも低侵襲に椎体間固定や椎体置換が行えるようになった（図1）[2,3,8,9,11]．椎体間矯正のみで alignment 調整ができる比較的軽度な椎体骨折後変形例では，LIFケージを用いた側方椎体間矯正固定術で対応できる．一方，骨折椎体の後弯が高度な場合や椎体側方が圧潰している場合，骨欠損が高度な偽関節例などでは，長方形拡張ケージ（wide-footprint expandable cage）を用いた最小侵襲側方人工椎体置換術（minimally invasive lateral corpectomy）が良い適応となる．この術式は，X線透視下に専用のレトラクターとデバイスを使用することで，直線的かつ直視下に側方アプローチを行える．そのため，最小侵襲でありながら，骨折椎体や分節動脈・分節静脈からの出血に対する処置が比較的

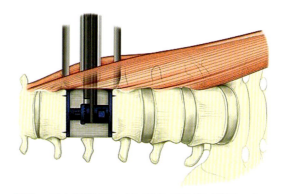

図1　**最小侵襲側方人工椎体置換術**〔篠原　光，他：転移性脊椎腫瘍に対する最小侵襲側方椎体置換術（MIS-lateral corpectomy）の有用性．J MIOS（84）：50-56，2017 より転載〕
専用のレトラクターを使用して，神経モニタリング下で経大腰筋アプローチにて椎体置換を行う．

容易であり，さらには椎間板や椎体の必要十分な切除を行うことが可能となる[7]．また，長方形の側方ケージが使用できるため，インプラントの椎体接触面積が広がり，硬い椎体辺縁を多く捉えることが可能となるため，骨脆弱性が基盤となる骨折例においては矯正損失の低減化を期待することができる[6]．

インプラントの種類・特徴

　側方アプローチで使用可能なケージとしては，OLIF ケージ，XLIF®ケージ，長方形拡張ケージがある．各ケージには，高さや角度などのバリエーションがあり，症例に合わせて使い分けや組み合わせができる（表1）．

表1 側方ケージのサイズバリエーション（2018年3月現在）

	CLYDESDALE® PTC （OLIFケージ）	CoRoent® XL （XLIF®ケージ）	X-Core® 2 （長方形拡張ケージ）
最小高	8mm	8mm	23mm （組立て時）
最大高	14mm	12mm	90mm （組立て時）
長さ	40〜55mm（6度） 45〜60mm（12度）	45〜60mm	30〜50mm
角度	6度，12度 （PEEKケージは6度のみ）	10度	−8〜16度 （4度刻み）

最小侵襲側方人工椎体置換術の治療成績

対象は，胸腰椎椎体骨折に対して最小侵襲側方人工椎体置換術を併用した前後合併手術を施行した40例（男性14例，女性26例）である．平均年齢71歳で，全例に後方椎弓根スクリュー固定を併用している．T4〜T11高位は胸膜外アプローチもしくは経胸膜アプローチ，T12〜L1は経横隔膜アプローチ，L2〜L4は神経モニタリング下の経大腰筋アプローチにて，X線透視下に約5cmの斜皮切で側方アプローチしている．

側方人工椎体置換術に要した手術時間は平均164分（90〜298分），術中出血量は平均156ml（10〜560ml）であった．置換した椎体高位はT11 1例，T12 4例，L1 11例，L2 14例，L3 7例，L4 3例であった．局所後弯例では，平均24度の後弯矯正を行うことが可能であった．術中合併症として，予期せぬ分節動脈損傷が1例に発生したが，神経，大血管，尿管や臓器の損傷などの重篤な合併症は認めなかった．

症例提示

症例1（図2）

82歳，女性．第12胸椎圧迫骨折後偽関節に伴う後弯例．

高度な背部痛と逆流性食道炎の症状を呈していた．骨折椎体の欠損が高度であったが，術前にfulcrum bending計測にて矯正位を得られたため，まず，cantilever techniqueを用いて後方矯正固定術を行った（手術時間93分，出血量225ml）．次に，左側方から経胸膜アプローチにて，長方形拡張ケージおよび腸骨を用いて椎体置換術を施行した（手術時間164分，出血量40ml）．術後，背部痛と逆流性食道炎の症状は消失した．

症例2（図3）

83歳，女性．第3腰椎の側方圧潰に伴う後側弯例．

腰痛，消化器症状を認め，姿勢異常に伴い歩行困難であった．まず，左側方から経後腹膜アプローチにて，神経モニタリング下にXLIF®（L1/L2，L4/L5）および側方人工椎体置換術（L3）を施行した（手術時間242分，出血量340ml）．2期的に後方矯正固定術を行った（手術時間426分，出血量250ml）．術後に症状が改善し，自立歩行が可能となった．

文献

1) Ahn UM, Ahn NU, Buchowski JM, et al：Functional outcome and radiographic correction after spinal osteotomy. *Spine*（*Phila Pa 1976*）**27**：1303-1311, 2002
2) Baaj AA, Dakwar E, Le TV, et al：Complications of the mini-open anteriolateral approach to the thoracolumbar spine. *J Clin Neurosci* **19**：1265-1267, 2012
3) Khan SN, Cha T, Hoskins JA, et al：Minimally invasive thoracolumbar corpectomy and

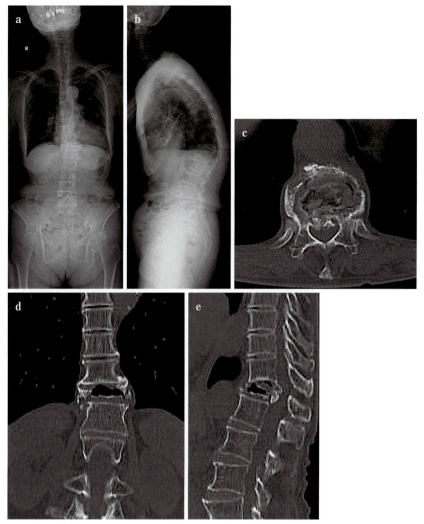

図 2-1 症例 1
a, b：術前立位全脊柱X線の正面像（a），側面像（b）. 局所後弯角は 51 度, sagittal vertical axis（SVA）は 140 mm であった．
c ～ e：術前 CT の水平断像（c），冠状断像（d），矢状断像（e）．T12 の高度な破壊像と骨片の脊柱管への突出を認める．脊柱管占拠率は 64％であった．

---

reconstruction. *Orthopedics* **35**：e74-e79, 2012

4) Lu DC, Lau D, Lee JG, et al：The transpedicular approach compared with the anterior approach：an analysis of 80 thoracolumbar corpectomies. *J Neurosurg Spine* **12**：583-591, 2010

5) McDonough PW, Davis R, Tribus C, et al：The management of acute thoracolumbar burst fractures with anterior corpectomy and Z-plate fixation. *Spine*（*Phila Pa 1976*）**29**：1901-1908, 2004

6) Pekmezci M, McDonald E, Kennedy A, et al：Can a novel rectangular footplate provide higher resistance to subsidence than circular footplates? *Spine*（*Phila Pa 1976*）**37**：1177-1181, 2012

7) 篠原　光, 小林俊介, 曽雌　茂：脊椎感染, 腫瘍, 骨折に対する XLIF®および XLIF® corpectomy の応用. in 日本 MISt 研究会（監）：MISt 手技における経皮的椎弓根スクリュー法─基礎と臨床応用. 三輪書店, 2015, pp172-177

8) 篠原　光, 中島由晴, 内野和也, 他：転移性脊椎腫瘍に対する最小侵襲側方椎体置換術（MIS-lateral corpectomy）の有用性. *J MIOS*（84）：50-56, 2017

9) Smith WD, Dakwar E, Le TV, et al：Minimally invasive surgery for traumatic spinal pathologies：a

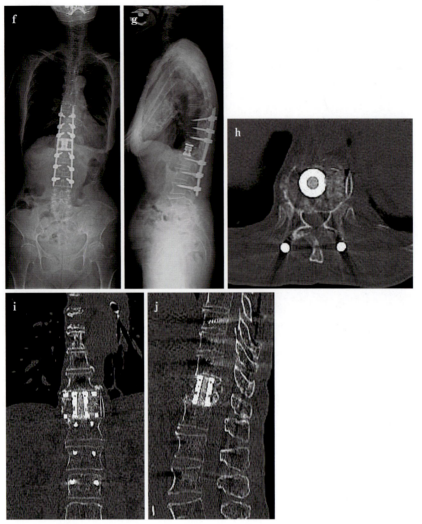

図 2-2 症例 1

f, g：術後立位全脊柱 X 線の正面像（f），側面像（g）．局所後弯角は 5 度，SVA は 48mm に改善した．

h～j：術後 CT の水平断像（h），冠状断像（i），矢状断像（j）．ケージの中央設置と間接除圧を確認できる．脊柱管占拠率は 22％に改善した．

mini-open, lateral approach in the thoracic and lumbar spine. *Spine（Phila Pa 1976）* **35**：338-346, 2010
10) Suk SI, Kim JH, Kim WJ, et al：Posterior vertebral column resection for severe spinal deformities. *Spine（Phila Pa 1976）* **27**：2374-2382, 2002
11) Uribe JS, Dakwar E, Le TV, et al：Minimally invasive surgery treatment for thoracic spine tumor removal：a mini-open, lateral approach. *Spine（Phila Pa 1976）* **35**：S347-S354, 2010
12) Voos K, Boachie-Adjei O, Rawlins BA：Multiple vertebral osteotomies in the treatment of rigid adult spine deformities. *Spine（Phila Pa 1976）* **26**：526-533, 2001

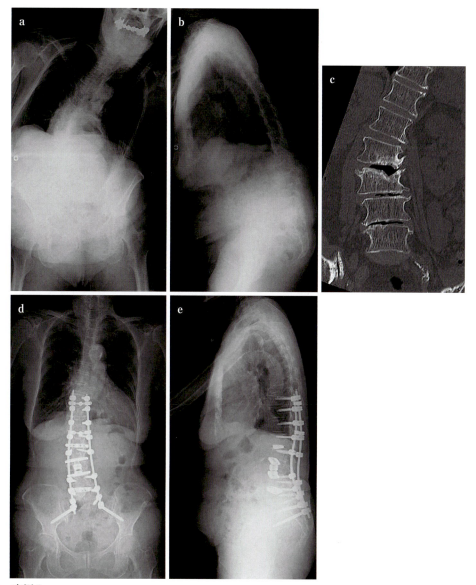

図3 症例2

a，b：術前立位全脊柱X線の正面像（a），側面像（b）．C7-central sacral vertical line（C7-CSVL）は86 mm，SVAは214 mmであった．

c：術前CT冠状断像．第3腰椎の側方圧潰を認める．

d，e：術後立位全脊柱X線の正面像（d），側面像（e）．C7-CSVLは10 mm，SVAは70 mmとなった．

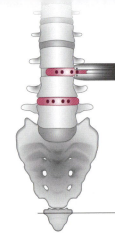

D LIFの適応

5 初心者における症例選択
—外来スクリーニング時における選択基準

星野雅洋

はじめに

近年，成人脊柱変形や脊椎変性疾患などに対し，MISt手技として，また矯正力を期待してOLIF，XLIF®が導入されている．

しかし，後方手術の発達により前方手術の頻度が激減し，OLIF，XLIF®などのLIFの登場で初めて腰椎前方手術を経験する脊椎脊髄外科医も存在する．LIFの初心者が症例選択をするとき，まずは難易度が比較的低い症例を選ぶ必要がある．

本項では初心者が術式選択のための外来スクリーニングにより，どのような症例を選択すべきかについて述べる．さらに，スクリーニング検査時に高難易度例がどの程度存在するかについて述べる（対象椎間は手術頻度の高いL4/L5高位とした）．

外来スクリーニング

通常，適応の外来スクリーニングとしては低侵襲検査，一般臨床検査を用いる．腰椎の単純X線撮影，MRIは診断を決定する際に通常行われているので，これらの検査が外来スクリーニングに適している．

LIFの初心者においては，これらの検査を行った段階で，施行予定のLIF（現時点では主にOLIFまたはXLIF®）が比較的低難易度で行えるかを評価する必要がある．

評価方法

初心者における高難易度例とは，OLIFでは腰筋と大動脈の距離（I-A値）が小さい症例，OLIF・XLIF®共通では high iliac crest 例，ミッキーマウスサインといわれる腰筋が椎体前方に位置する症例と考えている．

1 I-A値が小さい症例（OLIFの高難易度例）

MRI矢状断像においてI-A値を計測する．OLIF用レトラクターの外形が22mmであるので，それ以下であれば大血管または腰筋を牽引する必要が生じる．少なくとも22mmの2/3以下（15mm未満）は高難易度と考えている（図1）．

2 high iliac crest 例（XLIF®・OLIFの高難易度例）

高位腸骨稜であれば椎体側方からの直線的なL4/L5椎間板へのアプローチの困難性が高くなる．極端な高位腸骨稜であれば，前側方アプローチであるOLIFにおいてもケージを背側に起こしていく際に困難性が高まることもある．

腰椎単純X線側面像中間位（側臥位撮影）を用いて評価を行う．L5椎体頭側終板中央において腸骨稜（iliac crest）が椎体終板より頭側にあるものを high iliac crest と考えている（図2a）．画像上，左右の iliac crest が一致しない症例は左右の中間点を iliac crest の高さとする（図2b）．

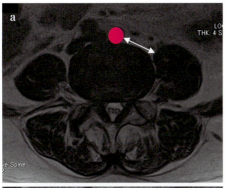

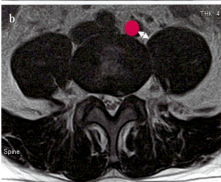

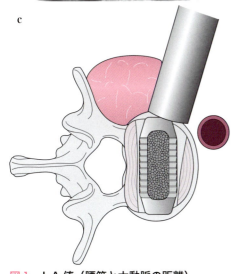

図1　I-A値（腰筋と大動脈の距離）
a：15mm以上，b：15mm未満（OLIF高難易度），c：レトラクターの外径22mm．赤丸：大動脈．

3 椎間板に対する腰筋の前方突出例

　ミッキーマウスサイン（rising psoas）といわれる椎間板に対する腰筋の前方突出は，腰筋内の神経走行が腹側に移動していることが多く，神経

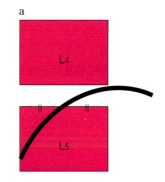

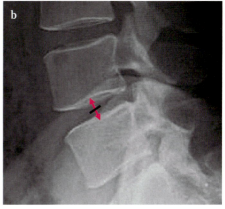

図2　high iliac crest
a：腰椎単純X線側面像中間位（側臥位撮影）を用いて評価を行う．L5椎体頭側終板中央において腸骨稜（iliac crest）が椎体終板より頭側にあるものをhigh iliac crestとする．
b：左右のiliac crestが一致しない症例は左右の中間点をiliac crestの高さとする．

損傷の可能性増大につながる．椎間板前後径に対して25％以上の前方突出では高難易度と考える（図3）．

　特に高齢者に多い脊柱後弯例では，神経が腰筋ごと腹側に牽引されていることが多く要注意である（MRI矢状断像にて神経根の位置を十分に確認する必要がある）．一方，若年者で腰筋が非常に発達しているために前方突出している症例もある．このような症例では，神経根の位置が腹側に移動していることは少ないが，筋量が多く展開にやや難渋することがある．

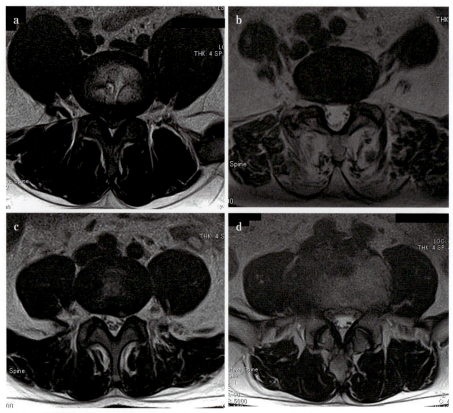

図3 椎間板に対する腰筋の前方突出
a, b：25％以上, c：25％未満, d：なし.
椎間板前後径に対して25％以上の前方突出を高難易度と規定する.

表1 対象

	男性	女性	合計
20代	72	54	126
30代	102	82	184
40代	160	110	270
50代	178	138	316
60代	276	188	464
70代	320	544	864
合計	1,108	1,116	2,224

▶ LIFの高難易度例の存在率

当施設において2013～2014年に腰椎の単純X線撮影およびMRIを施行した20～79歳の2,324例（男性1,108例, 女性1,216例）について, 前述したような基準で高難易度例の調査を行った（表1）.

1 I-A値15mm未満例（OLIFの高難易度例）

男女ともに若年者ほど多く, 20～40代では60～80％にI-A値15mm未満例が存在した. その多くは腰筋の発達が良好で, その結果としI-A値が小さくなっていると思われる. 高齢者ほど腰筋の萎縮によりI-A値が大きくなっていた（図4）.

2 high iliac crest例（XLIF®・OLIFの高難易度例）

全年齢において男性にhigh iliac crestが多く存在していた. また, 男女ともに年齢が上がるにつれてその頻度が増加し, 60代以上では男性40％, 女性25％程度がhigh iliac crest例であった（図5）. この増加は椎間板変性による椎間板高の減少や腰椎前弯の減少（後弯化）などによるもの

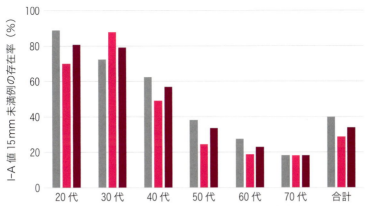

図4　I-A値15mm未満例（OLIFの高難易度例）の存在率
男女ともに若年者で高率に認められる.
■：男性，■：女性，■：平均.

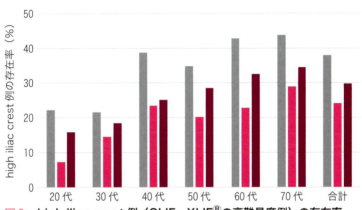

図5　high iliac crest例（OLIF・XLIF®の高難易度例）の存在率
男女ともに高齢者に高率に認められる.
■：男性，■：女性，■：平均.

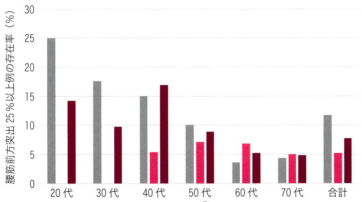

図6　腰筋前方突出25％以上例（XLIF®の高難易度例）の存在率
男性では若年者に，女性では高齢者に高率に認められる.
■：男性，■：女性，■：平均.

と考える．

③ 腰筋前方突出 25％以上例（XLIF®の高難易度例）

男性においては若年者ほど高く，20～30代では20％程度に前方突出例が認められた．これらの若年者の前方突出は腰筋の発達によるものであり，必ずしも腰筋内の神経が腹側に移動しているわけではない．男女ともに50代以上では前方突出例は10％以下となった(図6)．しかし，50代以上の前方突出例は腰筋発達例も存在するが，高齢者ほど腰椎後弯化による腰筋の腹側への牽引によって生じたものであり，神経走行の腹側への移動を伴っていることが多い．

おわりに

MISt手技を取り入れることは重要であるが，前方手術の経験の乏しい脊椎脊髄外科医が高難易度例にLIFを突然に施行することは医療安全上で問題が大きい．高難易度例は比較的多く存在している．LIF導入時の症例選択においては，十分な検査を行い，術者の技量に合った症例から始める必要がある．

現時点ではLIFは主にOLIF，XLIF®の2つのシステムが行われている．その手術手技の特徴上，解剖学的適応や解剖学的難易度が異なっている．同一の症例においてもシステムによる難易度が異なることもある．初心者においては，まず1つのシステムに対して熟練する必要があるが，将来的には各種システムに習熟し，症例ごとにより低侵襲，低リスクな術式を選択，施行できるようになるべきと考える．

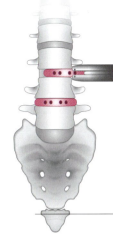

D LIFの適応

6 OLIF, XLIF®の適応の違い, 優位性

齋藤貴徳・石原昌幸

OLIF, XLIF®の手技の相違 (表1)

　OLIF (oblique lateral interbody fusion) と XLIF® (extreme lateral interbody fusion) はもともと同じ目的で開発された術式である．OLIF は従来の前方固定術を内視鏡的な特殊なレトラクターを開発して低侵襲化したものである．基本的には小皮切であるが，すべて直視下に椎体側面を観察し，大腰筋・神経・血管・尿管などを確認したうえで椎間板にアプローチすることができるため，XLIF®のように術中の神経モニタリングで腰仙骨神経叢の損傷を予防する必要がない．

　通常ではOLIFのポジショニングまでの準備は基本的にXLIF®と同様である．まず，手術台の選択が重要で，手術台をくの字にベンディングしたうえで腰椎が水平になるまで頭側を挙上可能なものが必要である．また，側弯症の手術の場合には，この状態で回旋も角度の変化が十分に許容可能なものが理想となる．手術体位は側臥位とし，股関節は可能な限り（45度以上）屈曲位とする．手術台への固定は，側板などがX線透視時の障害となるため，原則として幅広のテープを用いて行う．この際，手術台はbreak（肋骨と腸骨稜の間隔を広げるために腸骨稜と大転子の間で手術台をくの字にベンディング）したうえで，C-armによりアプローチする椎間板腔が床面に対して正確に水平・垂直であることを確認する．この際，C-armは床面に対して水平・垂直に固定したままとし，手術台の傾きをコントロールし，椎間板腔を床面に対して水平・垂直に固定する．

　皮膚切開からのアプローチはOLIFとXLIF®で大きく異なる．OLIFは従来の開放手術と同様に術者が患者の前方に立って手術を行うが，XLIF®は後方に立って手術を行う (図1)．

　OLIFは椎体前面から約3横指前方に4〜7cmの皮膚切開を加え，外腹斜筋，内腹斜筋，腹横筋を順番に筋鉤で前後方向に鈍的によけ，経後腹膜アプローチをする．これらはすべて開放手術と同

表1　OLIFとXLIF®の特徴

術式	特徴
OLIF	専用のレトラクターによる小切開前方固定
	腸腰筋に対する低侵襲性（後方に圧排）
	ケージの設置位置の自由度が少ない
	神経の圧排による損傷が検知不能
	直視下でのアプローチによる安全性の確保
XLIF®	専用の神経モニタリングシステムによる安全性の確保
	finger navigationによる非直視下のアプローチ
	経大腰筋アプローチによる腸腰筋への侵襲性
	ケージの正確な設置（10度のケージの存在）

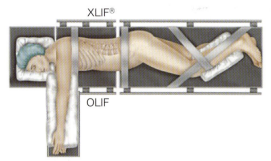

図1 術者の立ち位置の違い
（Medtronic より許諾を得て改変）

様に直視下に行われるのがXLIF®との違いで，腸腰筋の筋腹前縁がみえるところまで腹膜を前方に圧排し，腸腰筋の筋腹を筋鉤で後方に圧排しながら椎間板を展開する．次に，ガイドワイヤーを使用してX線透視側面像で椎体の前方1/3を確認しながらダイレーションし，レトラクターを前方から斜め30度の角度で椎間板腔を中心に設置する．

XLIF®の場合には，手術台へのセッティングまでは同様であるが，皮膚切開は1切開法と2切開法がある．原法は2切開法であるが，最近の腸管損傷例の報告以降[2]，OLIFと同様に1切開法で直視下に経後腹膜アプローチをし，腸腰筋の確認後，ガイドワイヤーの設置を行う方法が行われるようになってきた．原法の2切開法では，まず，腸骨稜と第12肋骨の中間点で，後方の傍脊柱筋のすぐ前方に接して約2cmの皮膚切開を加える．ケリー鉗子やメッツェンバウムと示指を用いて，指先の感覚で後腹膜腔にアプローチする．示指にて後腹膜腔を盲目的操作で押し広げながら，腹膜に包まれた腸管全体を前方に落とし込んでいく．このとき，腰椎の横突起から指先で触れていき，確実に後腹膜腔にアプローチしていることを確認し，尾側から頭側に向けて腹膜の剥離操作を行うとよい．最後に，腹横筋の裏と腸腰筋の表面に後腹膜腔がないことを確認し，盲目的剥離操作を終了する．その後は約3cmの皮膚切開で2椎間の展開が可能であり，1椎間の場合には，通常，椎体の前縁から後縁までの皮膚切開とする．次に，最も細い黒のダイレーター（拡張器）をX線透視下に椎間板の後方から1/3の皮下組織に突き刺し，その先端を反対の示指指先に当て，左示指（右利きの場合）で腸腰筋の上に誘導して神経モニタリングを開始する．神経モニタリングでは，L4神経根をダイレーターの後方に置くことが重要である．後方であることが確認できれば，ダイレーターの直後にあって赤の表示でもまったく問題ない．ただし，この場合には，L4神経根をレトラクターで後方に圧排したままでの作業となるため，可及的迅速（20分以内）に椎間板の郭清とケージの挿入を終える必要がある．筆者らは，初心者には次の方法が良いと考えている．まず，原法である2切開法に従い，後方から示指を挿入して後腹膜腔を剥離し，腸管全体を前方に落とし込む．その後，通常3cmの皮膚切開を少し大きめに開け，直上から直視下に，自分の後方からの剥離操作を確認しながらガイドワイヤーを挿入するという方法である．すなわち，原法に従いながらも，盲目的操作を直視下の操作に変えることにより，原法の後方からの剥離操作を確実にするとともに直視下の操作の安全性を担保することができる．

OLIF，XLIF®のメリットとデメリット

以上がOLIFとXLIF®のアプローチの相違であるが，最も大きな違いは，椎間板に真上から垂直にアプローチ（XLIF®）するか，斜め前方約30度からアプローチする（OLIF）かである（図2）．

まず，OLIFの斜め前方からのアプローチ（ケージの打ち込み）による最大のメリットは，腰神経叢を展開したり，圧排したりする操作が必要ないことである．これにより，術中の神経モニタリングが不要となっており，従来の開放手術による前方固定術の延長線上の技術で可能となっている．

逆に，これによるデメリットとしては，斜め前方30度からケージを挿入するため，椎体前方に存在する尿管を損傷するリスクがある（図2）．これまで日本では，尿管損傷の報告はOLIFであ

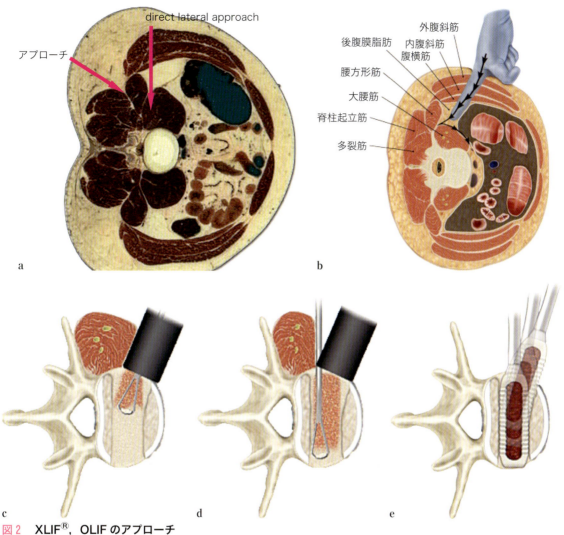

図2　XLIF®,　OLIF のアプローチ
a：XLIF®（NuVasive より許諾を得て改変）.
b～e：OLIF（Medtronic より許諾を得て改変）.

るが，XLIF®で認められない．また，ケージの設置位置の自由度が少ないというデメリットも有することになる．斜め前方からのケージの挿入では，XLIF®のような直上からの垂直な挿入に比べ，前後方向に正確に設置位置を確定することが難しい．XLIF®では，シムを中央付近に意図的に設置し，シムの直前に沿わすように挿入することにより，前方に確実に設置可能であり，椎体終板が多少かまぼこ状でも，思った位置に設置することができる．OLIF では，斜め前方からまっすぐに方向転換しながら挿入することになり，この方向転換のタイミングで確実に目的の位置に設置しようとするが，難しいのが現実である．このため，筆者らは変性側弯を伴うような成人脊柱変形矯正の際には，望ましい位置にケージを設置するため，XLIF®を用いてケージの挿入を行っている．

　XLIF®のデメリットとしては，経大腰筋アプローチ（transpsoas approach）による腰神経叢の圧排と腸腰筋に対する侵襲がOLIF に比べて大きい．術後のアプローチ側の血腫形成や腸腰筋の圧排による股関節屈曲筋力低下，腰神経叢の圧排

による大腿四頭筋の筋力低下などが生じやすい．合併症については，諸家の報告では頻度に大きな差がないという報告と OLIF で頻度が低いという報告があるが，筆者らの経験では XLIF® での頻度が若干高い．

▶ OLIF, XLIF®の適応

両者の適応の相違は基本的にはないと考えてよい．ただし，それぞれの適応には得意分野が存在する．OLIF に関しては，斜め前方からアプローチするため，L4/L5 LIF での high iliac crest 例にも適応があり，困難な症例は基本的に存在しない．これに対し，XLIF® に関しては，斜めから挿入するデバイスが存在するため，腸骨稜（iliac crest）の位置が X 線側面像で L4 椎弓根の中央までの症例では適応可能であるが，それよりも高位の high iliac crest 例では腸骨を部分切除しないかぎり適応困難である．ただし，L5 椎体が冠状面で少しでも傾斜している場合には，右側アプローチを用いれば適応可能となる症例がある．特に変性側弯を伴っている場合には，L5 が傾斜していることもあり，L4/L5 に XLIF® を適応するときには凹側アプローチが必要となる．

この変性側弯における変形矯正を目的とする場合には，アプローチ側の決定にはそれぞれに特有の問題点が存在することに注意が必要である．一般的には凹側アプローチが選択されることが多い．その理由は，皮膚切開が 1 か所に集中するため，1 皮膚切開で全腰椎のケージ挿入が可能なことも多く，L1/L2～L4/L5 の全椎間にアプローチが可能となる．しかし，アプローチ時の注意点として，まず凹側は一般的に骨棘の形成が顕著で，椎間板へのアプローチにおいて Cobb 剥離子やノミを使用した骨棘の切除が必要となり，出血量も多くなり（表 2），作業が繁雑となる．また，側弯例では，凹側では腸腰筋は弛んで展開しやすいが，腰神経叢は後方移動している（図 3）．特に腰椎後弯例では，神経根の前方移動がより顕著であるため，特に XLIF® では神経根モニタリングを慎重に行う必要がある．逆に，凸側アプローチ

表2 自験例の出血量と手術時間

	OLIF	XLIF®
出血量（g）	56	48
平均手術時間（分/1椎間）	16	22

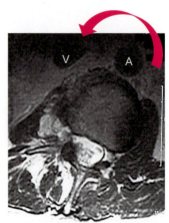

図3 脊柱変形例でのアプローチ可能な狭い space
側弯例はケージを設置する space に制限があることが多い．腰神経叢は凸側で前方移動している．血管は凹側で後方移動している．
A：腹部大動脈，V：下大静脈．

では，腸腰筋の緊張がより強く，術前のポジショニング時に股関節の屈曲角度を十分に大きく（45度以上に）しておかなければ，椎間板の展開時に大腰筋をよける操作で筋にストレスを掛け，術後に股関節屈曲筋力低下が顕著に出現する．また，神経根は凹側では凸側に比べて後方移動しているために安全であるが，血管は後方移動しているために損傷のリスクが高まることになる[1]．これらを考慮した場合には，凹側では OLIF，凸側では XLIF® が有利なようにも考えられる．しかし，実際には変性側弯においては椎体の回旋が顕著になると，椎体に対してケージを正確に直角に挿入することが難しくなるため，椎体の正側面から挿入する XLIF® のほうがより安全であるし，ケージを前方や正中などに意図的に設置したいときにはより有用であると考えている．

L2/L3～L4/L5 の適応に関しては，OLIF も

XLIF®もほぼ同じで好みで選択されていることが多い．一方，L1/L2に関しては，OLIFでは肋骨切除が必要となることも多いが，XLIF®では経横隔膜アプローチで第10/11肋間までは肋間からのアプローチが可能なために手技が繁雑とならないメリットがある．一方，OLIFでは1皮膚切開から全椎間にアプローチするため，神経モニタリングに要する時間が必要ないことも相まって，L2～L5の手術がより短時間で行える（表2）．

OLIF，XLIF®の優位性

本項では両手術手技の現状とともに今後の展開についても触れてみたい．まず，OLIFであるが，現在，OLIF51®の臨床試験が日本で行われている．これはL5/S椎間に側臥位のまま前方からケージの挿入を可能とするシステムであり，これまでのOLIF25®システムとの併用で全腰椎と腰仙椎の固定を同じ体位で同時に可能となる．現時点では，この側臥位でL5/Sにアプローチするレトラクターは使用可能であるが，ケージは日本では専用のケージがまだ使用できないため，これまでのmini ALIF（mini-anterior lumbar interbody fusion）のケージを使用している．筆者らの経験では成人脊柱変形矯正を行う場合には，腰椎での前弯形成がポイントとなるが，現時点ではL5/SはTLIF（transforaminal lumbar interbody fusion：経椎間孔的腰椎椎体間固定術）かPLIF（posterior lumbar interbody fusion：後方経路腰椎椎体間固定術）で行うしか方法がない．しかし，L5/Sでは実際には術後の前弯獲得率は非常に低く，術後の前弯角は筆者らの施設のデータでも術前と比較して10%前後しか増加していない．L5/Sは腰椎の各椎間に比べて術前の前弯角がもともと大きいため，術後の前弯角も絶対値としては大きいが，実際には新たな前弯がほとんど獲得できていない．この最も大きな原因は，L1～L5の各椎間に比べて前縦靱帯が広範囲に分布して強靱であるためと考えられる．このため，後方の椎間関節をPonte骨切り術で完全に切除しても，ケージにより椎間板にテコの支点ができるため，強靱な前縦靱帯が突っ張って後方が十分に短縮できない．しかし，ケージを挿入しなければ前方支柱がないために，固定性不足で偽関節が生じる可能性を否定できず，現状としてはL5/Sでの新たな前弯形成は困難であると感じている．新たに登場するOLIF51®システムは，前縦靱帯を切除してケージを前方から挿入するため，L5/S椎間の前弯形成がこれまで以上に大きく可能となる魅力に満ちている．普及が期待されているが，これまで以上に前方固定の経験が必要で，大血管損傷のリスクも高いと考えられるため，施設基準が厳しく設定される可能性が高いと思われる．

一方，XLIF®に関しては，現時点ではL5/Sのシステムが存在しないが，Anterior Column Realignment（ACR®）のケージが全例調査対象として全国の8施設で先行使用されている．この術式は通常のXLIF®アプローチで椎間板に到達し，前縦靱帯と大血管の間にデバイスを挿入し，前縦靱帯を切離したうえで前方開大角30度のケージを挿入する新しい手技である．1椎間で30度の前弯角が得られるため，pelvic incidence（PI）の大きな症例に対しても十分な前弯が前方手技のみで可能となり，非常に有用と考えられる．しかし，この手技も，前縦靱帯を切離する手技において，アプローチ側から対側まで前縦靱帯と大血管の間に弯曲付きの前方ブレードを挿入しなければならず，対側が盲目的操作になるため，大血管損傷のリスクが通常のXLIF®に比べて高い．また，XLIF®に関しては，胸椎用のシステムもACR®と同時に施設限定で使用が開始されている．これにより，胸椎の前方固定も内視鏡を使用せずに低侵襲化が達成可能となる．X-core® 2による椎体切除（corpectomy）を含め，今後の前方固定の適応拡大に貢献すると考えられる．

まとめ

現時点では，XLIF®はメーカー主導で使用に一定の制限が設けられており，腸管損傷による死亡例が報告されてからは施設基準も厳しく定めら

れた．一方，OLIF は日本脊椎脊髄病学会の指導医や前方固定の経験者であれば誰でも使用可能である．したがって，それぞれの脊椎脊髄外科医の事情により，選択されている側面もある．しかし，本項で触れた各手術手技の特徴やメリットとデメリットを十分に理解したうえで，症例によって選択するのが理想である．一方，どちらかの手術手技に決めて全例に適応する場合には，その手技で対応可能な症例を慎重に選択し，術前に個々の解剖を精査したうえで，各手技特有の合併症を予防する努力を惜しまずに実施することが望まれる．OLIF，XLIF®ともに長らく後方アプローチに移っていた脊椎脊髄外科の現状を再び前方アプローチに目を向けさせた功績は大きく，今後さらに低侵襲化の波が大きくなる脊椎脊髄外科の未来において，これらの手技が果たす役割は大きいと考える．

文 献

1) Regev GJ, Chen L, Dhawan M, et al：Morphometric analysis of the ventral nerve roots and retroperitoneal vessels with respect to the minimally invasive lateral approach in normal and deformed spines. *Spine*（*Phila Pa 1976*） **34**：1330-1335, 2009
2) Uribe JS, Deukmedjian AR：Visceral, vascular, and wound complications following over 13,000 lateral interbody fusions：a survey study and literature review. *Eur Spine J* **24**：386-396, 2015

手術手技（腰椎）

E章

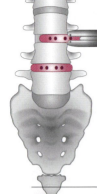

E 手術手技（腰椎）

1 OLIF (oblique lateral interbody fusion)

1 腰椎変性疾患への基本手技1（ポジショニングを含む）

大鳥精司・折田純久・稲毛一秀

はじめに

近年，腰椎の前方固定術，側方固定術が低侵襲化され，lateral lumbar interbody fusion（LLIF）として広く普及するようになった．LLIFは前方の矯正力が強いという特長があるため，椎間板性腰痛，腰椎すべり症，成人脊柱変形に応用されている．2012年から導入され，日本では5,000件以上の手術が施行されてきた．本項では，LLIFの中でも，oblique lateral interbody fusion（OLIF）の手術手技について解説する．ただし，脊髄神経損傷，内臓損傷（腹膜，胸膜，大腸，尿管など），血管損傷などの合併症も報告されており，十分に注意すべきである[1,6]．

手術手技と付随する注意すべき解剖

1 術前準備

術前準備として，血管，アプローチ部位，腸腰筋の位置を確認する．L4～L5高位の場合には，血管と腸腰筋の間が空いているほうがアプローチしやすい．また，L5/S1は血管との間が最低2cm空いている症例にする（現在，新規の器械が開発申請中）．十分に解剖を熟知し，MRIで確認する．症例により血管造影を行い，大血管，分節動脈，尿管の位置を確認しておく．腹部近傍の手術であるが，特に前処置をしておらず，通常の後方手術と同様で問題ないと考えている．また，後療法のために軟性コルセットの作製を行っておく．

2 体位

脊髄神経，大腿神経の走行がさまざまな論文で報告されている．これらの神経をなるべく背側に移動するような体位が望ましい．股関節を伸展するほど，またベッドを屈曲させるほど，これらの神経が腹側に移動することが報告されている．したがって，その逆の，股関節屈曲が望ましい．XLIF®の場合にはベッドを屈曲させるが，OLIFの場合には過度な屈曲は避けたほうがよい．

3 アプローチ

図1にアプローチ（皮膚切開）を示す．最も一般的なのはL3/L4，L4/L5アプローチである．L3/L4，L4/L5アプローチでは，完全右側臥位で，椎間板の前方から3～6cmに約3～4cmの皮膚切開を置く．L2/L3より高位では肋骨が邪魔になり，L5/S1では骨盤が邪魔になる．筆者らは，L2/L3より高位では椎間板の比較的直上やや前方に皮膚切開を置き，その部分の肋骨は切除する（これは移植骨として使用）．L2/L3，L1/L2高位では横隔膜の処置が不要なことが多い．L5/S1高位では椎間板の前方から6～10cmに約5～7cmの皮膚切開を置く（図1）．外腹斜筋，内腹斜筋，

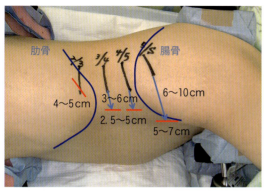

図1　各椎間のアプローチ
右側臥位．椎間板高位は黒線，皮膚切開は赤線で示す．高位が高くなるほど，神経根損傷のリスクがないので，皮膚切開は椎間板に近づく．

　腹横筋には，すべて筋線維方向に指で割って入る．時に電気メスにて筋膜切開を加えることがある．腸腰筋，腰椎横突起には容易に触れることができる．腸腰筋から腹膜を剥がすのには，まず指で横突起を触知し，前方に腸腰筋上を擦るように何回か行えば，腹膜は前方に避けることが可能である（図2a）．腸腰筋が，白色にみえる場合には腹膜がまだ被っている可能性があり，十分に赤く縦の線維走行がみえる場合には安心してアプローチ可能である．

　一般的に大動脈と腸腰筋の間からアプローチするが，腸腰筋がミッキーマウスの耳のように張り出している症例がある．この場合には，躊躇なく腸腰筋の前方をスプリットしてアプローチする．基本的に前方には脊髄神経が存在しないので，問題がない．

　過去に腹部臓器の手術経験のある症例は，左側アプローチの場合には，通常のOLIFアプローチより，XLIF®に準じた完全に真横からのアプローチが望ましい．また，通常の方法で右側アプローチも可能であるが，大静脈の存在があり，この場合も，通常の右側OLIFアプローチより，XLIF®に準じた完全に真横からのアプローチが望ましい．

　次に，椎間板に対してダイレーションを行う（図2b）．ダイレーションの後，レトラクターを設置する（図2c）．この際，レトラクターの頭側に安定化させるためのピンを挿入するが，分節動脈を損傷しないように注意する（図3）．光源を設置し，その後に椎間板を郭清する．椎間板の郭清を十分に行わないとケージが入らないことがあり，注意する．筆者は椎間板性腰痛などの若い症例の場合には椎体終板をある程度郭清するが，高齢者の場合には沈み込み（subsidence）の原因になるのでほどほどの郭清にとどめている．トライアルを挿入した後（図2d），自家腸骨，他家骨，もしくは人工骨を移植骨としたケージをやや前方から最後は完全に真横から挿入する（図2e，f）．1椎間の場合には，自家腸骨が望ましいが，多椎間あるいは後方に骨移植を予定している場合には，人工骨のほうが手術手技としては楽である．閉創時に1椎間の場合には，ドレーンは用いない．ただし，出血が多い場合や多椎間となる場合には，ドレーンを使用すべきである．閉創は腹横筋，内腹斜筋，外腹斜筋の順で縫合し，最後はskin tapeにて終了となる（図4）．体位変換後，後方は経皮的椎弓根スクリュー（percutaneous pedicle screw：PPS）かopen pedicle screw（PS）を用いて固定する．間接除圧のことが多いが，狭窄の程度が強い症例，筋力低下，膀胱直腸障害のある症例では，筆者らは後方除圧（椎弓切除など）を追加している．

後療法

　後方アプローチに比較し，腸蠕動の低下をきたすので，排ガスを認めてから，飲水，食事を許可する．場合によっては腸蠕動を促進する輸液（パントール®，プロスタルモン®）を使用する．術後翌日～術後数日目から歩行を許可する．軟性コルセットを3か月使用するが，最近では後方のPPSを併用することが多く，後療法を早めるのが一般的である[2,4,5]．

注意すべき臓器

　通常，腎臓は前方に圧排されるので，上位腰椎へのアプローチも問題ない．尿管は後腹膜腔の展

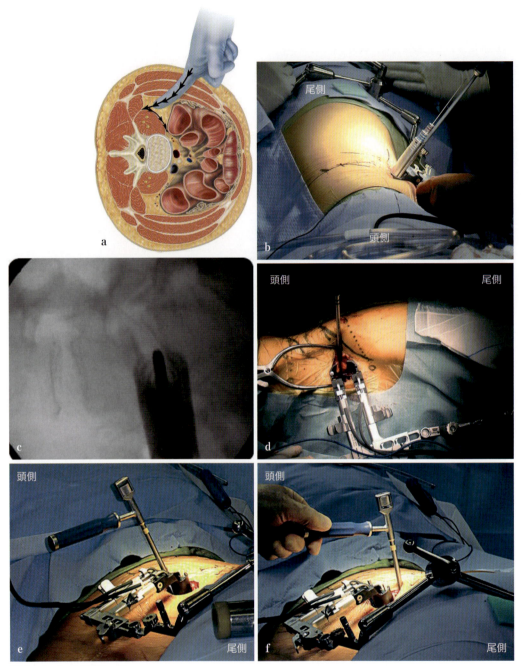

図2 L4/L5 アプローチ

a：完全右側臥位．外腹斜筋，内腹斜筋，腹横筋には，すべて筋線維方向に指で割って入る．腸腰筋，腰椎横突起には容易に触れることができる．腸腰筋から腹膜を剥がすのには，まず指で横突起を触知し，前方に腸腰筋上を擦るように何回か行う．（Medtronic より許諾を得て転載）．
b：ダイレイターを用いたダイレーション．
c：L4/L5 椎間板へのアプローチ．ダイレーションの後，レトラクターを設置する．
d：光源付きレトラクター内にトライアルを挿入する．
e：ケージをやや前方から挿入する．
f：最後はケージを完全に真横から挿入する．

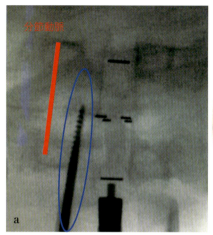
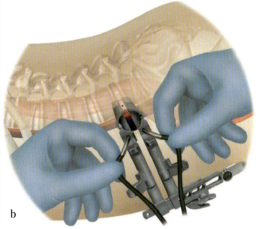

図3 レトラクター設置の注意点
a：レトラクターの頭側にピンを刺入して椎体に固定するが，分節動脈が椎体の上1/3を走行しているので，椎体の下1/2より遠位に刺入する．
b：その後，光源を使用し，視野を確保する（Medtronicより許諾を得て転載）．

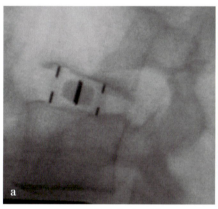
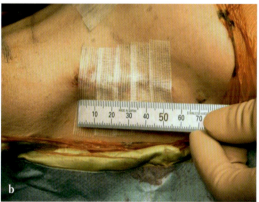

図4 最終のX線像（a）とskin tapeで合わせられた創（b）

開の際，腹膜とともに圧排されるが，損傷しないように注意する．尿管は蠕動運動を示す．手術に際しては，大腰筋の上を下行する陰部大腿神経などを損傷しないように注意する．交感神経幹は椎体・椎間板の前外側にあり，腰筋の前縁に沿って下行する．交感神経幹を剥離し，圧排あるいは切離せざるを得ない場合もある．わずかな操作でも，下肢の皮膚温の上昇，発汗の減少などが生じることがある．ただし，この合併症が愁訴となることは少ない．L4～L5椎間板レベルでは，左の総腸骨静脈の上外側が総腸骨動脈の下からはみ出ていることがあり，損傷しないように注意が必要である．

注意すべき合併症が起きてしまったら

①腹膜損傷：腹膜を縫合可能なら縫合するが，できない場合にはそのままでよい．その場合には，十分に筋層を縫合する．
②血管損傷：大血管の場合には，圧迫止血し，血管外科にコンサルトする．圧迫止血では，各種止血剤（アビテン®など）や最近ではタコシール®が強力な止血剤である．分節動脈・分節静

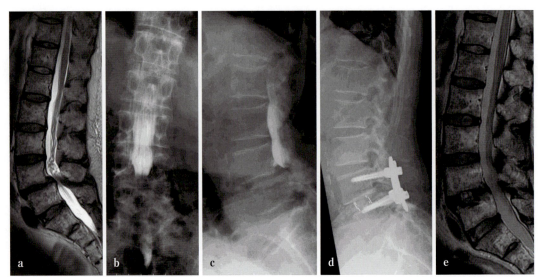

図5　L4すべり症に対する間接除圧例
a：術前MRI T2強調矢状断像．
b，c：術前脊髄造影の正面像（b），側面像（c）で完全ブロックを示した．前後合併手術であるが，後方からの脊柱管への除圧は施行していない．
d：術後X線側面像．
e：術後MRI T2強調矢状断像．脊柱管はほぼ正常化している．

脈の場合も同様であるが，超音波凝固切開装置 HARMONIC®，LigaSure®などを用いて止血してもよい．

③腹壁瘢痕ヘルニア：閉創のときには十分に筋層を縫合する．一般的に腹壁瘢痕ヘルニアで無症状の場合には，経過観察のことが多い．

④尿管損傷：術後数日目にわかることが多い．カテーテルを通してステント挿入が行われる．ステント挿入が上手くいかないと腎摘になることもあるので，注意を要する．

⑤L4～L5高位では脊髄神経が椎間板後方からやや前方に走行していることがあり，椎間板の後方操作をする場合には注意を要する．また，L4～L5高位の脊髄神経の圧迫，腸腰筋の操作にて，一過性に下肢筋力が低下することがある．

症例提示

腰椎すべり症では間接除圧を施行することが一般的である（図5）[7]．症例が限られるが，L5/S1 アプローチも可能である（図6, 7）[3]．完全側臥位からのアプローチである．大血管の分岐部の間からアプローチする．ただし，大血管の走行が難しい症例，肥満度が高い症例などは避けるべきである．側臥位でアプローチが可能なので，多椎間前方固定には有利である．最下端の前弯獲得はレバーアームとしては全脊柱のアライメントに最大限有効である．本症例は現在使用されているOLIFの器械で行っているが，新たな器械，ケージが導入されつつあり，より安全に行われるものと信じている．

文 献

1) Abe K, Orita S, Mannoji C, et al：Perioperative complications in 155 patients who underwent oblique lateral interbody fusion surgery：Perspectives and indications from a retrospective, multicenter survey. Spine（Phila Pa 1976）42：55-62, 2017
2) Fujibayashi S, Hynes RA, Otsuki B, et al：Effect of indirect neural decompression through oblique lateral interbody fusion（OLIF）for degenerative lumbar disease. Spine（Phila Pa 1976）40：E175-E182, 2015
3) Kanno K, Ohtori S, Orita S, et al：Miniopen oblique

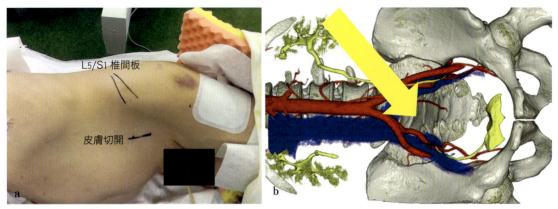

図6 L5/S1 アプローチ
a：L5/S1 アプローチは右側臥位で L5/S1 の延長上に皮膚切開を置く．
b：大血管の分岐部の真ん中からアプローチする．

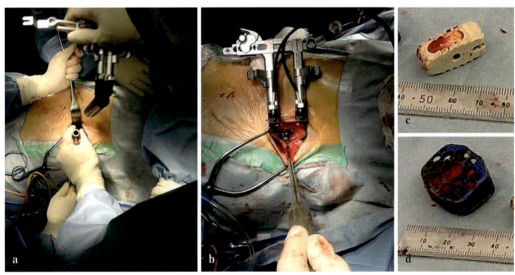

図7 経椎間孔的腰椎椎体間固定術（TLIF）1 年後のケージ脱転例への L5/S1 アプローチ（文献 3 より転載）
a，b：OLIF 操作中．c：摘出したケージ．d：再挿入したケージ．

lateral L5-S1 interbody fusion：a report of 2 cases. *Case Rep Orthop* **2014**：603531, 2014. doi：10.1155/2014/603531. Epub 2014 Oct 21

4) Ohtori S, Mannoji C, Orita S, et al：Mini-open anterior retroperitoneal lumbar interbody fusion：Oblique lateral interbody fusion for degenerated lumbar spinal kyphoscoliosis. *Asian Spine J* **9**：565-572, 2015

5) Ohtori S, Orita S, Yamauchi K, et al：Mini-open anterior retroperitoneal lumbar interbody fusion：oblique lateral interbody fusion for lumbar spinal degeneration disease. *Yonsei Med J* **56**：1051-1059, 2015

6) Orita S, Inage K, Sainoh T, et al：Lower lumbar segmental arteries can intersect over the intervertebral disc in the oblique lateral interbody fusion approach with a risk for arterial injury：Radiological analysis of lumbar segmental arteries by using magnetic resonance imaging. *Spine*（*Phila Pa 1976*）**42**：135-142, 2017

7) Sato J, Ohtori S, Orita S, et al：Radiographic evaluation of indirect decompression of mini-open anterior retroperitoneal lumbar interbody fusion：Oblique lateral interbody fusion for degenerated lumbar spondylolisthesis. *Eur Spine J* **26**：671-678, 2017

E 手術手技（腰椎）

1 OLIF (oblique lateral interbody fusion)

2 腰椎変性疾患への基本手技2（ポジショニングを含む）

星野雅洋

▶ 症例選択（LLIF適応例においてXLIF®ではなくOLIFを優先的に適応する例）

① L4/L5 LIF での high iliac crest 例は，XLIF®では腸骨が邪魔になり，側方からの展開，ケージ挿入が高難易度になる．もちろん，傾斜付きの Cobb 剥離子などを使用することで展開，ケージ挿入が可能なことが多いが，OLIF では前側方からアプローチするために腸骨が問題にならないことが多い．

② OLIF では rising psoas 例においても，腹側から背側に向けて大腰筋をめくり上げるように椎間板にアプローチすることで，神経に負担がなく手術可能と考えている（図1）．

③ 逆に，L2/L3 高位では肋骨が邪魔になり，より背側からアプローチする XLIF®のほうが簡便と考えられる症例も存在する．

④ 症例選択後，患者に対しては，解剖学的変異により術中に LIF を断念する可能性について説明しておく．また，LIF による間接除圧だけでは神経除圧が難しいと考える症例に対しては，1期的または2期的に後方除圧を行う可能性について説明しておく必要がある．

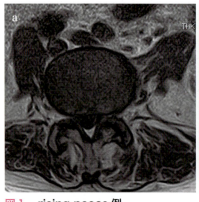
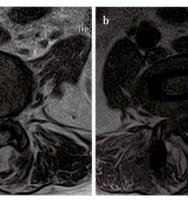

図1　rising psoas 例
　a：術前（変性後弯による rising psoas）．
　b：術後1週．
OLIF は XLIF®よりも対応しやすい．

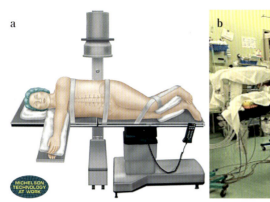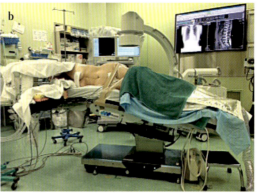

図2　手術体位
a：オリジナルの手技書では手術台のベンディングについての記載がない（Medtronicより許諾を得て転載）．
b：多椎間例などではベンディングしたほうが操作しやすい．

手術体位

　通常，左側アプローチのために右側臥位とする．OLIFのオリジナルの手技書において，手術台はフラットのままとなっている．L3～L5椎間の手術はフラットでも手術の可能な症例が多い．しかし，L2/L3アプローチ例やhigh iliac crest例では，XLIF®と同様に手術台をベンディングし，肋骨と腸骨の距離を大きくしたほうが簡便と考えている（図2）．しかし，ベンディングが強すぎると大腰筋や神経の緊張が高まり，問題が発生することも考慮しなければならない．

　手順としては，まずC-arm正面像を確認する．左右の椎弓根，棘突起を確認し，正確な正面像が得られる位置で側臥位を固定する．側弯などで椎体回旋があれば，最初にアプローチする椎間が正確な正面像になるように固定する．正面が確定したら，この段階で手術台のベンディングを必要に応じて行う．

　次に，C-arm側面像を確認し，手術を行う椎間板の高位，幅を皮膚上にマーキングする．

皮膚切開および後腹膜への展開

　皮膚切開前に3D-CTによる血管，腎臓・尿管の位置関係を十分に把握しておく．

　皮膚切開は，該当の椎間板中央から6cmまたは椎間板前方から3cm程度の位置にマーキングし（2椎間であれば該当椎体中央），1椎間で4cm，3椎間で6cm程度を予定する．皮膚切開の方向は皮下にある外腹斜筋の走行を想像し，それに平行になるようにしている．（図3）．

　後腹膜腔への展開では下位肋間神経や腹筋への筋枝などが多いため，電気メスの使用を極力避けて鈍的にアプローチしていく．皮膚切開後に外腹斜筋を直視下に置く．筋膜を鋏などで筋の走行方向に切開し，その後に外腹斜筋を鈍的にスプリットし，外腹斜筋にほぼ直行する内腹斜筋を直視下に置く．内腹斜筋も鈍的にスプリットし，腹横筋を直視下に置く．腹横筋も鈍的にスプリットする

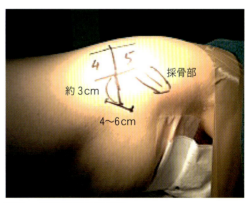

図3　皮膚切開と採骨部

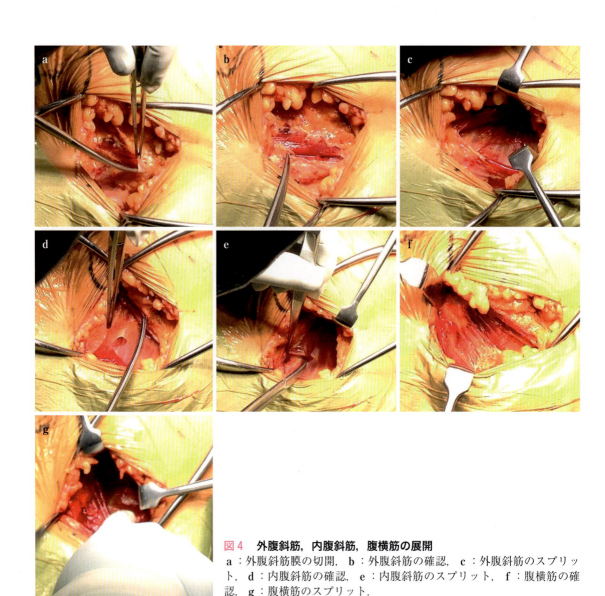

図4 外腹斜筋，内腹斜筋，腹横筋の展開
a：外腹斜筋膜の切開，b：外腹斜筋の確認，c：外腹斜筋のスプリット，d：内腹斜筋の確認，e：内腹斜筋のスプリット，f：腹横筋の確認，g：腹横筋のスプリット．

と，後腹膜脂肪を直視することができる．(図4)．これら一連の操作を小切開で指の感触のみで行うと述べる脊椎脊髄外科医もいるが，すべて直視して安全に行うことが最も重要と考えている．

後腹膜脂肪ごと腹膜を前右方へ押し下げ，脂肪をOLIFセットのカーボン製の筋鉤で鈍的にスプリットし，大腰筋背側の腰椎横突起を確認する（図5）．そこから再度，大腰筋に沿って大腰筋前縁にアプローチする．

ここで大腰筋前縁，椎間板を直視できるなら，尿管，大動脈との位置関係を直視にて確認する．なお，尿管は腹膜とともにすでに前右方によけられていることもある．また，大動脈と大腰筋前縁の距離が大きな症例では，大動脈をあえて直視下に置く必要はない．

椎間板の掻爬，ケージの選択

X線透視にて目的椎間板であることを確認する．多椎間例は通常では下位椎間板から手術を行っている．METRx®ダイレーター（拡張器）

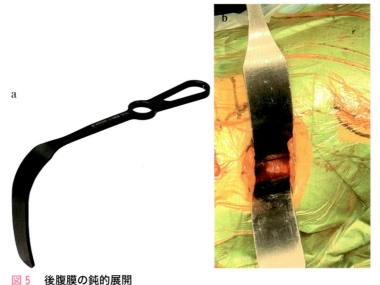

図5 後腹膜の鈍的展開
a：OLIFセットのカーボン製の筋鉤，b：術中写真．

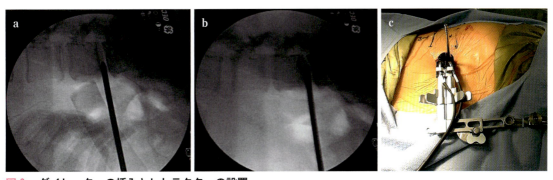

図6 ダイレーターの挿入とレトラクターの設置
a，b：X線透視側面像．METRx®ダイレーター5.3mmの先端を大腰筋の前方から椎間板を目指して挿入していく．挿入点の決定後，ダイレーターの先端を椎間板内へ進めていく．c：術中写真．レトラクターを設置する．

5.3mmの先端を大腰筋の前方から椎間板を目指して挿入していく．挿入点の決定後，ダイレーターの先端を椎間板内へ進めていく（図6a，b）．オリジナルの手技書では椎間板内にガイドワイヤーを刺入するとされているが，ガイドワイヤーの脊柱管内刺入や下大静脈刺入などを防止するため，最細のダイレーターを椎間板に直接挿入している．ダイレーターはしっかり把持していないと椎間板からすべり，他臓器を損傷する可能性がある．ダイレーターを順次太くし，X線透視下に位置を確認してレトラクターを設置する（図6c）．

尖刃にて椎間板をケージが挿入できる程度の大きさで切除し，椎間板の掻爬を開始する．椎間板の掻爬には，OLIFセットのCobb剥離子，有窓鋭匙，ヘルニア鉗子などを用いるが，当院ではオリジナルの曲がりカップキュレット，曲がりリングキュレット，椎体終板剥離用の曲がり骨切りのみ，弯曲ヘルニア鉗子を作製し，使用している（図7）．これらにより，大腰筋直下や右腹側の椎間板などを含め，大きく椎間板を掻爬できる．このことは，椎間高整復や椎間板内減圧などによる

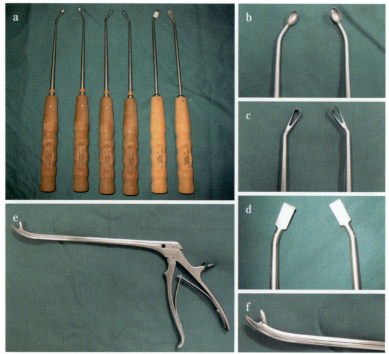

図7 当院のオリジナルの器具
左右曲がりのカップキュレット（a, b），リングキュレット（a, c），骨切りのみ（a, d），彎曲ヘルニア鉗子（e, f）

脊柱管拡大に有利と考えている．

椎間板掻爬後はオリジナルの手技書どおりにケージの大きさを決定している．ケージの高さについては，高すぎるケージを無理に叩き込むことは椎体終板を損傷し，術中の椎体骨折や術後のケージの沈み込み（subsidence）などの原因になると考えている．

骨移植

ケージ内には腸骨からの自家骨，リフィット®（HOYA Technosurgical）を半分ずつ充填している．

腸骨からの採骨は腸骨に付く筋肉を剥離せず，腸骨稜前方に1cm×2cm程度の穴を開け，そこから内板と外板の間の海綿骨を採取している（図3）．これによって採骨部痛を軽減できる．通常，前述の比率であれば1〜2椎間（症例によっては3椎間）分の自家骨を採取できる．

リフィット®には自家骨髄液を採取して浸透させておく．浸透には時間が掛かるため，手術開始と同時に骨髄を採取し浸透させておく必要がある（図8）．

ケージ内への移植骨の充填では，OLIFケージは充填部分が大きく椎間板内に打ち込む際にその振動で充填骨が脱落や移動をする可能性がある．そこで，ケージの右側（先に椎間板に挿入される部分）に自家骨，左側にリフィットを充填し，椎間板により重要なケージ内の自家骨が確実に移植されるように打ち込んでいる（図9）．

ケージの挿入

オリジナルの手技書どおりに選択したケージをX線透視下に挿入していく．トライアルケージのときも同様であるが，OLIFでは最初に前外側から挿入したケージを徐々に立てて側方からの挿入に変えていかなくてはならない．このときに腸骨

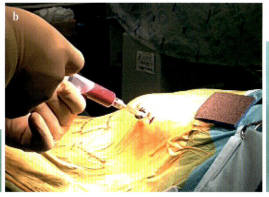
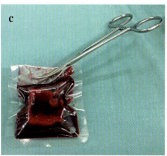

図8　自家骨髄液の採取
骨髄針（a）によって腸骨から髄液を採取する（b）．リフィット®に採取した髄液を浸透させておく（c）．

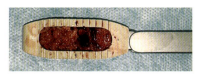

図9　ケージ内の自家骨およびリフィット®
（Medtronicより許諾を得て転載）
椎間板の掻爬部に確実に自家骨を挿入するため，ケージ先端部（図の左側）に自家骨，ケージ後方部にリフィット®を充塡している．

や腹筋を背側に押すこととなり，正確なX線透視正面像がズレてしまうことがある．このことをしっかり念頭に置いておかないとケージの斜め挿入となり，対側の神経根障害などを起こすことがある．そのため，腹筋への圧迫を減らすことを目的に前述した皮膚切開の位置はオリジナルの手技書よりも背側に置いている．

ケージの挿入後にX線側面像にてケージの位置を確認し，不適切であれば再度の椎間板の掻爬，挿入を行う．

トライアルケージやケージなどの挿入に際し，前縦靱帯損傷が発生することもある．また，ケージは前方脱転しやすく，大血管損傷をきたせば大きな問題となる．この場合には，椎間板をなるべく後方まで掻爬し，ケージを後方に置くことで一時的に安定することがある．安定したならば早期の段階で後方固定を行う．安定していなければ自家骨のブロックに変更したほうが安定を得られやすい．

▶ドレナージ，閉創

通常では吸引ドレーンを設置している．出血量の少ない手術であるためにドレーンを設置する必要がないとの意見もあるが，術後出血（血圧上昇などによる分節動脈からの出血など）や術中に気づかなかった尿管損傷による尿漏出などのモニタリングとして有用と考えている．

閉創は展開時にスプリットした腹横筋，内腹斜筋，外腹斜筋をそれぞれ縫合しておく．腹横筋は高齢者では菲薄化して縫合できないこともあるが，残りの2層の筋はしっかり縫合しておく．これによって術後の腹壁瘢痕ヘルニアを予防する．

▶後方固定

現状では適当な前方instrumentがないため，後方instrumentによる固定を行う（1期的または2期的）．

▶ポイント

LLIFは最小侵襲手術と考えられている．しかし，その低侵襲性を追い求めることにばかり執着し，安全性をおろそかにしてはならない．低侵襲性の裏には重大（致死的）な合併症が潜んでいることを忘れず，一つ一つのステップを直視下に行うことが最も重要なポイントと考える．

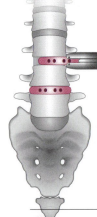

E 手術手技（腰椎）

1 OLIF (oblique lateral interbody fusion)

3 変性脊柱変形への基本手技1

福田健太郎

はじめに

筆者は成人脊柱変形（adult spinal deformity：ASD）の矯正固定術として、救済手術例や椎体間が強直性に変形癒合した症例などを除き、椎体間固定術と椎間関節全切除を含む後方要素骨切り（posterior column osteotomy：PCO）の併用による手術を行っている．2007年以降、一貫して多椎間 PLIF/TLIF（posterior lumbar interbody fusion/transforaminal lumbar interbody fusion：後方経路腰椎椎体間固定術/経椎間孔的腰椎椎体間固定術）による後方単独手術を行ってきた[2]が、2014年からはLIFを併用した前後合併手術に、2015年からは前後2期的手術としている．本項では、ASDの矯正固定術におけるOLIF（oblique lateral interbody fusion）について自験例からの私見を含めて述べる．

OLIF 適用の目的

これまで PLIF/TLIF を行っていた椎間を、L5/S1 を除いて LIF に変更した．徹底的な線維輪切離による十分な椎体間解離を行い、ケージを前方設置すれば冠状面・矢状面ともに PLIF/TLIF で良い矯正効果が得られる．しかし、後方からの全周性線維輪切離には慎重な操作を要するし、前方へのケージ逸脱にも注意を要する．手間が掛かる分、出血も多くなり、通常の PLIF に比べて侵襲が大きい．したがって、ここでの目的は、後方単独矯正手術で最大の問題点である硬膜外静脈叢からの出血を回避することである．決して LIF によって矯正率が向上するのではないことを明記しておく．

脊柱変形矯正プラン

矯正目標については、さまざまな formula が報告されているが、基本的には患者固有の骨盤形態（すなわち pelvic incidence：PI）に見合った腰椎前弯（lumbar lordosis：LL）を獲得することで異論なかろう．筆者は PI と同程度（Schwab ら[3]の formula に則り、LL=PI−10°を境界としている）の LL 獲得を目指し、より生理的なカーブとなるよう、局所前弯角は下位腰椎ほど大きくなるように計画している．脊柱の可撓性を評価したうえで椎体間固定術を加える高位を決定する．これまで行ってきた後方単独手術では、PLIF/TLIF は L3/L4 以下のみでの施行で成績良好であった[2]．L1/L2, L2/L3 では下関節突起部分切除による椎間 release のみで矯正可能なことが多く、局所前弯角も下位腰椎ほどに必要ない．したがって、OLIF 施行も L3/L4, L4/L5 の2椎間とすることが多い．上位腰椎に OLIF を施行するのは、凹側の骨棘増生が高度で可撓性が低く、椎体間

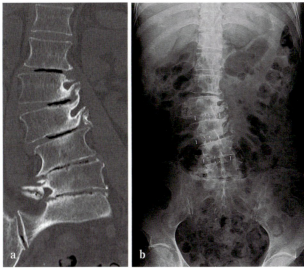

図1　上位腰椎OLIF施行例
a：術前CT冠状断像，b：術後X線正面像．
高度に増生した骨棘のため，椎体間releaseを加えなければ
冠状面の矯正が困難と考え，L2/L3にもOLIFを施行した．

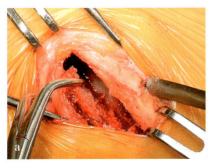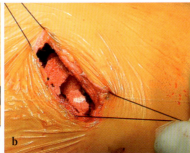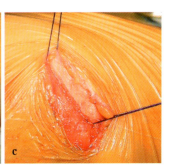

図2　移植骨採取法
a：付着筋を温存したまま腸骨稜を縦割して内板のみを開き，海綿骨をできるかぎり採取する．
b：半切したリフィット®を採骨部に補填し，縦割した骨片に孔を穿ち，元の位置に合わせるように縫着して再
　　建する．
c：この方法では採骨部痛はほとんどない．

releaseを加えなければ冠状面の矯正が困難な場合に限定している（図1）．

手術手技

OLIFの基本手技については他項に譲り，ここでは筆者の考えるポイントについてのみを記述する．

1　移植骨採取（図2）

確実な骨癒合を獲得すべく自家腸骨を採取している．2椎間であれば，自家骨だけで足りることが多い．付着筋を温存したまま腸骨稜を縦割して内板のみを開き，海綿骨をできるかぎり採取する．半切したリフィット®を採骨部に補填し，縦割した骨片に孔を穿ち，元の位置に合わせるように縫着して再建する．この方法では採骨部痛がほとんどない．

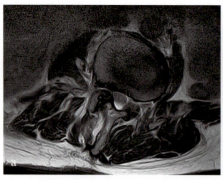
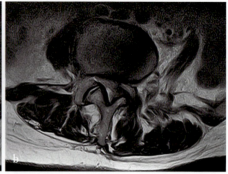

図3　術前MRI
　a：L3/L4高位　b：L4/L5高位
椎間ごとに回旋が異なるため，水平面でのアプローチ経路も異なることに留意する．本例では，L3/L4のほうが回旋が大きいが，L4/L5で大腰筋が前方にシフトしており，総腸骨動脈もすでに分岐している．

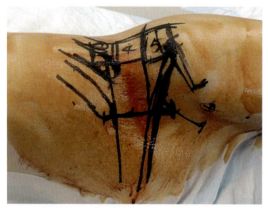

図4　術前のマーキング
側弯凸側からのアプローチではL4/L5で腸骨稜が邪魔になりやすい．椎間板への冠状面でのアプローチ経路もマーキングしてある．

2 OLIF

①側弯腰椎では，冠状面の変形だけでなく椎体の回旋も伴っている（図3）．そのため，セッティングも難しい．X線透視下に各椎間の正面・側面像を確認してマーキングしておく（図4）．上下位で回旋が異なる場合には，C-armの入射角は下位椎体に合わせるようにしている．

② OLIFでは左側アプローチが原則であるので，凸側からのアプローチとなることが多い．頂椎より尾側の下位腰椎では腸骨稜が邪魔になり，特にL4/L5へのアプローチは難しくなる（図4）．また，回旋と後弯により大腰筋が前方にシフトした，いわゆるrising psoasとなっていることがある（図3）．X線透視だけに頼らず，直視下に大腰筋を確認して筋腹を後方に排除すれば，椎体付着部前縁が確認できる．このためにはL3/L4からOLIFを行うのがよい．L3/L4 OLIF後に大腰筋前縁を尾側にたどれば，L4/L5高位での大腰筋前縁が自ずとわかる．

③椎間板内操作でも腸骨稜に邪魔されて手元が頭側に振られ，その結果としてL5椎体終板を傷つけやすくなるので注意する．これに対してクランク型のCobb剥離子などが用意されている．また，回旋のためにケージを真側面から挿入しにくく，水平面でも斜めに入りやすいことに注意する．

④下位腰椎ほど大きな局所前弯角を要するので，ケージは前方に設置したい．そのため，時には椎間板上を縦走する上行腰静脈の結紮・切離も可能となるよう，working spaceの拡大も辞さない（図5）．一方，前縦靱帯まで切離してしまわないよう，X線透視だけでなく触診でも椎体前縁をあらかじめ確認しておく．前述のように，L1/L2，L2/L3では下位腰椎ほどの局所前弯角は必要ないため，前方設置である必要はない．

⑤脆弱な椎体終板を傷つけないよう，シェーバーを用いず，刃のない椎間スプレッダーを用い

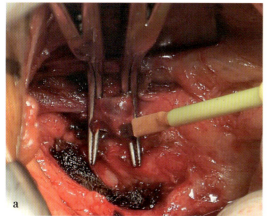
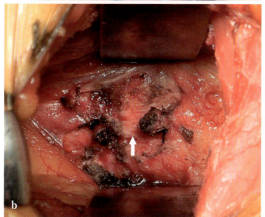

図5 上行腰静脈の結紮・切離
縦走する静脈の結紮・切離（a）によって椎間板（矢印）が現れた（b）．

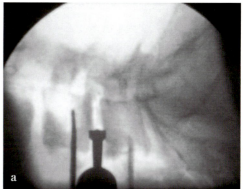
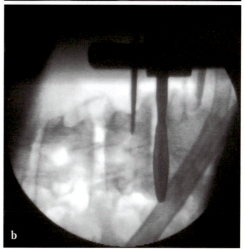

図6 X線透視像
a：側面像．スターターが椎間前方部に刺入されていることを確認する．
b：正面像．スターターが対側まで貫いたことを確認する．

る．椎間板に椎間スプレッダーを打ち込む際には，スターターが側面X線透視で椎間前方部にあることを確認し，正面X線透視で対側まで達して線維輪を切離したことを確認する（図6）．
⑥トライアルケージの挿入時にも必ず側面X線透視で前後の位置を確認する．もしトライアルケージが予定より後方に位置しているようであれば，椎間板の郭清を再度して，より前方に設置し直す．この操作はかなり面倒であるが，大きなトライアルケージを一度入れてしまうとそこに軌道ができてしまうので，新たな位置にはなかなか設置できなくなる．トライアルケージは最小のものから挿入し，設置位置が至適であることを確認してからサイズを大きくするとよい．

⑦設置するケージは高すぎないものにする．前方を高くして局所前弯を獲得するという報告もあるが，ケージをヒンジとして後方を短縮することで，局所前弯を獲得している．また，椎間に回旋がある場合には，高いケージを入れて椎体間がきつくなっていると後方からの回旋矯正が困難になる．
⑧ケージの前方開大角は主に6度のものを用いている．ケージの角度と術後の局所前弯角とは関係ないと考えている[1]．PCOを併用してdual cantilever technique[2]による矯正を加えることで，1椎間あたり10〜20度の局所前弯角の獲得が可能である．

1 OLIF（oblique lateral interbody fusion）

③ 術後

OLIFから後方矯正固定術までの待機期間は1週間としている．待機期間中は，ケージの沈み込みや脱転を予防するために離床をさせていないが，廃用症候群と深部静脈血栓症の予防のため，ベッド上では自由とし，リハビリテーションを行っている．

文献

1) 福田健太郎，北村和也，高橋勇一朗：成人脊柱変形矯正固定術において局所前弯形成は椎体間ケージの前方開大角度によらない．第50回日本側彎症学会演題抄録集，2016，p281
2) 福田健太郎，高橋勇一朗：Reduction screwを用いたsegmental translationとdual cantilever techniqueによる成人脊柱変形矯正固定術の治療成績―術後2年以上経過例．*J Spine Res* **7**：1594-1599, 2016
3) Schwab F, Patel A, Ungar B, et al：Adult spinal deformity-postoperative standing imbalance：how much can you tolerate? An overview of key parameters in assessing alignment and planning corrective surgery. *Spine（Phila Pa 1976）* **35**：2224-2231, 2010

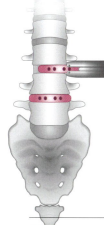

1 | OLIF (oblique lateral interbody fusion)

4 変性脊柱変形への基本手技2

小谷俊明

術前評価

MRIやCTなどで大腰筋や大血管，腎臓，結腸などの位置をあらかじめ確認する．回旋がある場合には，安全にアプローチできるspaceが狭いため[3]，椎間板別に十分に解剖を把握しておく．下位腰椎にアプローチする際の腸骨，上位腰椎にアプローチする際の肋骨の干渉の有無も，3D-CTでチェックする．左側アプローチが基本であるが，脊柱変形例の凸側となる左側アプローチで，腸骨や肋骨などと干渉する場合には，右側アプローチを行うことがある．成人脊柱変形例では，椎間関節や椎間板などが骨癒合していると椎間板摘出だけでは矯正できないため，可動性の有無を3D-CTで十分に観察する（図1）．造影が可能な症例であれば，手術体位での造影CTを行っている．動脈・静脈や尿管などと椎体との3次元的な位置関係を把握し，特に対側の大静脈と分節動脈・分節静脈の位置に注意する．

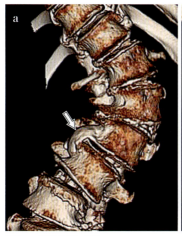 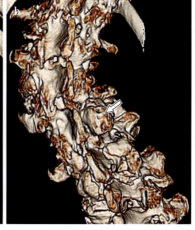

図1　術前3D-CT
52歳，女性．椎間板（aの矢印）と椎間関節（bの矢印）が骨性癒合している．まず，後方から椎間関節のreleaseを行い，次いで，前方で椎間板の骨棘を切離して，可動性を得てからケージを設置した．

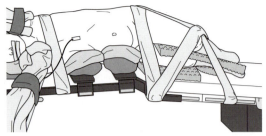

図2　OLIFの体位
アレンテーブルにマッケ手術台を連結して，大転子で折り曲げている．

手術体位

　筆者らは，O-arm®ナビゲーションとX線透視を併用して行っており，O-arm®が入るspaceと360度のX線透視が必要であるため，アレンテーブルにマッケ手術台を連結して，大転子で折り曲げた側臥位で手術を行っている（図2）．大転子，腋窩，下肢をテープで固定し，消毒前にX線透視を使用し，各高位の椎間の方向，椎間板前後縁のマーキングを行う．各椎間別に側臥位で椎体終板がはっきりみえるX線透視の正確な位置を記録しておく．また，O-arm®ナビゲーションのリファレンスフレームを設置する上前腸骨棘，採骨のための上後腸骨棘，腸骨稜，肋骨にマーキングを行う．手術中に骨棘や椎間板高などの解剖を確認するために，術者がみやすい位置に3D-CTを置く．

展　　開

　O-arm®ナビゲーションを使用する場合には，上前腸骨棘にリファレンスフレームを設置するため，自家骨は上後腸骨棘から採骨している．成人脊柱変形例でL1/L2～L4/L5の4椎間のOLIF（図3）を行う場合には，同種骨を使用することも多い．上前腸骨棘から約2cm離してリファレンスフレームを設置し，O-arm®で撮影を行う．

　O-arm®ナビゲーションで目的とする椎間を確認し，側方から15度くらい腹側へ傾けたポイント（L4/L5は腸骨を避けるためにさらに腹側へ傾けたポイント）を結ぶ縦皮膚切開を行う．上位腰椎へのアプローチのために，肋骨を一部切離することもある．

　外腹斜筋，内腹斜筋，腹横筋をツッペルやハーケンで鈍的に展開し，後腹膜腔（後腎傍腔）に達する．CTを確認して後腹膜腔が広い高位からアプローチするとわかりやすい．指を使って，後腹膜腔を腹壁から鈍的に頭尾側，腹側へ十分に剥離しておくと，安全に視野が確保できる．術者は腹膜ごと腹側へハーケンでよけ，助手には背側へハーケンを引かせて大腰筋を触知する．これを直視下に確認し，陰部大腿神経に注意しつつ腹膜を含む脂肪組織を腹側へ引く．筆者らは，大腰筋の前縁からのアプローチに必ずしもこだわらず，大腰筋の腹側を鈍的にスプリットして入って，軟部を含めて腹側へ引いている．脊柱変形例では，側方すべりや骨棘などのため，椎間板の高位を誤りやすいため，3D-CTで確認しながら触知を行い，ツッペルで大腰筋をスプリットして椎間板に到達する．血管，尿管などの損傷に注意を払うため，椎間板を必ず直視してガイドワイヤーを刺入し，O-arm®ナビゲーションとX線透視で椎体前方の適切な位置であることを確認する．椎間板前方でも腰神経叢損傷は可能性があり[2]，手術野に腰神経がないことも確認する必要がある．椎間板に骨棘がある場合には，骨棘を貫いてガイドワイヤーを刺入する．

　ダイレーター（拡張器）を挿入する際には，周囲の軟部組織を巻き込まないように，術者がハーケンで腹側に引き，剥離操作を行いながら，径の大きいダイレーターを順次入れる．次いで，レトラクターを設置し，X線透視で椎間板の正中で平行であることを確認する．最後に，レトラクターが動かないようにブレードピンで固定する．椎体変形が強い症例では，造影3D-CTで確認後，ピンの固定時に分節動脈を損傷しないようにX線透視で十分に注意しつつ刺入する．側方すべりが大きな症例では，レトラクターの座りが悪いこともあり，操作の途中で動かないように注意を要する．

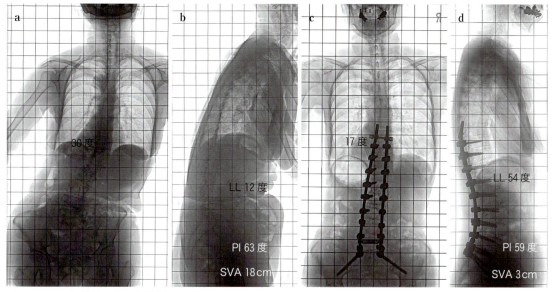

図3 OLIFを併用した2期的矯正固定
a, b: 術前X線の正面像 (a)・側面像 (b).
c, d: 術後X線の正面像 (c)・側面像 (d).
78歳, 女性. 腰痛, 立位バランス不良にて歩行困難があった. 術前X線像にて後側弯 (Cobb角30度, 腰椎前弯角12度) と著しい矢状面バランス異常 {sagittal vertical axis (SVA) 18cm} を認めた. まず, OLIF (L1/L2, L2/L3, L3/L4, L4/L5) を凹側アプローチで行い, 2日後にT10からS2 (alar iliacスクリュー) までの固定を行った. 術後, 後側弯, 矢状面バランスともに改善 (Cobb角17度, 腰椎前弯角54度, SVA 3cm) し, 腰痛も軽快した.

▶ 母床の作製

メスを用いて線維輪を四角形に切除する. 椎間板が骨棘におおわれている場合には, ノミで骨棘を切離する. この際, ノミは滑りやすいので, 十分に注意する. 椎間板内を見通すことができるように, 慎重に止血を行い, 軟部組織を切除してポータルを作る. Cobb剥離子を使って軟骨終板を近位から剥がし, 対側の軟骨終板も剥がしてX線透視をみながら線維輪を貫く. 脊柱変形例では, 椎間板高が低くてCobb剥離子が入らないこともあり, その際にはX線透視をみながらローテートディストラクターを使って, 椎間板を慎重に開大する. また, 椎間板に骨性架橋がある場合には, 3D-CTで位置や方向を確認し, X線透視下にCobb剥離子で慎重に割る. ケージが対側まで入るように, 十分に対側の線維輪を髄核鉗子やシェーバーで切除する. すべての操作は, 皮膚の椎体腹背側のマーキングをみながら, 後方の脊柱管内や前縦靭帯などを損傷しないように十分に注意する. 椎間板腔からの出血がある場合には, 吸収性局所止血薬を使用する.

▶ ケージの設置

トライアルケージを用いて椎間板腔を開大する. トライアルケージは椎間板腔に半分程度入ったら, 徐々に背側に起こし, 椎体に対して垂直に入れる. このとき, 体全体が動かないように助手はカウンターを掛ける. トライアルケージが入らない場合には, 近位の軟骨終板が残っていることがあり, 追加操作を行う. 脊柱変形例で前弯の獲得が必要な場合には, 椎間板の前方にケージを入れたほうが望ましいが, 前縦靭帯や血管などの損傷に注意しながら行う. 術前CTでケージのサイズを計測するが, 実際にはX線透視をみて横径を確認し, 片手で容易に抜けない抵抗をもつ高さを選択する. 高さの無理に高いケージを選択する

と，椎体終板損傷によるケージの沈み込み（subsidence）が起きるため，注意を要する[1]．

▶ レトラクターの抜去

ブレードピンを抜去する際には，分節動脈からの思わぬ出血を認めることがある．出血時には，レトラクターを少しずらし，光源をつけて軟部を展開したままの状態で刺入孔を十分に観察し，止血する．通常の場合には，ドレーンを設置せず，内腹斜筋，外腹斜筋を縫合する．

文 献

1) Abe K, Orita S, Mannoji C, et al：Perioperative complications in 155 patients who underwent oblique lateral interbody fusion surgery：perspectives and indications from a retrospective, multicenter survey. *Spine*(*Phila Pa 1976*) **42**：55-62, 2017
2) Banagan K, Gelb D, Poelstra K, et al：Anatomic mapping of lumbar nerve roots during a direct lateral transpsoas approach to the spine：a cadaveric study. *Spine*(*Phila Pa 1976*) **36**：E687-E691, 2011
3) Regev GJ, Chen L, Dhawan M, et al：Morphometric analysis of the ventral nerve roots and retroperitoneal vessels with respect to the minimally invasive lateral approach in normal and deformed spines. *Spine*(*Phila Pa 1976*) **34**：1330-1335, 2009

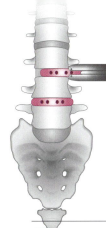

E 手術手技（腰椎）

1 | OLIF (oblique lateral interbody fusion)

5 high iliac crest，ミッキーマウスサイン，右側アプローチなどの困難例への対処（angled instrumentsを含む）

藤林俊介

▶ iliac crestとL4/L5へのアプローチ

high iliac crestの定義は明確なものが存在しないが，1895年にJacoby[6]が提唱したJacoby線はL4椎体高位を通過するといわれている．Renderら[8]は，L3/L4椎間板高位が3.7％，L4椎体高位が48.5％，L4/L5椎間板高位が30.1％，L5椎体高位が14.1％，L5/S椎間板高位が3.7％と報告している．つまり，XLIF®におけるL4/L5椎間板へのアプローチでは，50％程度が腸骨稜により障害される可能性がある．Fontesら[4]は20例のキャダバー研究において7例（35％）で腸骨稜の骨切りが必要であったと報告している．つまり，high iliac crestに対するXLIF®においては，腸骨稜の骨切りあるいはangled instrumentを使用する必要がある．手術台をベンディングし，アプローチ側を凸にすることで，L4/L5へのXLIF®が容易となるが，O'Brienら[7]は手術台のベンディングが40度になると腰神経叢の血流が低下するため，過度な手術台のベンディングは避

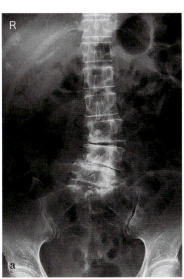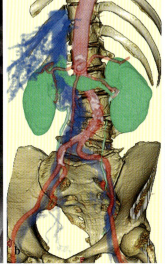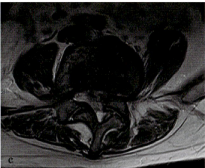

図1 L4/L5への左側アプローチのOLIFを断念した症例の術前画像
a：X線正面像，b：造影3D-CT，c：MRI T2強調水平断像（L4/L5高位）．

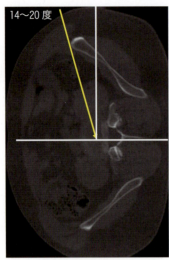

図2　前側方からの OLIF による腸骨稜の回避（L4/L5 高位）

けるべきであると報告している．
　一方，前側方からアプローチする OLIF においては，腸骨稜によって L4/L5 椎間板へのアプローチが障害されることはないとされている．固定範囲に L4/L5 を含む自験例 150 例の OLIF において，術中にアプローチが困難と判断し，後方アプローチに変更した症例は 1 例のみである（図1）．椎体前縁から約 3 横指前方に皮切線をおくことで，14～20 度の前側方から椎間板にアプローチすることになる（図2）．これによって，腸骨稜による干渉を回避することができる．しかし，アプローチが可能であったが，ケージ挿入困難で TLIF（transforaminal lumbar interbody fusion：経椎間孔的腰椎椎体間固定術）にコンバージョンした図1の症例のように，L5/S および L4/L5 椎間板に高度の傾きがあるような場合には，後方アプローチへのコンバージョンも計画しておく必要がある．
　筆者ら[5]は OLIF の L4/L5 へのアプローチならびにケージ設置に腸骨稜の高さ，大腰筋の前方への張り出しがどの程度影響するかについて調査した．L4/L5 が固定範囲に含まれていた OLIF 施行例を対象とした．術前 X 線前後像での Jacoby 線と L4/L5 椎間板高位の関係を high iliac crest

（H）群と low iliac crest（L）群に分類し，L4/L5 高位の MRI 水平断像での椎体前縁に対する腸腰筋の前方張り出し距離を計測して，術後 CT 水平断像でのケージの挿入位置との関係を統計学的に解析した．2 群間での比較では，H 群でケージ挿入角度が大きくなる傾向，つまり斜めに設置されている傾向にあったが，統計学的に有意差は認めなかった．また，腸腰筋張り出し距離とケージ挿入角度にも相関を認めなかった．
　本研究の結果から，OLIF では腸骨稜によって L4/L5 椎間板へのアプローチが障害されることはないが，ケージの設置時に生じる骨盤の回旋によってケージ設置角度がやや大きくなる可能性があることが示唆された．

ミッキーマウスサイン

　ミッキーマウスサイン（rising psoas sign：RPS）の明確な定義は存在しない．Vovadzis ら[10]は，104 例の XLIF® において神経合併症を生じた 7 例がいずれも L4/L5 高位の症例であり，神経モニタリングの警告により施行を断念した 3 例がいずれも RPS 陽性であったと報告している．RPS 陽性例では，大腰筋内を走行する腰神経叢の走行異常が生じることもあり，アプローチ時に損傷する可能性あるいは椎間板にアプローチが困難な場合がある．大腰筋の浅部は第 12 胸椎と第 1～4 腰椎の側面，それらの椎間板から起始し，深部は第 1～5 腰椎の肋骨突起から起始する．そして，大腰筋は腸骨筋，小腰筋と合流して腸腰筋となり，腸骨筋膜に包まれて腸恥隆起を越えて走り，筋裂孔を通って小転子で停止する．つまり，大腰筋は L4/L5 椎間板より尾側においては椎体に付着していない．これにより，L4/L5 椎間板高位では RPS が生じることになる．筆者らは後側弯症の OLIF 施行例において，術前に存在していた RPS が矯正固定後に消失した症例を経験した（図3）．RPS と脊柱変形の関連を報告する[9]．
　64 例を対象とした．術前単純 X 線で各種脊椎パラメーター，CT で骨盤前後径と L4 椎体前後径，MRI で大腰筋の偏位を計測し，RPS を両側

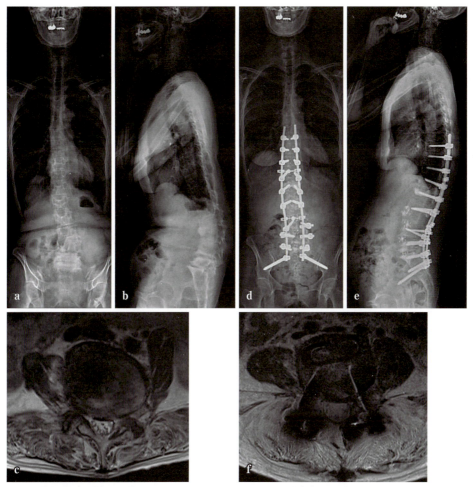

図3　後側弯症の矯正固定によって rising psoas sign が消失した症例
a〜c：術前のX線正面像（a）・側面像（b），MRI T2強調水平断像（c）．
d〜f：術後のX線正面像（d）・側面像（e），MRI T2強調水平断像（f）．

陽性型と片側陽性型に分けて検討した．両側陽性例では，pelvic incidence（PI）がほかの症例よりも有意に大きかった（60.1度 vs 46.6度，$P<0.001$）．片側陽性例では，X線正面像での腰椎 Cobb 角がほかの症例より有意に大きく（26.8度 vs 8.70度，$P<0.001$），大腰筋前縁の側方偏位距離（L4椎体前後径で補正）と Cobb 角に有意な相関関係が認められた（$r=0.60$，$P=0.0085$）．

本研究によって，RPS と脊椎 alignment ならびに骨盤形態の関係が明らかになった．PI が大きい症例では，大腰筋が前方に引っ張られるように偏位して走行すると考えられ，両側 RPS とな

る．一方，Cobb 角が大きい側弯症例では，大腰筋の走行が左右非対称になり，側弯の程度に応じて側方への偏位が大きくなると考えられ，片側 RPS となる（図4）．

RPS 陽性例におけるアプローチのコツは，大腰筋の前縁を直視下に確認したうえで，大腰筋を一部スプリットして椎間板にアプローチすることである（図5）．スプリットする部位に関しては，多椎間固定の場合には RPS の存在しない L3/L4 椎間板へのアプローチ位置を参考にし，X線透視により適切な確認をすることで安全にアプローチすることができる．一方，RPS 陰性例でも大腰筋のボリュームが大きな若い男性などの症例にお

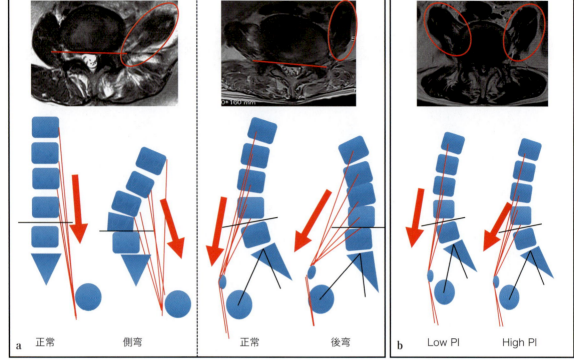

図4 脊椎 alignment と骨盤形態による rising psoas sign の発生分類
a：脊椎 alignment に関与，b：骨盤形態に関与．

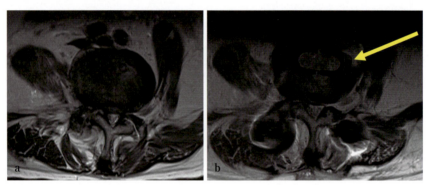

図5 rising psoas sign 陽性例に対する OLIF の MRI T2 強調水平断像
a：術前，b：術後．
矢印：大腰筋をスプリットして椎間板にアプローチする経路．

いては，直視下に大腰筋を後方によけてレトラクターを設置する必要のある OLIF は，助手が筋鉤を用いて確実に大腰筋をよけて椎間板を露出させなければならず，アプローチがやや困難である．しかし，神経モニタリングを用いない OLIF においては，X 線透視のみを頼りにした盲目的な操作によってガイドワイヤーやダイレーターなどを大腰筋内に挿入することは絶対に避けるべきである．

右側アプローチにおける注意点

　経大腰筋アプローチのXLIF®においては，腸骨稜との位置関係などから右側アプローチを選択することがある．しかし，Assinaら[1]が報告した下大静脈損傷による死亡例では右側アプローチで行われており，レトラクターの設置不良や誤った手術操作によって，右側アプローチにおいては，近接する大静脈損傷のリスクが高く，より慎重な手術が望まれる．一方，OLIFは腹部大動脈と大腰筋前縁のスペースをアプローチの指標とすることから，左側アプローチを原則とした術式であり，例外的症例を除いて右側アプローチを避けるべきである．左側アプローチに関する解剖学的研究では，大腰筋前縁と腹部大動脈の間のspaceはL4/L5高位が15〜20mm程度であり，前方約20度からのアプローチが安全であるとされている[2,3]．しかし，右側アプローチに関する解剖学的研究はなく，本項において右側アプローチでOLIFを行うコツを記載することは，それを容認することになることから控えさせていただきたい．

文　献

1) Assina R, Majmundar NJ, Herschman Y, et al：First report of major vascular injury due to lateral transpsoas approach leading to fatality. *J Neurosurg Spine* **21**：794-798, 2014
2) Barrey C, Ene B, Louis-Tisserand G, et al：Vascular anatomy in the lumbar spine investigated by three-dimensional computed tomography angiography：the concept of vascular window. *World Neurosurg* **79**：784-791, 2013
3) Davis TT, Hynes RA, Fung DA, et al：Retroperitoneal oblique corridor to the L2-S1 intervertebral discs in the lateral position：an anatomic study. *J Neurosurg Spine* **21**：785-793, 2014
4) Fontes RBV, Traynelis VC：Iliac crest osteotomy to enhance exposure of the L4-5 interspace in minimally invasive lateral transpsoas interbody fusion：a cadaveric feasibility study. *J Neurosurg Spine* **18**：13-17, 2013
5) 藤林俊介，大槻文悟，木村浩明，他：L4/5レベルの腰椎側方固定―術前画像評価によるアプローチの可否．第23回日本脊椎インストゥルメンテーション学会抄録集，2014，p181
6) Jacoby GW：Lumbar puncture of the subarachnoid space. *N Y Med J* **62**：813-818, 1895
7) O'Brien J, Haines C, Dooley ZA, et al：Femoral nerve strain at L4-L5 is minimized by hip flexion and increased by table break when performing lateral interbody fusion. *Spine*（*Phila Pa 1976*）**39**：33-38, 2014
8) Render CA：The reproducibility of the iliac crest as a marker of lumbar spine level. *Anesthesia* **51**：1070-1071, 1996
9) 谷田司明，藤林俊介，大槻文悟，他：OLIF施行例における大腰筋の走行異常（Rising psoas sign）の検討．*J Spine Res* **7**：310, 2016
10) Vovadzis JM, Felbaum D, Rhee J：The rising psoas sign：an analysis of preoperative imaging characteristics of aborted minimally invasive lateral interbody fusion at L4-5. Report of 3 cases. *J Neurosurg Spine* **20**：531-537, 2014

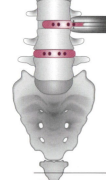

E 手術手技（腰椎）

2 | XLIF® (extreme lateral interbody fusion)

1 腰椎変性疾患への基本手技1（ポジショニングを含む）

蜂谷裕道

　腰椎椎体間固定において，前方アプローチ，後方アプローチが多く選択されてきた．しかし，前方アプローチでは神経組織に対する直接除圧が確認できず，さらに椎弓根スクリュー（PS）の普及から，1990年前後から日本ではPLIF（posterior lumbar interbody fusion：後方経路腰椎椎体間固定術）・TLIF（transforaminal lumbar interbody fusion：経椎間孔的腰椎椎体間固定術）に代表される後方アプローチが多く選択されてきた．その結果，神経組織を避けなければ目的とする操作を行えないがゆえの合併症が問題となってきた．

　一つは神経組織に対する直接的な要因による問題，もう一つは神経組織を避けながらの操作を余儀なくされた結果として生じた問題である．すなわち，後者は骨移植量が極めて少なくなる結果，偽関節になる割合が高いという問題である．残念ながら，偽関節率の問題は報告が少なく明らかとなっていないが，いずれしっかり議論しなければならないと認識している．

　昨今，前方アプローチの範疇に入る側方アプローチが注目されている．XLIF®・OLIFに代表されるLIFは急速に普及しつつある．その最大の利点は背筋（back muscle）をまったく損傷することなく椎体間固定を行えることである．さらに，硬膜管にまったく手を加えることなく，間接除圧（indirect decompression）により脊柱管拡

大が図れることである．この効果は，ある時点まで経時的に拡大することが確認されており，良好な手術成績を得るには十分と認識されている．

　その手術手技は必ずしも容易ではなく，側臥位で行う手術であるためにポジショニングが極めて重要である．左側アプローチでも右側アプローチでも垂直な側臥位（true lateral）を保たなければならない．手術体位を固定する際にも注意を要するが，身体を固定した後，再度C-armで垂直な側臥位を保てているか確認する（図1）．X線前後像でもターゲットとなる椎間に水平なC-armでのX線透視（true AP）が確認できるように操作する．

　さらに認識しておくべき解剖がいくつか存在するので詳述する．まず，皮膚切開に関して，XLIF®に必要な皮膚切開は決して大きくない．たとえば，1〜2椎間のXLIF®の皮膚切開であれば3cmで十分である．ただし，XLIF®において皮膚切開を小さくすることにこだわる必要はまったくないと思う．なぜなら，脊椎を安定化させるために重要な背筋をまったく損傷しないからである．XLIF®のオリジナルの手技書にも記されているが，皮膚切開後の止血操作には注意を要する．外科医は出血量を抑え，ともすると"綺麗な"手術を求めるため，電気メスを多用する傾向にあると思う．しかし，側腹壁には腹部の感覚を司る重要な皮神経が多く存在する．したがって，

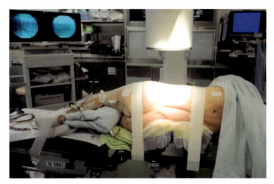

図1 垂直な側臥位（true lateral）

電気メスを使用すると，この皮神経を損傷してしまう可能性が高まる．そのため，アプローチに際して電気メスは不要である．むしろ使用しないことを推奨する．もちろん，ハイテクを否定するつもりはまったくなく，現状を超える止血機器の開発は是非とも行ってもらいたい．

LIFは基本的に経後腹膜アプローチである．したがって，若手の脊椎脊髄外科医にとっては，ほとんど経験したことのないアプローチといえる．筆者が整形外科医となった当時は，まだ腰椎前方固定が腰椎固定の中では主流であった．PLIFはむしろ危険な手術と位置づけられていた．したがって，大きく開腹して脊椎前方固定（ASF）を施行していた．しかし，前述のPSの普及により，ほとんどがPLIFに取って代わった．よって，筆者の胸腰椎前方固定の経験は50例に満たない．幸いにもASFにおいて胸膜外後腹膜アプローチを行い，胸腹膜の剥離操作などの用手操作をしっかりと経験していたため，XLIF®導入に際してまったく違和感を覚えなかった．実は，XLIF®において，この腹膜の剥離操作をいかに正確かつ丁寧に行うかが重篤な合併症を避けるうえでのキーポイントと考えている．

筆者が知るかぎり，2016年4月末日までにXLIF®における腸管損傷は8例が確認されており，そのうち1例が死亡に至っている．では，なぜ腸管損傷が起きるのか．筆者なりに紐解いてみたい．腸管損傷8例のうち，finger navigation（FN）を用いない直接アプローチ（direct approach：DA，1切開法）を用いた症例が3例，FNを用いる間接アプローチ（indirect approach：IA，2切開法）が5例である．予想ではDAのほうが腸管損傷をきたす可能性が高いと思っていた．しかし，予想外にIAのほうが腸管損傷をきたした症例が多かった．なぜか．結局その問題の臍は同一のものだという結論に至った．そこに導いてくれたのは，開放手術で経験した胸腰椎前方固定の数十例の経験である．要するに腸管損傷の原因は，アプローチに際する胸腹膜の用手剥離操作の曖昧さにあると考えている．腸管損傷などの重篤な合併症を避けるうえで，胸腹膜の用手剥離操作を丁寧にかつしつこく行うことがいかに大切かを強調しておきたい．この操作を怠ると，ダイレーター（拡張器）による腸管損傷を引き起こす可能性が高まる．

このハードルを超えた先にも数々の超えるべきハードルが山積している．LIFでは右側アプローチか左側アプローチか議論の対象になる．筆者は常に左側アプローチで行っている．なぜかというと，以前に開放手術で行っていた腰椎前方固定で大静脈を傷つけ，その修復に大変に難渋した経験をもっていることが関係している．さらに，XLIF®を始めるにあたり，同期の腹部外科教授に相談したとき，静脈損傷よりも動脈損傷のほうが処理しやすいと助言してくれた．したがって，静脈損傷を避けるために左側アプローチを常としている．腰椎変性側弯例に対して凸側アプローチか凹側アプローチかが議論されている．矯正においては，左側アプローチで行ったXLIF®のデータから十分であると認識しているが，いずれ議論の末に結論を出したいと思っている．いずれにしても，大静脈に比べて大動脈は損傷されにくい．したがって，安全性を鑑みて大静脈損傷を避けるには左側アプローチは優位といえる．

XLIF®において尿管に出会うことはめったにない．筆者は2013年9月からXLIF®を導入し，現在までに220例530椎間に施行している．そのうち，尿管を確認できた症例は4例（1.8％）にすぎない．OLIFの場合には，これより頻度が高い可能性があるが，いずれにしても器具を使っての触診など，何らかの方法でしっかり脈管構造を

確認し，尿管を損傷しないように最善の配慮をすべきである．

　LIFにおいて神経合併症をきたす可能性は大腰筋内に存在する腰神経叢の損傷である．多くの場合には，大腿神経領域が損傷される可能性のほうが高いが，坐骨神経領域の損傷も看過できない．この問題を避けるには，XLIF®においては神経モニタリングシステムに頼らざるを得ない．とても優秀なシステムで安全に手術手技を遂行するうえで信頼できる．OLIFにおいては手術野でしっかり確認することが重要と考える．筆者の経験では，アプローチ側の股関節屈曲障害を術後1か月以上訴えた症例は，169例中2例（1.2％）である．麻痺を3か月以上有した症例は1例（0.6％）で，各種画像診断で検証したが，術中の神経モニタリングにも問題がなく，原因が解明できなかった．3か月後に独歩が可能となり，良好な日常生活動作（activities of daily living：ADL）を獲得している．もちろん，正確な手術手技を前提として，LIFにおいて神経合併症を回避するには，椎間操作をいかに短時間で終えるかに掛かっているといっても過言ではない．目安は1椎間25分前後（15～35分）だと考えている．

　LIFにおける神経損傷で最も重篤なのは脊髄損傷である．多くは馬尾損傷と思われるが，硬膜管に対する損傷は避けなければならない問題である．この問題も含め，筆者はFNを推奨している．FNにより，ほとんどの組織を触知できる．

まず，腹膜の十分な剥離操作を行うことができ，次に，大腰筋，腰椎，椎間板の触知を行うことができ，上位腰椎では腎臓や横隔膜の触知が可能である．さらに横隔膜を越えれば，肺の触知も可能である．筆者の経験では胸膜の触知はできなかった．胸膜損傷の危惧を感じたならば，胸腔ドレーンの留置を必ず行うべきである．

　最後に，LIFでは後方アプローチに比べて大きな椎体間ケージの設置が可能で，その分だけ多くの移植骨をケージに詰めることが可能となる．したがって，骨癒合率の向上が期待できる点が最も魅力的な術式といえる．筆者の経験から，1年以上経過した153例364椎間で，dynamic CTによる評価で偽関節の椎間はわずか3椎間である．不思議なことに，偽関節例は全例が多椎間固定例で，かつ3椎間ともに最上位椎間で偽関節であった．PLIF，TLIFでは最下位椎間で偽関節を認めるため，XLIF®では最上位椎間に偽関節が集中する原因は明らかでなく，今後の研究課題ととらえている．いずれにしても，XLIF®の骨癒合率は99.3％と驚異的である．その要因はXLIF®に使用するケージはとても大きく，十分な量の移植骨をケージに充填でき，椎体の最も強固な椎体周囲の縁（rim）でケージを支えることが可能なためと推察される．特に筆者は同種骨を移植材料に使用しているため，骨癒合率が優れていると考えている．手術成績も良好で，腰椎変性疾患に対する極めて有効な治療法である．

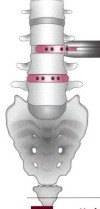

E 手術手技（腰椎）

2 XLIF® (extreme lateral interbody fusion)

2 腰椎変性疾患への基本手技2（ポジショニングを含む）

石井　賢

はじめに

XLIF®のオリジナルの手技書では，後腹膜と椎間へのアプローチ｛すなわち後腹膜の展開からダイレーター（拡張器）挿入を介したレトラクター設置までのアプローチ｝が基本的に盲目的操作となっている．盲目的操作はリスクの高い手術手技であり，筆者はオリジナルの手技書での推奨アプローチをmodifyして実施している．本項で示す手術手技は，筆者の経験から実践している手技[2,3]であるが，大柄な欧米人から小柄で痩せている日本人を含むアジア人のすべての患者に対して，少なくとも現時点で最も安全に実施できる手技だと考えている．特長は1切開法で直視下手技という点である．大腸損傷の多くの症例が1切開法で生じている[4]という理由で，2切開法が推奨されている．しかし，近年では2切開法の後腹膜剥離用の指挿入部の切開において，腹横筋筋膜をメッツェンバウムで穿破するときの組織損傷リスクが国際学会などで議論されている．筆者は十分な知識と手術手技をもてば，1切開法においても十分に安全な展開ができると考えている．腰椎変性疾患に対するXLIF®は多くがL4すべり症例であるため，本項ではL4/L5 XLIF®を中心に，そのアプローチについて述べる．

執刀前準備（画像確認，ポジショニング，X線透視セッティング，マーキングなど）

画像確認についてはB章「LIFに必要な解剖」とJ章「トラブルシューティングと安全性への取り組み」を，high iliac crestなどについては本章2-6）を参照いただきたい．ポジショニングは，オリジナルの手技書で推奨されているものを基本とする．血管損傷の修復の際にいつでも迅速に開腹できるように，腹部は広範囲に消毒しておく．凸側アプローチでは，過度のジャックナイフ体位により腰神経叢麻痺をきたすために注意する．前弯が強い症例では，C-armが尾側から斜めに入るため，レトラクター保持アームの位置を頭側に設置する．消毒は，最新の米国疾病管理センター（Centers for Disease Control and Prevention：CDC）ガイドライン[1]推奨に従い，アレルギーがないかぎりエタノールを含む消毒液も併用する．皮膚切開マーキングはドレッシング前後に位置が変わることが多々あり，特に椎体が回旋している場合には，致命的な合併症を生じ得る．したがって，皮膚切開の直前にもC-armで正面像・側面像を必ず確認する．

皮膚切開と筋層展開

1椎間アプローチであれば，約4～5cmの皮膚切開で十分である．小皮切にこだわりすぎる余り合併症のリスクを上げることは，真の最小侵襲手術ではない．皮下組織と筋層の展開には，腸骨鼠経神経や腸骨下腹神経などの損傷を避けるため，電気メスの使用を控え，鈍的な展開を心がける．外腹斜筋・内腹斜筋と腹横筋の展開は，必ず直視下でケリー鉗子と筋鉤で行う．（図1）．

経後腹膜アプローチ

腹横筋筋膜は高齢であればあるほど薄く，経後腹膜アプローチは容易である．筋膜切開は必ず直視下でケリー鉗子やツッペルなどを用いて鈍的に貫通する．その際，後腹膜には大腸，腎臓，脂肪などの臓器・組織が存在するため，決して一度に深く展開してはならない．

後腹膜での working space の確保

この操作はアプローチのうえで最も重要なステップの一つであり，必ず直視下で実施する．腹横筋筋膜を展開すると後腹膜に達する．通常，後腹膜脂肪や大腸が存在するため，ガーゼなどで組織を背側から腹側に向けて落とし込む．大腰筋が露出するまで，この操作を繰り返す．L2/L3（時にL3/L4）高位では，大腸が頭側から尾側に向けて垂れ込んでくるため，十分な展開なしでは大腸損傷のリスクが高くなる．また，陰部大腿神経は大腰筋を貫通して筋表面を下行するために注意を要する．

椎間アプローチ

同様に必ず直視下で実施する．該当椎間と思われる高位の大腰筋筋膜上にレトラクターを置き，C-arm 側面像で位置を確認する．オリジナルの手技書では，アプローチする理想の椎間部位は前後長の後方1/3とされているが，大腰筋を展開す

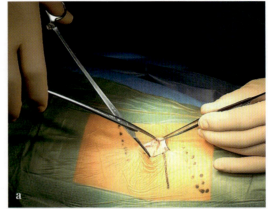
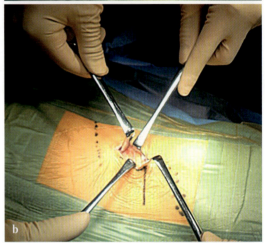
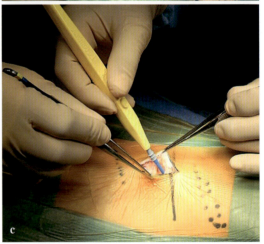

図1　皮膚切開と筋層展開
1椎間アプローチであれば，約4～5cmの皮膚切開で十分である．皮下組織と筋層の展開は必ず直視下でケリー鉗子と筋鉤で鈍的に行う（a，b）．神経損傷を避けるため，電気メス（c）の使用は控える．

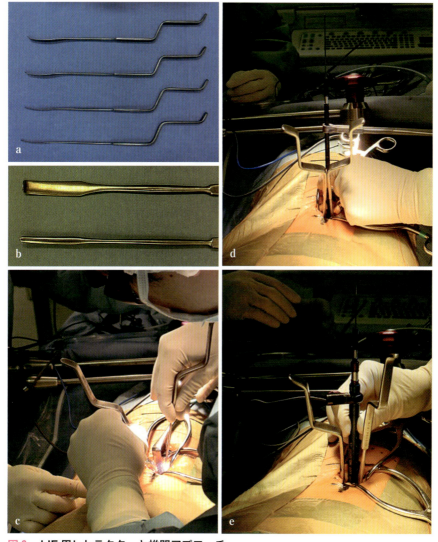

図2 LIF用レトラクターと椎間アプローチ
筆者が使用しているLIF用レトラクター（大・小，田中医科器械製作所，**a**，**b**）．大腰筋の展開部位を決定した後に小レトラクター2つで筋層を愛護的にスプリットする．次に，大レトラクターでより広く展開し，第3ダイレーターが設置できる範囲まで展開する（**c**）．その後，レトラクターでspaceを確保しながら，第1ダイレーターから第3ダイレーターまでの通常の操作を行う（**d**，**e**）．

る部位は椎体中央よりも前方としたほうが，腰神経叢を筋肉ごと避けられるため，神経麻痺回避の観点から安全である．大腰筋の展開には，筆者は特殊なレトラクター（大・小）を作製し，使用している（田中医科器械製作所，図2a，b）．本レトラクターは，XLIF®のinstrumentセットの既存のものと比較し，先端形状がやや鋭で軽度のベンディングを有し，大小のサイズがあるため，ハンドリングに優れている．大腰筋の展開部位を決定した後に小レトラクター2つで筋層を愛護的にスプリットすると，レトラクターを介してすぐに椎間板を触知することができる．次に，大レトラクターでより広く展開し，第3ダイレーターが設置できる範囲まで展開する（図2c）．その後，レトラクターでspaceを確保しながら，第1ダイレーターから第3ダイレーターまでの通常の操作

を行う（図2d, e）．頭尾側に広く展開すると分節動脈（segmental artery）に達するために注意を要する．また，椎間板上に上行腰静脈（ascending lumbar vein）が走行していることがあるため，必ず直視下に展開し，存在する場合には血管を処置してから，手技を継続する．

▸ ケージの設置まで

レトラクターを至適位置に設置できれば，その後の操作は基本的にオリジナルの手技書に従う．シムの設置と前方ブレードの設置には細心の注意を払う．

▸ おわりに

本手術手技はあくまで筆者の経験に基づく手技であり，オリジナルの手技書で推奨されているものではない．しかし，ここで推奨した手技は，重要臓器・組織が存在する部位の直視下操作であり，盲目的操作を含む手技と比較し，安全性の高い手技といえる．したがって，少なくとも現時点では，腸管損傷，血管損傷ならびに神経損傷を回避できる最も安全な手術手技の一つと考えられる．

文 献

1) Berrios-Torres SI, Umscheid CA, Bratzler DW, et al：Centers for Disease Control and Prevention Guideline for the Prevention of Surgical Site Infection, 2017. *JAMA Surg* **152**：784-791, 2017
2) 石井　賢，塩野雄太，磯貝宜広，他：Extreme lateral interbody fusion（XLIF）with PPS. MB Orthop **29**（10）：175-185, 2016
3) 石井　賢，塩野雄太，磯貝宜広，他：Extreme lateral interbody fusion（XLIF）―適応と手術手技．J MIOS（82）：2-12, 2017
4) Uribe JS, Deukmedjian AR：Visceral, vascular, and wound complications following over 13,000 lateral interbody fusions：a survey study and literature review. *Eur Spine J* **24**（Suppl 3）：386-396, 2015

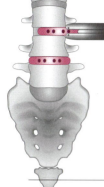

E 手術手技（腰椎）

2 XLIF® (extreme lateral interbody fusion)

3 変性脊柱変形への基本手技1

齋藤貴徳・石原昌幸

はじめに

2006年にPimentaらが初めて報告したXLIF®は，direct lateral approachにより，側方から前方の椎体間に大きなケージを挿入できる手術手技である[2]．この大きなケージで椎体間を持ち上げることによる間接除圧，前方解離後に挿入することによる強力な変形矯正力により，多椎間PLIF（posterior lumbar interbody fusion：後方経路腰椎椎体間固定術）による成人脊柱変形（adult spinal deformity：ASD）の矯正に比べ，本法を応用した場合には，顕著な出血量の低減が期待される手技と考えられた．筆者らは，2013年4月からXLIF®を用いて成人脊柱変形矯正を行ってきた．本項ではXLIF®を用いて行うASD矯正の基本手技について解説する．

XLIF®をASDに応用するときのコツと注意点

本項では，XLIF®の基本的な手技に関しては他項に譲り，XLIF®を変性後側弯に応用する場合に特に必要な手技上のコツと注意点について述べる．

まず，手術体位の取り方であるが，通常の場合には，患者は手術台の後方1/3に垂直に固定すると後方から操作しやすい．高度の側弯があり，回旋が45度以上の場合には，手術台を回旋させてX線透視正側面像・正正面像を得ようとすると，手術台の両横にある金属製の取っ手が椎体と重なり，X線透視での手術部位の確認が困難になることがある．このため，術前に体位を固定後，アプローチするすべての椎間の正側面像・正正面像がX線透視で視認できることを確認する必要がある．視認できない場合には，手術体位を取るときに手術台に垂直にすることにこだわらず，すべての椎間板がX線透視で視認できる角度に固定することが重要である．同様なことは，head up，head downの操作で椎間板を垂直にするときにも生じる．40度以上の側弯が存在する場合には，break（手術台を患者の大転子部で折り曲げてhead downし，肋骨・腸骨間を広げて手術野を確保すること）の程度を調整し，すべての椎間で垂直が得られるかどうかを確認しておくことが重要である．head upしても回旋の動きを確保できるかには，手術台の能力差がもともとあり，複数のメーカーの手術台がある場合には，これらの自由度が大きい手術台を選択しておくとよい．

次に，アプローチ側を凹側と凸側のどちらからにするかの選択であるが，全腰椎のLIFケージ挿入を目指すなら，L4/L5に実施するために必ず凹側からアプローチすることになる（図1）．しかし，L4/L5を諦めれば両側ともに選択肢に挙がることになる．この場合には，術前に大血管・分

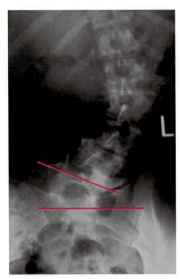

図1　アプローチにおける左右の選択
術前X線正面像はL5が左側に傾いている．この場合には左側臥位とし，右側アプローチにしないと，L4/L5へのケージ挿入は困難である．

節動脈・尿管などの解剖学的位置関係をよく確認したうえで，まず安全に実施可能なほうからアプローチするのが良い．特に，凹側では大血管が後方に，凸側では腰神経叢が前方に移動していることが多いため，注意が必要である．また，凸側では，腸腰筋の緊張度が強くなるため，breakにより側弯がどのくらい増悪（凸側）または軽減するかを術前X線機能撮影で確認し，そのflexibilityによりbreak量を調整する必要がある．そして，このbreak量によってケージ挿入の難易度も変化するため，これも凹側または凸側を選択するポイントの一つになる．次に，術前の後腹膜臓器の手術既往の有無も選択に際して確認が必要である．腎臓や尿管，大動脈などの手術既往がある場合には，手術側からのアプローチは癒着による合併症が危惧されるため，避けなければならない．この場合には，対側からのアプローチを選択すれば手術可能である場合が多い．一般的に腸管などの腹膜内臓器の手術既往は特に手術の妨げとはならない．最後に，手術操作の容易さを考慮した場合には，骨棘が凹側に顕著であることから，凸側のほうが容易である．特に術者が初心者で，か

つ，軽度の側弯の場合には，骨棘の少ない凸側から実施する．骨棘の切除には，慣れれば問題ないが，出血を伴って視野が妨げられたり，椎間板腔に器具を正確に挿入できず，椎体にCobb剝離子を打ち込んだりするリスクがある．以上のポイントを術者が術前に考慮して選択すれば良いが，経験例数によっては，より安全な側を選択すべきである．OLIFは原則的に小切開での開放手術であり，右側臥位での左側アプローチが推奨されている．これは従来の開放手術で一般的であった左側アプローチと同様で，血管損傷のリスクを考慮すると，大動脈が手術野に近くなる左側からの展開の安全性が高いからである．しかし，XLIF®の場合には，椎間板までの経路で大血管は視野に直接入ることがなく，前方ブレードの操作さえ気をつければ，左右どちらからでも大血管に対するリスクは大きく変わらないという特長がある．

続いて，ケージの設置位置について解説する．ASDの矯正は基本的には矢状面alignmentの矯正が重要である．そのためにはケージを前方に設置するほうが有利である（図2）．しかし，実際にはケージの高さも大きく関係する．椎間板を持ち上げすぎると前縦靱帯が緊張してしまい，後方を閉じることができなくなり，その椎間では前弯形成ができなくなる．この原理は後方を経皮的椎弓根スクリュー（percutaneous pedicle screw：PPS）で矯正しても，開放手術で行っても，同じ結果となる．後方をPPSで矯正する場合には，Ponte骨切り術による除圧ができない．したがって，ケージの挿入によって椎間板をある程度持ち上げ，椎間関節を開いておかないと，後方にcompressionを掛けたり，釣り針状にベンディングしたロッドでcantilever techniqueを実施したりしたときに，後方が閉じられずに前弯形成ができなくなる．また，高さの低いケージを挿入すると，術前から狭窄を伴っていた場合には，閉じたときに再狭窄をきたしてしまうことがある．筆者らも両側下垂足（drop foot）になった症例を経験した．以上により，筆者らは通常では術前に狭窄の存在しない症例では可能な限り前方に，また，間接除圧が必要なときには正中またはやや前方気

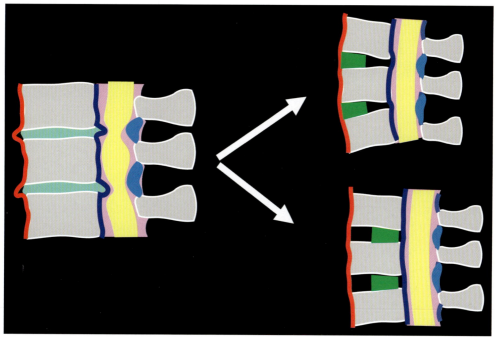

図2 ケージの設置位置と高さの選択
適正なサイズのケージを選択した場合には，前方に設置すると前弯形成ができ，間接除圧によってbucklingが完全消失する．しかし，後方に設置すると前縦靱帯が障害因子となり，後方を閉じても前弯形成ができない．大きすぎる高さのケージを選択すると，前方に設置しても前縦靱帯に余裕がなくなり前弯形成ができない．

味にケージを挿入している．

XLIF®をASDに使用した場合に得られる効果

XLIF®をASDの矯正に使用した場合の効果は2つに分けられる．第1の効果としては，椎間板が十分に前方解離可能になることである．特発性側弯の矯正術においては，症例によって前方解離を行うが，侵襲が大きくなるために実際に行うことがまれである．しかし，変性により後側弯した腰椎では，骨棘により椎体間が癒合している症例があり，周囲の靱帯も加齢性変化により硬化している症例が多く，椎体間を前方解離することによる効果は非常に大きい．この効果を示す一例として，術前のfulcrum backward bending（FBB）時の前弯角と，前方にXLIF®を実施した後の4点フレーム上の腹臥位での前弯角を比較した当科のデータがあるが，XLIF®後の前弯角のほうが約30％大きい．このため，筆者らはXLIF®後の後方を開放手術にするか，PPS法にするかの判断基準には，FBBではなく，XLIF®後の前弯角を採用している．すなわち，術前にはFBBでrigidであると判断されるような症例であっても，XLIF®実施後にはflexibilityを獲得できる症例が存在しているため，現時点で筆者らは図3のような戦略で後方手術の選択を行っている．後方のPPSでの矯正は，前弯形成力が後述するPPS cantilever techniqueの開発により大きくなり，当初PI-LLが10度以下の場合のみで適応していたが，現在症例により多少異なるものの，おおむね30度まで適応可能となっている．

第2の効果としては，両側の縁（rim）に掛かる大きなケージによる強力な矯正力がある．現時点で筆者らはXLIF®後の後方をPPS法で実施している症例が全体の90％を超えており，医原性の後側弯例やL5の顕著な椎体変形例など以外はPPSですべて矯正可能となっている．では，

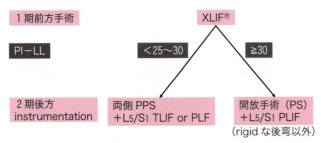

図3　当科でのXLIF®とPPSを用いたASDの矯正戦略

　XLIF®によってどの程度の矯正が獲得できているのかを筆者らのデータで述べる．前弯角はXLIF®で最終獲得角の1/2を得ており（図4a），PI-LLも95％以上の症例で10度以下となっている（図4b）．Cobb角はXLIF®で2/3を（図4c），また，椎体の回旋角はXLIF®で1/2を獲得していた（図4d）．筆者らのデータをみるかぎりでは，XLIF®による前方解離と矯正力は全体の獲得量の1/2以上を得ていることがわかる．特に冠状面での矯正力は2/3と最も強い．これらのデータにより，ASDに対するXLIF®は，単にPLIFに比べて骨移植を低侵襲に可能にする手技ではなく，PLIFと異なるLIFケージの挿入により，それ単独で大きな前方解離力と矯正力を発揮している．また，以前から自然な腰椎の前弯角はL4以下で2/3を形成していることがRoussoulyら[5]により強調されている．このXLIF®とPPSによる矯正術においても，各椎間別の獲得前弯角を術前の前弯角と比較すると，表1に示すように，ほぼL4以下で全腰椎の前弯角の2/3を獲得しているのがわかる．これにより，PPS cantilever techniqueは，開放手術とほぼ同等の，自然な腰椎の前弯角を獲得可能な手技であるといえる．

XLIF®をASDに使用したときの限界

　前項ではASDに対するXLIF®の効果について述べた．では，ASDに対してLIFはどこまで利用可能であろうか．まず，LIFで矯正不可能なASDについて述べる．現時点では，医原性の後側弯，すなわち，固定術後に発生した後側弯である．この場合には，複数の椎間が固定されているため，残りの椎間のみでspinopelvic harmonyを整えるためには，1椎間で30度以上の矯正が必要なことが多く，LIFとPonte骨切り術でこれを達成することは不可能である．このため，1椎間で30度以上の前弯形成が可能なpedicle subtraction osteotomy（PSO）やvertebral column resection（VCR）を後方から1期的に実施することになる．

　もう一つのLIFで矯正不可能なASDはL5の顕著な椎体変形である．XLIF®での矯正は，あくまでも椎体間での矯正であり，椎体変形がある場合には，かえって冠状面での矯正不全であるoblique take-offが生じてしまうことさえ考えられる．もし，oblique take-offが生じた場合には，後弯の矯正不足とは異なり，杖やバギーなどでの歩行は不可能で，2cm以上のcentral sacral vertical line（CSVL）が生じてしまうと補高をしても跛行が残存し，再手術が必要になることがある．このため，L5の椎体変形に対しては，PSOやVCRなどを後方から実施する以外に方法はない．一方，L4より頭側の顕著な椎体の変形や圧壊に対しては，XLIF®にはX-Core®2を使用したXLIF® Corpectomyが可能である．これを変形椎体に実施し，他椎間には通常のXLIF®を実施することにより，LIFを使用してのASDの矯正が可能となる．

　これらの疾患以外の適応外例は，前項で述べた後腹膜臓器の手術既往や，大血管などの解剖学的変異などの前方アプローチの困難例が考えられる．今後，XLIF® ThoracicやAnterior Column

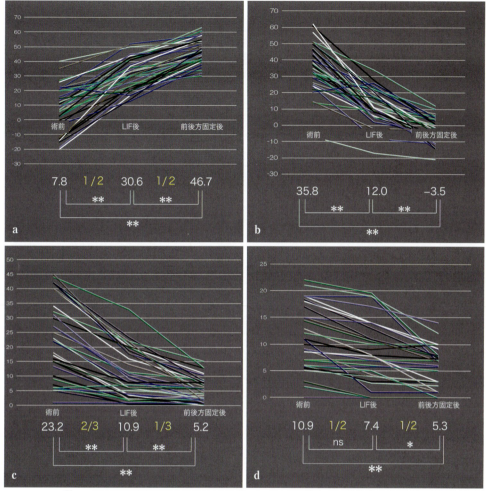

図4 XLIF®とPPS法で行ったASDの矯正におけるXLIF®の役割
a：LLの変化.
b：PI－LLの変化.
c：Cobb角の変化．LIF 53％＋PPS 28％＝78％.
d：椎体回旋角の変化．LIF 24％＋PPS 25％＝49％.
Studentのt検定．＊：$P<0.05$，＊＊：$P<0.01$，ns：有意差なし.

Realignment（ACR®）などのケージが登場したことにより，rigidでhigh PIの症例や医原性の後側弯もLIFを用いて矯正可能となると考えられる.

表1 LLLと2/3 PIの術前後の比較

	PT	LLL	2/3 PI	2/3 PI-LLL
術前	29	22.4	29	6.5
LIF後	20	28	29	1
術後	11	32.8	29	-3.8
P値	<0.05	<0.05	ns	<0.05

LLLで32.8度を獲得しており，2/3 PIを超えている.
PT：pelvic tilt，LLL：lower lumbar lordosis（L4以下），PI：pelvic incidence.

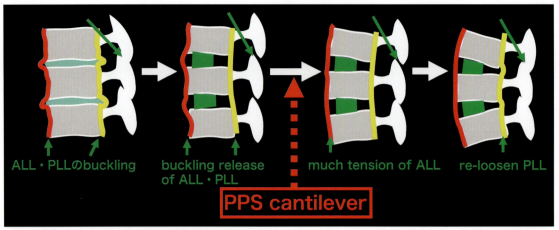

図5 PPS cantilever 時の椎体と椎間関節の動き
ALL：前縦靱帯，PLL：後縦靱帯．

XLIF®とPPSを使用した最小侵襲変形矯正術の実際

　XLIF®とPPSを用いた変形矯正術の具体的な方法であるが，まず，PPSのみで後方を矯正しようとすると，前述したようにPonte骨切り術とcantilever techniqueが使用できないことが欠点となる．しかし，LIFで椎間板を持ち上げると，間接除圧[1]が可能になるとともに，後方の椎間関節（facet）が開いて関節裂隙も大きくなる．この椎間関節の関節裂隙を後方のPPSで閉じることにより，ケージをテコの支点として前縦靱帯が緊張を増しながら限界に達すると，後方の椎間関節の関節裂隙が閉じて前弯形成がされる（図5）．このメカニズムを発揮するためには，後方からPPS法で開放手術と同様のcantilever techniqueが実施可能でなければならなかった．筆者らはPPS法でcantilever techniqueを実施するためにいくつかの工夫を行った．まず，ロッドは開放手術と同様に釣り針状にベンディングし，この30 cm以上のロッドをPPSのエクステンダーに挿入していく必要がある．これはロッドを尾側から天地を逆転させて挿入し，途中で正常の向きに180度回し，ロッド先端を単鋭鉤などで持ち上げながら挿入していくようにしている．そして，セットスクリューは最も入れやすいL4，L5から少しずつ締めていく．その頭尾側に順次，セットスクリューを少しずつ回して強いストレスが掛からないように，腰椎がロッドのカーブに合うように締めていく．この操作で何とかS2 alar iliacスクリュー（S2AIスクリュー）のエクステンダー内にロッドの尾側端が入り込めば，S2AIのセットスクリューを締め込むことにより，徐々に骨盤が持ち上がりながら下位腰椎に前弯がついていく．これは，S2AIスクリューが10 cm×10 mmの大きな専用のスクリューを腸骨内板，腸骨外板，仙腸関節の3点支持で，強力なアンカーとして作用するために可能となっている．最後に，胸椎のPPSのセットスクリューを締めて終了とするが，これら一連の操作で，個々のPS 1か所に集中するような力を与えないことが最も重要なコツとなる．すなわち，PPSは挿入した時点で，エクステンダー越しにスクリューヘッドの高さがT10～S2AIになめらかに変化していることの確認作業が重要となる．前後のスクリューヘッドに対して1つだけ高かったり低かったりすると，そのスクリューにストレスが掛かり，バックアウトが生じてしまうからである．この確認作業を丁寧に行うことにより，cantileverをかけてもPSの引き抜きは生じていない．また，基本的にPPS法は，挿入角度が開放手術でのPSに比べて10～20度傾斜しているため，引き抜き強度が高

いことも関係していると考えられる．もう一つは，開放手術でのセットスクリューの挿入と異なり，スクリューヘッドの3〜5cm上から，上下のPPSのセットスクリューを並行してゆっくりと締め，引き抜き力を分散させながら，ロッドをスクリューヘッド内に締結していけることにある．このようにしてPPS法でcantileverを掛ければ，ほぼ開放手術と同様に前弯形成が可能となる．2017年の当科でのLIFとPPSによるASDの矯正は，95％以上の症例でPI-LLが10度以下となっている．

このXLIF®を用いる多椎間固定は，体位変換による麻酔時間の延長が避けられない問題であるが，前述した2つのメリットにより，合計1,000 m*l*以下の出血量での固定を従来法と同等の矯正力を発揮して可能となった．ASDの矯正は，対象例の多くが内科的合併症を有する高齢者であることを念頭に置く必要がある．術後に生じるベネフィットと術中・術後に考慮すべきリスクのバランスを考え，手術計画を立てることが肝要である．筆者らはXLIF®後の後方アプローチの術式選択を，最近では，PI-LLが30度未満ならPPS法で，30度以上なら開放手術で実施するようになってきたが，この4年を掛けてXLIF®＋PPSの手術手技を前述したような方法に改良してきたからこそ，可能になった治療戦略である（図3）．

ASDはMISt手技が最後まで適応困難な疾患であると考えられてきたが，XLIF®の登場でMISt手技の適応疾患となり，さらに後方もPPSで矯正固定することにより，従来の1/2以下の出血量で手術を完結可能となった．現時点では，一部のrigidな症例には，後方については開放手術を余儀なくされることもある．しかし，今後，前縦靱帯を切離しての30度のACR®ケージが控えており，これらが日本市場に供されるようになると，ASDの手術は，PSOやVCRなどの高侵襲な骨切り術を実施する必要がなくなり，ほぼ全例でXLIF®＋PPSの組み合わせで完結する可能性が高い．最近の報告では，Phillipsら[3]はXLIF®を用いるとASDの約45％をPPS法で実施可能であったとしており，各種formula[4,6,7]を十分に満たした手術計画で行っても，PPS法で実施可能な症例は増加している．脊椎脊髄の最小侵襲手術は従来法と同等か，それ以上の成績を得ることが前提なのはいうまでもない．もし，これが得られるなら，われわれは努力をいとわず，また，ストレスを克服して手術を待つ患者のためにMISt化を進めていきたい．

文　献

1) Elowitz EH, Yanni DS, Chwajol M, et al：Evaluation of indirect decompression of the lumbar spinal canal following minimally invasive lateral transpsoas interbody fusion：radiographic and outcome analysis. *Minim Invasive Neurosurg* **54**：201-206, 2011
2) Ozgur BM, Aryan HE, Pimenta L, et al：Extreme Lateral Interbody Fusion (XLIF)：a novel surgical technique for anterior lumbar interbody fusion. *Spine （Phila Pa 1976）* **6**：435-443, 2006
3) Phillips FM, Isaacs RE, Rodgers WB, et al：Adult degenerative scoliosis treated with XLIF：clinical and radiographical results of a prospective multicenter study with 24-month follow-up. *Spine （Phila Pa 1976）* **38**：1853-1861, 2013
4) Rose PS, Bridwell KH, Lenke LG, et al：Role of pelvic incidence, thoracic kyphosis, and patient factors on sagittal plane correction following pedicle subtraction osteotomy. *Spine （Phila Pa 1976）* **34**：785-791, 2009
5) Roussouly P, Gollogly S, Berthonnaud E, et al：Classification of the normal variation in the sagittal alignment of the human lumbar spine and pelvis in the standing position. *Spine J* **30**：346-353, 2005
6) Schwab F, Farcy JP, Bridwell K, et al：A clinical impact classification of scoliosis in the adult. *Spine （Phila Pa 1976）* **31**：2109-2114, 2006
7) Schwab F, Ungar B, Blondel B, et al：Scoliosis Research Society—Schwab adult spinal deformity classification：a validation study. *Spine （Phila Pa 1976）* **37**：1077-1082, 2012

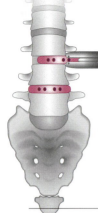

2 | XLIF® (extreme lateral interbody fusion)

4 | 変性脊柱変形への基本手技2

細金直文

はじめに

日本へのXLIF®導入以降，手術侵襲を低減できる本術式は成人脊柱変形（ASD）に対して多く用いられるようになってきた．本項ではASDに対してXLIF®を施行する際のポイントおよび留意点を中心に概説を行う．

術前計画

XLIF®は左右どちら側からでもアプローチできることが特徴の一つであるが，側弯を伴うASDではいくつかの要素を吟味し，アプローチ側を決定する．

Regevら[2]は腰椎Cobb角20度以上のASDの腰椎MRIにおいて，椎体回旋と神経・血管の位置関係を解析している．頂椎付近では凸側で神経根は相対的に前方に位置し，凹側で血管は相対的に後方に位置する．神経根から下大静脈までの間をsafe zoneとすると（図1a），椎体前後径に対するsafe zoneの割合は，回旋がない場合では70％であるのに対し，左凸側弯では40％，右凸側弯では61％に減少すると報告している．よりsafe zoneの小さい左凸カーブで，特に下大静脈がある右側（凹側）アプローチを計画する際には，血管・神経損傷に留意し，術前にMRIなどで十分な確認をする必要がある．また，大腰筋も凹側で後方に位置し，椎体の被覆は減少する（図1b）．これに伴い，陰部大腿神経や外側大腿皮神経も偏位している可能性があるため，神経モニタリングで検出できないこれらの神経も損傷しないよう，留意する必要がある．Scheerら[3]は23例のASDで矯正率や合併症の頻度がアプローチ側により異なるかを検証しており，神経合併症は凹側アプローチでやや頻度が多いものの有意差がなかったことから，アプローチ側は術者の好みや解剖学的特徴に留意し決定してよいとしている．

側方アプローチの際には腸管にも留意しなくてはならない．Onderら[1]は100例の高度側弯症患者を調査し，25％に腸管が腎臓よりも後方に位置するretrorenal colonがみられ，対照群の3.5％と比較して有意に多かったと報告している．腸管の位置は体位により変化するので，アプローチ側を決定後に側臥位CTなどで評価するとより正確である．

また，側弯を伴う場合には，腸骨翼との位置関係もポイントになる．通常，腰椎カーブの凹側のほうがL4/L5と腸骨翼の干渉が少なくアプローチしやすいため，L4/L5を固定に含める場合には，凹側アプローチを考慮する要因となる（図2）．また，手術台をジャックナイフ体位にすることが側弯を矯正する方向に作用することや，多椎間のXLIF®では凹側アプローチのほうが同一皮膚切開からアプローチできる椎間が多いことな

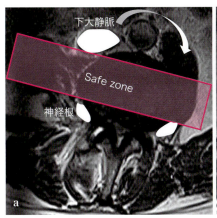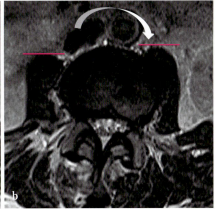

図1　左凸カーブを呈するASD例の腰椎MRI T2強調水平断像
a：L3/L4高位．下大静脈と神経根の間にあるsafe zone．椎体回旋に伴い，この領域の大きさが変化することに留意する必要がある[2]．本例では左が凸側，右が凹側である．
b：L2/L3高位．大腰筋の腰椎に対する被覆が凹側である右で減少している．矢印：椎体回旋の方向．

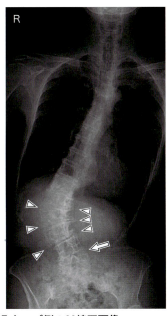

図2　右凸カーブ例のX線正面像
L4/L5は凹側（左側）アプローチのほうが腸骨翼との干渉が少ない（矢印）．また，複数椎間に施行する場合には，凹側（左側）アプローチのほうが皮膚切開が少なくて済む（矢頭）．

どから，神経や血管，腸管の位置などの解剖学的に問題がない場合には，凹側アプローチのほうが有利であることが多い．

以上から，アプローチ側を考えるうえでは，血管・腸管損傷などの致命的になりかねない合併症を避けることが最優先である．その次に神経損傷のリスクを考慮し，さらに腸骨との干渉や大腰筋の形状，皮膚切開数などを考慮しながら，最終的に判断することが重要である．

XLIF®と併用する後方固定術

加齢に伴うASDでは，腰椎変形が主体になることが多いため，XLIF®はL5/S1を除いた上位腰椎～中下位腰椎の2〜4椎間に施行することが多い．筆者らは変形や前述の血管・神経などの解剖学的な特徴を踏まえ，XLIF®の施行椎間を決定している．続く後方アプローチに関しては，側弯を伴っているものの狭窄症状が主体で固定が腰椎内で完結する場合には，1期的に経皮的椎弓根スクリューによる固定，もしくは開放手術で後方除圧固定術を行っている．

また，変形による体幹バランス不良などの症状が主体で，矢状面を含めたグローバルバランスの矯正を要し，胸腰椎移行部や腰仙椎移行部を越えて固定する必要がある場合には，数日〜1週間空けた後，必要に応じて後方からL5/S1に後方経

路腰椎椎体間固定術/経椎間孔的腰椎椎体間固定術(PLIF/TLIF)を併用した開放手術での矯正固定術を行っている．この間は，骨粗鬆度やXLIF®中の椎体終板損傷の有無にもよるが，歩行器を使用してのトイレや洗面などの歩行は許可している．後方からはXLIF®の施行椎間に適宜，Schwabら[4])の提唱するType 1～2の骨切り術を行い，最終的な矯正を行っている．

筆者らがこれまでにLIFを併用し，6椎間以上の後方矯正固定術を施行した26例を調査したところ，固定椎間数は平均8.0椎間（6～13椎間）で，椎体間固定数はLIF 2.7椎間を含んだ合計3.9椎間であった．これらと年齢，性別，腰椎Cobb角でマッチングしたPLIF/TLIFを併用した従来法で6椎間以上の矯正固定術を施行した26例（固定椎間数平均7.9椎間，椎体間固定数平均2.5椎間）と比較した．その結果，冠状面での腰椎カーブ矯正率は，LIF併用71.5％（術前41.4度，術後11.6度）であり，従来法61.9％（術前40.6度，術後16.4度）よりも良好であった．手術により獲得された腰椎局所前弯角はLIF併用32.8度（術前10.7度，術後30.6度），従来法30.6度（術前5.2度，術後35.6度）と有意差がなかったものの，術後PI-LLはLIF併用6.0度（術前33.7度），従来法14.2度（術前40.6度）とLIF併用で術後に有意に良好であった．このことから，LIFを併用したASDに対する矯正は，従来法よりも冠状面，矢状面のバランスともに良好である可能性が示唆される．

XLIF®を施行する際の留意点

変形を伴った椎間にXLIF®を施行する際，初めのダイレーター（拡張器）の設置に難渋することがある．特に凹側アプローチの場合には，椎間が狭小化しているうえに，側方すべりなどを伴っていることが多いため，ダイレーターを回転させて周囲の神経組織をモニタリングしている間に適切な位置からずれてしまうことが多い．皮膚によりダイレーターやガイドピンなどの方向が干渉されないよう，皮膚切開には少しゆとりをもたせるとよい（図3）．適切な位置にダイレーターを設置することが以後の操作に重要であるので，極力明瞭なX線透視下で正確な正面像・側面像をみな

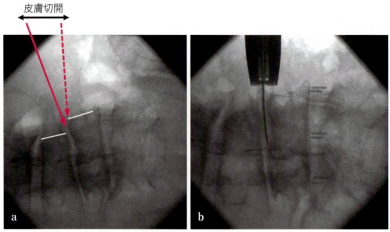

図3 側方すべりを伴う症例のX線透視正面像
a：術前．側方すべりを伴う椎間では，ガイドピンを図の赤矢印（点線）の方向からでは刺入しにくいことがあり，赤矢印（実線）の方向から刺入を試みる必要がある．このような場合には，皮膚切開は頭尾側方向に少しゆとりがあるほうが操作しやすい．
b：レトラクターの設置後．aの赤矢印（実線）の方向から刺入したため，ガイドピンがしなっているのがわかる．

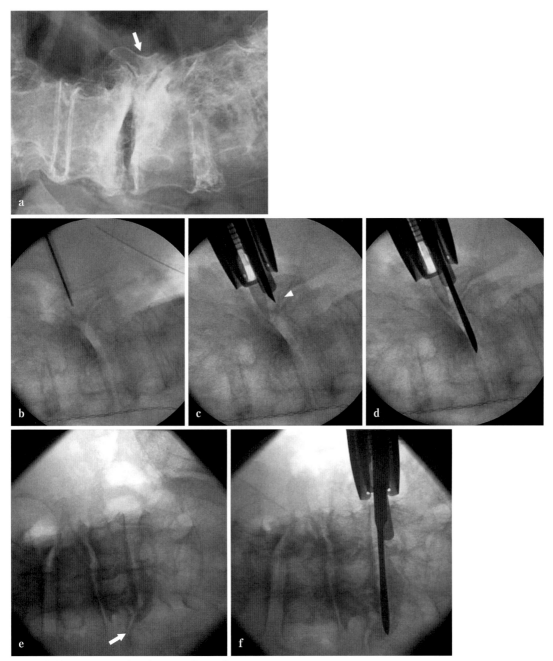

図4 椎体間に骨棘を伴う症例のX線正面像
a〜d：骨棘（矢印）がアプローチ側にある場合．骨棘を貫通してガイドピンを刺入し，レトラクターを設置後，ノミ（矢頭）で骨棘をreleaseし，Cobb剥離子を椎間に挿入する．
e，f：骨棘（矢印）が対側にある場合．Cobb剥離子でX線透視下に慎重にreleaseする．

がら慎重に設置する必要がある．

複数椎間にXLIF®を行う場合には，尾側から施行することが推奨される．特にL4/L5が腸骨と干渉しそうな症例の場合には，先に頭側椎間を施行して変形が矯正されると，よりL4/L5が施行しにくくなる可能性がある．また，椎間ごとに

椎体回旋，椎間板の頭尾側の傾斜（tilt）を手術台の操作で調整し直し，椎間板の前後方向の傾斜は腰椎前弯に沿うようにC-armの方向を適宜調整する．

骨棘がアプローチ側にある場合には，直視下に切除するか，ノミやCobb剥離子などでreleaseすることができる（図4a～d）．対側の骨棘であれば，ノミを使用せずにX線透視下でCobb剥離子を用いて慎重にreleaseする（図4e, f）．

レトラクターが適切な位置に設置できたら，X線透視正面像を確認しながら椎体終板損傷に留意しつつ，細いダイレーターから順次挿入する．ASDでは椎間がcollapseしている症例が多く，過度に大きなケージを挿入すると終板損傷を起こすリスクが高まる．したがって，トライアルケージの挿入後に適度な安定性がある（容易に引き抜けない）ようなら，それ以上の大きなケージを入れなくてもよく，通常，8～10mm程度のケージとなることが多い．

筆者らはLIFを併用して3椎間以上の固定術を行ったASDで，術前後にCTを撮影し得た23例のLIF 66椎間（XLIF® 60椎間，OLIF 6椎間）を対象に局所椎間角を評価した．その結果，局所前弯角は術前平均4.5度が術後9.6度に改善した．獲得局所前弯角に寄与する因子を評価した結果，ケージが前方に設置された椎間でより前弯が獲得できており，ケージの高さは関連性がみられなかったことから，過度に大きなケージを挿入することは必ずしも必要ではないと考えられる．

おわりに

従来のPLIF/TLIFでは矯正が困難であった骨棘で架橋された椎間も，低侵襲下で直接にreleaseすることが可能であるXLIF®は，ASDの矯正に有効なツールである．一方，変形による解剖学的特徴に留意し，LIFに伴う合併症の予防に極力努めなくてはならない．今後，日本のASDにおいて，合併症や患者満足度，医療コストなども含めた総合的な成績を中長期で評価し，ASDに対するLIFの有用性を多角的に検証する必要がある．

文献

1) Onder H, Dusak A, Sancaktutar AA, et al：Investigation of the retrorenal colon frequency using computed tomography in patients with advanced scoliosis. *Surg Radiol Anat* **36**：67-70, 2014
2) Regev GJ, Chen L, Dhawan M, et al：Morphometric analysis of the ventral nerve roots and retroperitoneal vessels with respect to the minimally invasive lateral approach in normal and deformed spines. *Spine (Phila Pa 1976)* **34**：1330-1335, 2009
3) Scheer JK, Khanna R, Lopez AJ, et al：The concave versus convex approach for minimally invasive lateral lumbar interbody fusion for thoracolumbar degenerative scoliosis. *J Clin Neurosci* **22**：1588-1593, 2015
4) Schwab F, Blondel B, Chay E, et al：The comprehensive anatomical spinal osteotomy classification. *Neurosurgery* **74**：112-120；discussion 120, 2014

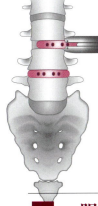

E 手術手技(腰椎)

2 XLIF® (extreme lateral interbody fusion)

5 腸腰筋内電気刺激の意義・ピットフォール

二階堂琢也・茂呂貴知・紺野愼一

神経モニタリングの意義

　XLIF®は，小さな皮膚切開と展開で椎体や椎間板の側方にアプローチし，変形矯正や間接除圧，そしてXLIF® corpectomyなどが低侵襲下に達成可能なことから，有用な術式である．その一方で，XLIF®は，大腰筋を縦割してレトラクターを椎体や椎間板の側面に設置するため，特に下位腰椎では手術野が椎間板側面後方を走行する腰神経叢に近接する．さらに，低侵襲であることの代償として，視野が限局し，盲目的な操作が加わるため，直接的あるいは間接的に腰神経叢を障害するリスクがある．神経障害は，たとえ一過性であったとしても，患者の身体的・心理的負担が大きく，最も避けなければならない合併症である．そのため，XLIF®では，神経モニタリングを必ず併用し，腰神経叢の位置を正確に判断して神経合併症の発生防止に努めなければならない．

XLIF®の神経合併症

　海外の神経合併症のレビューでは，腰神経叢損傷13.28％，感覚障害0〜75％（永続的な感覚障害62.5％），運動障害0.7〜33.6％，大腿前面痛12.5〜25％と報告されており[1]，神経合併症の頻度は決して低いとはいえない．日本における全国規模の調査では，XLIF® 1,940例において感覚神経損傷が114例（5.9％），運動神経損傷が22例（1.1％）と報告されている[3]．いずれも約7割の症例が3か月以内に改善し，一過性であった．神経合併症は，結果的には一過性であっても，術後経過中に完全に回復することが確実に保証されないかぎり，患者の不安は計り知れない．神経モニタリング下の手術でも神経合併症が発生する可能性があることを術前から十分に説明しておく必要がある．

XLIF®アプローチと腰神経叢の関係

　経後腹膜アプローチでは，大腿神経や陰部大腿神経などを分岐する腰神経叢や神経根などが大腰筋と近接して走行しているため，それらを損傷するリスクがある．XLIF®を安全に行うためには，神経組織と周囲組織の解剖学的位置関係について正確に理解しておく必要がある．

　われわれは，キャダバーで神経組織と椎体の位置関係を検討して報告した．椎体の頭側1/3高位（s高位），尾側1/3高位（i高位），および椎間板高位でそれぞれの椎体と椎間に平行に横切開した（図1）[4,5]．各横断面において，椎体腹側縁から背側に向かって順にzone I, II, III, IVとした（図2）[4,5]．また，椎体腹側縁より腹側をzone A，椎体背側縁より背側をzone Pとした．以上の定義から，腰神経叢と神経根の分布をみると，

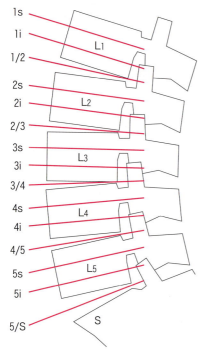

図1　腰椎の横断高位と略称（文献4を改変）
第2腰椎の頭側1/3高位であればL2s（L2 superior），第2腰椎の尾側1/3高位であればL2i（L2 inferior）と表記した．

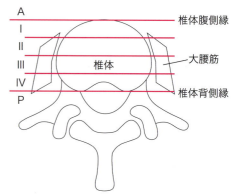

図2　各横断面における神経存在部位の定義
（文献4を改変）
各横断面において椎体腹側縁と椎体背側縁の間を4等分し，椎体腹側縁から順にzone Ⅰ，Ⅱ，Ⅲ，Ⅳとした．また，椎体腹側縁より腹側をzone A，椎体背側縁より背側をzone Pとした．

L2/L3高位から頭側ではzone Ⅳから背側のみに存在している（図3）[4,5]．一方，腰神経叢と神経根の分布をみると，L4/L5から頭側ではzone Ⅱから腹側に陰部大腿神経以外の神経は存在しない．すなわち，椎体を基準にすると，L4/L5より頭側では，陰部大腿神経を除いた腰神経叢を直接損傷する可能性は低い．一方，L3椎体の頭側1/3高位からL4/L5高位の間では，腰神経叢と神経根のうちで陰部大腿神経のみが椎体背側1/4よりも腹側に局在している．陰部大腿神経が大腰筋を通過する高位は，L3椎体の頭側1/3～L4椎体の尾側1/3である可能性が高い．腰神経叢，特に運動神経は大腰筋内の後方1/3の範囲を走行していることが多いが，腰神経叢の走行位置は個人差が大きい．また，後弯や側弯が強い場合には，腰神経叢が通常よりも前方を走行していることがあることに留意する．そして，L2～L5のzone Ⅲ，Ⅳに多数存在している腰神経叢や神経根などは，レトラクターによる牽引や圧迫によって間接的に障害を受ける可能性があることを念頭に置く必要がある．

陰部大腿神経は，腸骨鼠径神経と腸骨下腹神経などとともに腰神経叢腹壁枝を形成する．主に第1腰神経根と第2腰神経根から分岐し，大腰筋を背側から腹側に向かって貫き，その後に大腰筋の腹側に沿って下降する．陰部大腿神経が大腰筋を通過する高位は，L3/L4 31.9％，L4s 29.8％の順に多く，L3s～L4iである．すなわち，すべての陰部大腿神経が大腰筋を通過する高位は，L3椎体の頭側1/3～L4椎体の尾側1/3である．これらの高位も尾側での大腰筋の操作の際には，陰部大腿神経を損傷するリスクがある．陰部大腿神経を損傷すると，その支配域である陰嚢や大腿内側などに感覚障害の生じる可能性があるため，注意が必要である．

神経モニタリングの解釈（図4）

XLIF®では操作と連動して使用可能なNVM5®神経モニタリングシステムがある．XLIF®モードでは，専用の刺激プローブやダイレーターなどを組み合わせて使用することにより，アプローチ中の神経の方向性や相対的近接性がリアルタイムに特定できる．色，音，そして数値で結果が表示

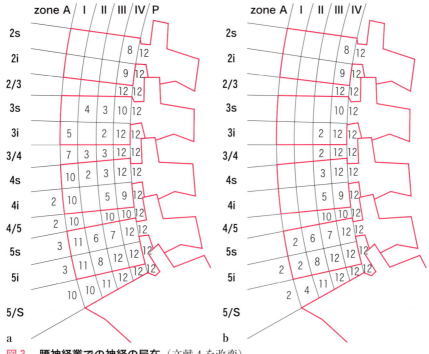

図3　腰神経叢での神経の局在（文献4を改変）
a：キャダバー6体12側での腰神経叢と神経根が存在した数を示す．
b：陰部大腿神経を除外した腰神経叢と神経根が存在した数を示す．

され，この刺激閾値と方向で安全なアプローチポイントが判定でき，必要なworking spaceを確保することができる．機器の先端から電気刺激を行い，筋電図を誘発させる誘発筋電図（TrEMG）では，ダイレーター先端の1点のみから1方向の電気刺激を行う．そして，ダイレーターを360度回転させて誘発される刺激閾値を測定することにより，ダイレーターと周囲の神経の位置関係や相対的近接性を多次元で特定できるという利点を有している（指向性神経モニタリング）．本モニタリングでは，一定の振幅を得るのに必要な刺激電流（mA）を表示して色を点滅させるため，刺激電流が大きいことは大きな電流を流さないと筋から一定の振幅が得られないということである．すなわち，神経が遠いかあるいは神経の刺激閾値が高いということを意味している．正常な神経根のTrEMGにおける刺激閾値が約2mAと報告されており，MVM5®神経モニタリングシステムでは4.5mA以下を神経根に極めて近いとして音と色で警告される（red zone）[8,9]．刺激閾値がred zoneを表示した場合には，ダイレーターを移動させてアプローチポイントを調整することにより，神経障害を回避できる．前方の刺激閾値が高く，後方の刺激閾値が低い場合には，腰神経叢を後方に圧排できており，それよりも前方は，安全なアプローチポイントと判定できる．（図4）．さらに，XLIF®では，レトラクターの設置後にも定期的に刺激を行うことにより，センターブレードの後方に存在する神経の状態をモニタリングすることが可能である．

神経モニタリングのピットフォールとその対処

神経モニタリングとしてのTrEMGは，運動神経を感知することができても，感覚神経を感知することができない．そのため，感覚神経を主体とした肋下神経，腸骨下腹神経，腸骨鼠径神経，陰部大腿皮神経，外側大腿皮神経などの近接性を同定することができず，アプローチに伴うこれら

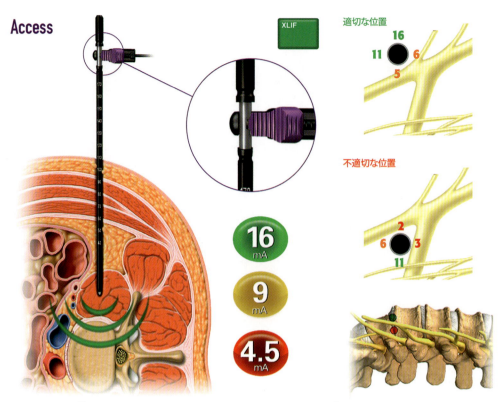

図4 NVM5®神経モニタリングシステムによる神経の方向性と近接性の判断（procedurally integrated neuromonitoring）（NuVasiveより許諾を得て転載）

の神経損傷により，大腿周囲症状が発生するリスクがある．したがって，これらの感覚神経の解剖学的位置を理解し（図5），神経モニタリングを用いたとしても，直視下で神経を確認する慎重さが必要である．そして，手術手技に慣れてきても愛護的な操作を怠らないように心がける．愛護的な操作は，術後の大腰筋内血腫による遅発性麻痺の回避にもつながる．腰神経叢，特に運動神経は大腰筋内の後方1/3の範囲を走行していることが多いが，腰神経叢の走行位置は個人差が大きく，また，後側弯が高度な場合には，腰神経叢が通常よりも前方を走行していることがあるため[6]，さらに注意しなければならない．そして，神経モニタリングシステムでは，神経叢までの絶対的距離までは判別できないことにも留意する．

レトラクターによる牽引や圧迫によって腰神経叢の障害をきたすリスクがあるため，レトラクターの後方ブレードの後方にあるモニタリング電極を定期的に刺激し，刺激電流の変化がないかどうかを確認する．刺激閾値の経時的な変化にも注意しなければならない．初めに赤であった信号が黄または青に変化するということは，刺激電流を大きくしないと振幅が得られない，すなわち，神経損傷が生じてきている可能性を示唆している[7]．

レトラクターの設置後は，腰神経叢に加わる牽引や圧迫の時間を極力短くするため，できるだけ短時間での操作を心がける．時間が長くなった場合には，レトラクターをいったん弛めて腰神経叢への圧迫や牽引を解除する．ただし，レトラクターを弛めることでレトラクター内に神経が入り込むことがあるため，操作の再開時には確認が必要である．NVM5®神経モニタリングシステムでは，レトラクターによる神経への圧迫や虚血が持続することにより，発生する神経障害を捉えることができない可能性がある．対策としては，経頭

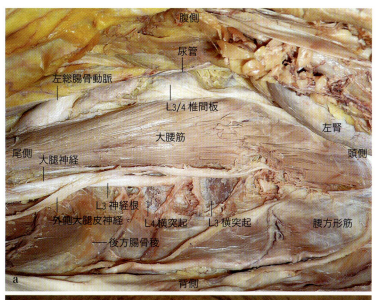
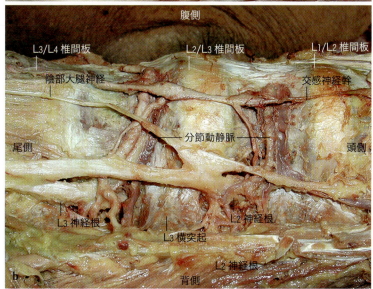

図5 感覚神経の解剖図
a：L3〜L4高位（大腰筋の背側の一部を除去）．外側大腿皮神経がみえる．
b：L1〜L4高位．陰部大腿皮神経がみえる．

蓋電気刺激筋誘発電位〔Br-MsEP〕による神経モニタリングの併用が有用である[2]．

まとめ

 手術の低侵襲化は患者に有益な治療をもたらす．しかし，低侵襲化の代償に合併症のリスクが高まることが許容されるわけではない．特に神経合併症は，仮に症状が一過性であっても，患者に対して大きな身体的・心理的負担をもたらす．したがって，腰神経叢の解剖の把握と正確な神経モニタリングにより，神経合併症の低減に努めなければならない．手術手技の低侵襲化のみならず，合併症のない安全な手技を確立することが真の最小侵襲手術といえる．

文献

1) Epstein NE：High neurological complication rates for extreme lateral interbody fusion and related techniques：A review of safety concerns. *Surg Neurol Int* **7**（Suppl 25）：S652-S655, 2016
2) 岩崎 博, 山田 宏, 吉田宗人：Extreme lateral interbody fusion（XLIF）における術中神経モニタリングの有用性. *J MIOS* （76）：61-68, 2015
3) Fujibayashi S, Kawakami N, Asazuma T, et al：Complications associated with lateral interbody fusion：Nationwide survey of 2998 cases during the first 2 years of its use in Japan. *Spine*（*Phila Pa 1976*）**4**：1478-1484, 2017
4) Moro T, Kikuchi S, Konno S, et al：An anatomic study of the lumbar plexus with respect to retroperitoneal endoscopic surgery. *Spine*（*Phila Pa 1976*）**28**：423-428, 2003
5) 茂呂貴知, 菊地臣一, 紺野慎一：内視鏡下手術の視点からの腰部神経叢の解剖. 脊椎脊髄 **17**：522-526, 2004
6) Regev GJ, Chen L, Dhawan M, et al：Morphometric analysis of the ventral nerve roots and retroperitoneal vessels with respect to the minimally invasive lateral approach in normal and deformed spines. *Spine*（*Phila Pa 1976*）**34**：1330-1335, 2009
7) 齋藤貴徳：XLIFの手術手技の実際と合併症予防のコツ. 整・災外 **58**：1648-1654, 2015
8) Smigh J, Rogers BW：NVJJB™/M5™ detection thresholds in 900 XLIF surgeries. *NuVasive White Paper*, 9500205, 2005
9) Tohmeh AG, Rodgers WB, Peterson MD：Dynamically evoked discrete-threshold electromyography in the extreme lateral interbody fusion approach. *J Neurosurg Spine* **14**：31-37, 2011

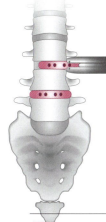

E 手術手技（腰椎）

2 XLIF® (extreme lateral interbody fusion)

6 high iliac crest, ミッキーマウスサイン, 右側アプローチなどの困難例への対処 (angled instruments を含む)

高取良太・成田　渉

はじめに

　XLIF®は幅広い適応を有するが，解剖学的特徴から適応に注意を必要とする症例や適応でも手技に工夫を必要とする症例が存在する．本項では，XLIF®の適応に注意が必要な腸骨，大腰筋などの脊椎周囲の解剖学的特徴とその対応方法，また解剖学的特徴や手術歴などから右側から行うXLIF®アプローチの特徴と注意点について概説する．

high iliac crest

1 解剖学的特徴

　L4/L5高位でのXLIF®には椎間板腔と腸骨稜の位置関係に注意が必要である[3]．単純X線を用いた研究では，腸骨稜がL3〜L4高位に存在するhigh iliac crestと呼ばれる解剖学的特徴を有した症例が3.7％存在すると報告されている[5]．このような症例では，腸骨稜とアプローチ部位の重なりを術前に評価することが必要であり（図1），単純X線側面像でL4/L5椎間板腔と腸骨稜の位置関係を確認する．

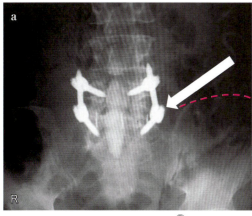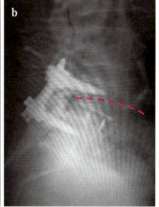

図1　high iliac crest 例の XLIF® 後の画像所見
腰椎単純X線正面像（a）・側面像（b）．
腸骨稜がL4高位に存在し，L4/L5椎間板腔と重なる．
矢印：L4/L5 XLIF®アプローチ，破線：腸骨稜．

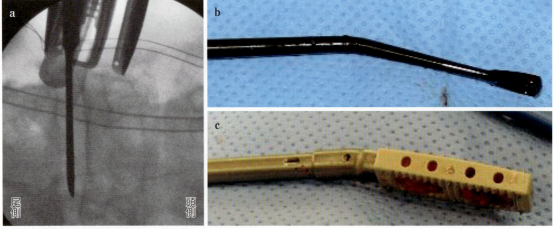

図2 ブレードの傾斜設置と angled instrument
a：X線透視正面像．ブレードを尾側に傾け，傾斜付きの Cobb 剥離子を用いて椎間板を操作する．
b：傾斜付きのキュレット．
c：傾斜付きのインサーターに取り付けた XLIF®ケージ．

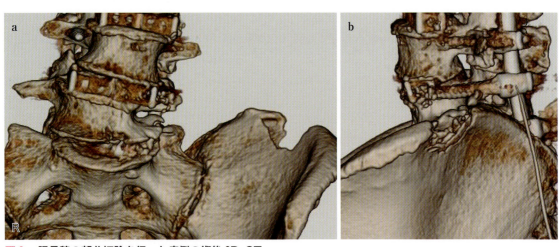

図3 腸骨稜の部分切除を行った症例の術後 3D-CT
a：正面像，b：側面像．

2 対応方法

high iliac crest 例では MaXcess 4® Retractor のブレードが腸骨稜と干渉する．干渉による椎間操作での椎体終板損傷を防止するため，ブレードを尾側に傾け（図2a），椎間操作を行う際に angled instrument｛傾斜付きの Cobb 剥離子（図2a），キュレット（図2b），インサーター（図2c）｝を用いる．手元でブレードを傾斜させても腸骨稜が干渉する場合には，自家骨採取を兼ねて，腸骨稜の部分切除を行うことも有用である（図3）．腸骨稜が極端に高い位置に存在する場合には，レトラクターを前外側に設置できる OLIF や後方アプローチへの切り替えを柔軟に検討する．

▶ rising psoas

1 解剖学的特徴

XLIF® では腰神経叢を含む大腰筋を展開して椎間に到達するため，大腰筋がより前方に位置す

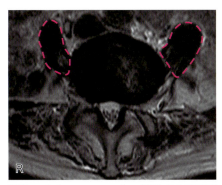

図4 rising psoas sign 陽性のMRI T2強調水平断像

る場合には，神経合併症のリスクが高いとされている[1,6]．また，大腰筋と神経の位置関係の指標として，大腰筋の椎間板に対する位置が有用とされている[10]．MRI 水平断像で椎間板の前後中央より大腰筋後縁が前方にある場合には，rising psoas sign（もしくはミッキーマウスサイン）陽性と定義され（図4），rising psoas sign を認める場合には，側方アプローチが困難とする報告がある[9]．特に L5/L6 高位では，腸骨稜の位置とともに大腰筋の走行が L5/S1 高位と類似しており，神経モニタリングの結果，側方アプローチが困難となった症例が多いと報告されている[3,7]．

2 対応方法

rising psoas sign を認める症例では，まず術前計画で大腰筋，腰神経叢，椎間板，腸骨稜の位置を十分に検討し，high iliac crest 例と同様に OLIF や後方アプローチへの切り替えを検討する．手術体位では股関節屈曲を十分に行い，大腰筋の緊張を弛めることが肝要である．手術野を通常よりも少し大きめに展開し，大腰筋の走行を直視して確認することが望ましい．大腰筋の位置とダイレーター電位には相関があり，指電極を用いた剥離操作によりダイレーター電位の上昇を認め，大腰筋の位置にかかわらず XLIF® が可能になったことをわれわれは報告した[4]．通常の XLIF® では，腰神経叢が近接するため，大腰筋を前方から後方に十分に剥離してレトラクターを設置することが有用であるが，神経合併症の軽減のため，レトラクターの設置時間を短くする工夫が必要である[6]．

右側アプローチ

1 特徴

XLIF® では前方アプローチや OLIF と比較して，大動脈や大静脈などの大血管とアプローチ部位の距離が離れているため，大血管の剥離操作を必要としない．そのため，腰部左側での手術歴がある症例などに対して，右側アプローチが安全に実施可能なことが XLIF® の長所の一つである．単純 X 線正面像での L4/L5 椎間板腔の傾斜が左側で尾側方向にある場合（図5a）には，腸骨稜が干渉するために左側アプローチでは椎間を操作しにくい．また，本例の MRI（図5b）で確認できるように，左大腰筋は椎間板側方辺縁から離れており，腰神経叢は相対的に前方に位置している．腸骨稜，椎間板腔の傾斜とともに，大腰筋の走行，発達にも左右差があり，左凸の変性側弯症に対する XLIF® では，L4/L5 高位ならびに上位腰椎椎間にアプローチしやすい凹側を選択する場合に，右側アプローチが有用との報告がある[2]．しかし，右側には肝臓があり，腎臓も左側に比べて低位にあるため，上位腰椎に対してはアプローチしにくいことを理解しておく．

2 注意点

左側に比べて大静脈がアプローチ部位に近接するため，大腰筋を前方から無理に剥離せず，経大腰筋アプローチが有用である（図6）．大腰筋と小腰筋の筋間アプローチが理想であるが，剥離操作に伴う大腰筋のある程度の筋損傷は避けられない．下肢の定量的筋力評価を用いたわれわれ[8]の検討では，XLIF® 後に軽度一過性の大腰筋筋力低下を認めたが，経時的に筋力は改善した．そのため，事前に十分な説明を行えば，一過性の大腰筋筋力低下は問題とならない周術期随伴症状と考える．

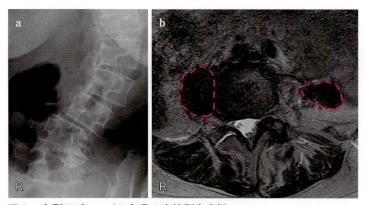

図5　右側アプローチの左凸の変性側弯症例
a：単純X線正面像，b：MRI T2強調水平断像（L4/L5高位）．

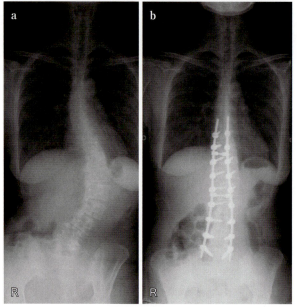

図6　右側アプローチの左凸の変性側弯症例
術前（a），術後（b）の単純X線正面像．
L2/L3，L3/L4，L4/L5高位にXLIF®を施行した．

まとめ

　XLIF®を適応する際には，腸骨，大腰筋などの脊椎周囲の解剖学的特徴に注意し，アプローチする椎間周囲の構造も理解して，神経合併症，血管損傷，腸管損傷などの重篤な合併症を起こさないよう，安全に行うことが最も大切である．左側アプローチ，右側アプローチの特徴を理解し，症例に応じてXLIF®，OLIF，前方アプローチ，後方アプローチから最も良い選択を行うように努めてほしい．

文　献

1) Benglis DM, Vanni S, Levi AD：An anatomical study of the lumbosacral plexus as related to the minimally invasive transpsoas approach to the lumbar spine. *J Neurosurg Spine* **10**：139-144, 2009
2) Isaacs RE, Phillips FM, Tohmeh AG, et al：XLIF® for degenerative scoliosis. in Goodrich JA, Volcan IJ

(eds) : *eXtreme Lateral Interbody Fusion* (*XLIF®*), 2nd ed. Quality Medical Publishing, St Louis, 2013, pp369-380
3) Malone KT, Rodgers WB, Osio G, et al : Anatomic considerations in XLIF®. in Goodrich JA, Volcan IJ (eds) : *eXtreme Lateral Interbody Fusion* (*XLIF®*), 2nd ed. Quality Medical Publishing, St Louis, 2013, pp79-90
4) Narita W, Takatori R, Arai Y, et al : Prevention of neurological complications using a neural monitoring system with a finger electrode in the XLIF approach. *J Neurosurg Spine* **25** : 456-463, 2016
5) Render CA : The reproducibility of the iliac crest as a marker of lumbar spine level. *Anaesthesia* **51** : 1070-1071, 1996
6) Rodgers WB, Uribe JS : Complications and their avoidance in XLIF®. in Goodrich JA, Volcan IJ (eds) : *eXtreme Lateral Interbody Fusion* (*XLIF®*), 2nd ed. Quality Medical Publishing, St Louis, 2013, pp179-197
7) Smith WD, Youssef JA, Christian G, et al : Lumbarized sacrum as a relative contraindication for lateral transpsoas interbody fusion at L5-6. *J Spinal Disord Tech* **25** : 285-291, 2012
8) Takatori R, Ogura T, Narita W, et al : Quantitative evaluation of leg strength after surgery in cases that have undergone lateral lumbar interbody fusion procedure. *Proceedings of the AAOS* (*American Academy of Orthopedic Surgeons*) *2017 Annual Meeting*, San Diego, 2017, p286
9) Voyadzis JM, Felbaum D, Rhee J : The rising psoas sign : an analysis of preoperative imaging characteristics of aborted minimally invasive lateral interbody fusions at L4-5. *J Neurosurg Spine* **20** : 531-537, 2014
10) Yusof MI, Nadarajan E, Abdullah MS : The morphometric study of L3-L4 and L4-L5 lumbar spine in Asian population using magnetic resonance imaging : feasibility analysis for transpsoas lumbar interbody fusion. *Spine* (*Phila Pa 1976*) **39** : E811-E816, 2014

F章

手術手技（胸腰椎移行部）

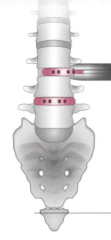

F 手術手技(胸腰椎移行部)

1 胸腰椎移行部へのアプローチ手技とピットフォール

小谷善久

はじめに

古典的な胸腰椎移行部の前方アプローチは胸膜外後腹膜アプローチで行われるが,LIFによる胸腰椎前方アプローチはこれを小皮切で低侵襲化した手技である.OLIF手技ももともと通常の前方アプローチを低侵襲化したものである.本項ではOLIF手技による胸腰椎前方アプローチについて述べる.OLIF手技による胸膜外後腹膜アプローチ(TL OLIF)はT11/T12〜L1/L2をターゲットとする.T10/T11より頭側はmini-thoracotomyによるOLIFアプローチが適する.L1/L2は通常のOLIF25®手技でもアプローチ可能だが,第10肋骨あるいは第11肋骨がアプローチの妨げになることや,脊柱変形や体幹バランス不良のために進入角度と椎間板角度が一致しないことがあり,その場合にはTL OLIFがよい.その手技のポイントとピットフォールを概説する.

アプローチ

手術体位は右正側臥位とする.第10肋骨上,中腋窩線上に3.5〜4.0cmの横皮膚切開を置く(図1).椎間板の単純な切除・release,骨移植を行う場合には側方から入るが,脊柱管内操作や椎体切除・再建を行う場合には2横指ほど前方から入るようにすると,脊柱管内や後縦靱帯などの視野が良くなる.第10肋骨の位置を確認しながら肋骨上の腹斜筋群を横切開し,肋骨骨膜に達する.肋骨の上下に付着する外肋間筋・内肋間筋を電気メスと肋骨剥離子で剥離する.このとき肋

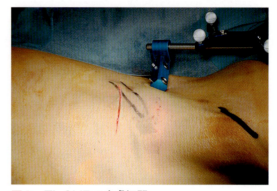

図1 TL OLIFの皮膚切開
中腋窩線上,第10肋骨上に3.5〜4.0cmの横皮膚切開を置く.

骨の尾側に位置する肋間動脈・肋間静脈・肋間神経は最内肋骨筋とともに胸膜側に残すようにする.肋間動脈・肋間静脈から出血する場合には,パワーを下げたバイポーラーで止血するが,胸膜損傷に注意して丁寧に行う.肋骨骨膜を胸膜側につけて肋骨を基部方向に剥離する.肋骨剪刀またはリュエル鉗子で肋骨を3.5cm程度切除し,鋭利な断端を除去する(図2).これは断端による胸膜損傷を避けるためである.切除肋骨は骨移植に使用できるので,清潔下に保管しておく.胸膜外腔を肋骨基部方向に中ツッペルを用いて鈍的に拡大していくと(図3),肋骨基部と椎間板を確認できるので,該当椎間板に電気メスでマーキングを行う.高齢者では壁側胸膜は薄く,アプローチの際に損傷を免れないことがある.小損傷であれば縫合するが,損傷位置と欠損によって縫合が難しい場合には,閉胸の際に通常のドレーンを留置し,筋層をtightに縫合すれば気胸はほとんど

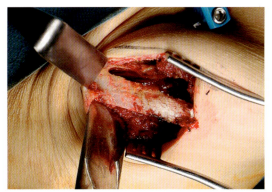

図2　肋骨の剥離と部分切除

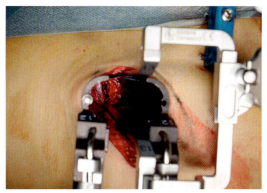

図4　tubular retractor の設置と椎間板切除

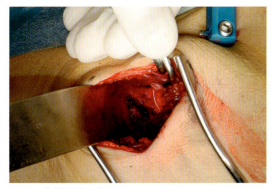

図3　胸膜外腔の拡大
壁側胸膜損傷に注意しながら行う.

生じない．一般的な開胸手術と異なる TL OLIF の利点であると考えている．

TL Segmental OLIF 手技

　胸膜外後腹膜アプローチで形成した space に tubular retractor を設置する（図4）．AP Retractor で壁側胸膜を保護して椎間板を切除する．後方線維輪は時に拘縮しており，念入りに release する．鋭匙とリングキュレットを用いて軟骨終板を完全に除去し，骨性終板を露出させる．通常の腰椎ケージが大きすぎる場合には，十分量の骨細片を打ち込むことで良い．T12/L1 高位から連続して L1/L2 高位の手術を行う場合には，横隔膜が L1/L2 高位をおおっているので，この処置を要することがある．通常の開放手術による胸膜外アプローチと異なり，TL OLIF 手技では横隔膜の椎体と肋骨の付着部は広範に detach する必要がない．L1/L2 椎間板直上で横隔膜に小切開を入れ，前後に割って入るようにして椎間板を展開する．OLIF 後，この部は修復が不要である．壁側胸膜が横隔膜の陰に延びている場合があるので，なるべく背側で切開するのが良い．閉創は筋層を1層として0号吸収糸で tight に縫合するのみで良い．

TL Corpectomy OLIF 手技

　OLIF 用レトラクター下で胸腰椎の椎体切除を行う場合には，切除椎体の2高位頭側の肋骨を部分切除するが，皮膚切開は TL Segmental OLIF より2横指腹側に置く．これにより，脊柱管除圧を直視下で行うことが容易となる．より腹側からアプローチすることで壁側胸膜の剥離が大きくなるので，胸膜損傷に注意する．目標椎体の頭尾側椎間板を初めに展開し，レトラクターを設置して腹側の胸膜を AP Retractor やゼルフォーム®で保護する．該当椎体の分節動脈・分節静脈を超音波凝固装置で止血凝固し，椎体を椎弓根接続部まで展開する．頭尾側の椎間板を除去した後，椎体の後縁を椎間孔の前縁で触知確認して，この前方3mm 程度に縦に直ノミを入れる．破骨鉗子で piece by piece に椎体切除を行い，残った椎体の後縁はケリソンや鋭匙で後縦靱帯が露出するまで除去する（図5）．脊柱管除圧が完了したら，適切な大きさの椎体ケージを切除肋骨や同種骨とと

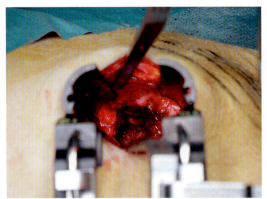

図5　TL Corpectomy OLIF 手技による椎体切除と脊柱管除圧
後縦靱帯が除圧されて腹側に膨隆している．

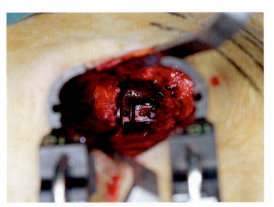

図6　TL Corpectomy OLIF 手技による椎体再建
同一側臥位での経皮的固定が有用である．

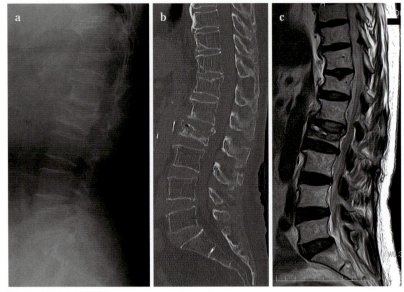

図7　症例1（術前）
　a：X線側面像，b：CT矢状断像，c：MRI T2強調矢状断像．
　73歳，女性．L2椎体圧潰例．

もに設置する（図6）．

症例提示

症例1

73歳，女性．L2椎体圧潰例．
主訴：背部痛と下肢痛．
他医での5か月間の保存的療法に抵抗して紹介された．L2椎体は intravertebral cleft を呈していたが，spinal canal compromise は最小であった（図7）．椎体の外縁までカバーした TL Segmental OLIF 手技による前方固定と同一側臥位での経皮的 modified cortical bone trajectory（経皮的 mCBT）固定により，矯正損失がなく骨癒合に至った（図8）．手術時間153分，術中出血70m*l* であった．

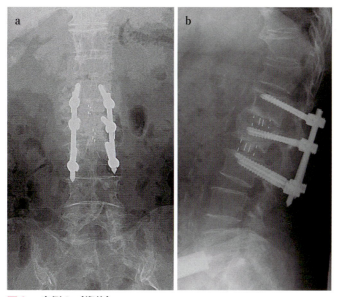

図 8　症例 1（術後）
a：X 線正面像，b：X 線側面像．
2 椎間の TL Segmental OLIF と同一側臥位での経皮的 mCBT 固定を行った．

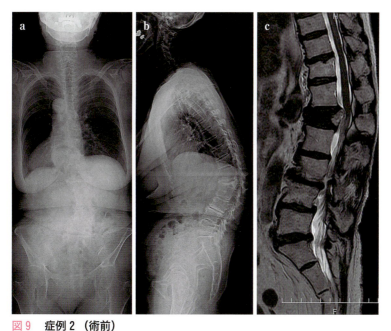

図 9　症例 2（術前）
a：X 線正面像，b：X 線側面像，c：MRI T2 強調矢状断像．
71 歳，女性．変性後側弯を合併した L1 椎体圧潰例．
胸腰椎の局所後弯と脊髄圧迫を伴っていた．

1　胸腰椎移行部へのアプローチ手技とピットフォール　151

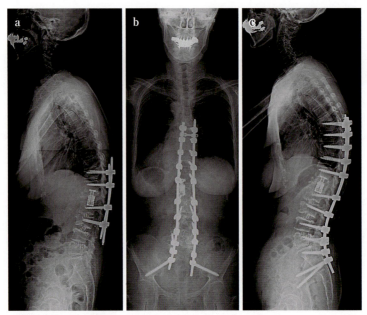

図10 症例2（術後）
2期的手術を行った．
1次手術：前方除圧，椎体再建と同一側臥位での経皮的 mCBT による矯正固定（a：X線側面像，b：X線正面像）．
2次手術：Hybrid PF 法による T8〜骨盤の後方矯正固定（c：X線側面像）．

症例2

71歳，女性．変性後側弯を合併したL1椎体圧潰例．

主訴：立位困難と下肢痛．

sagittal vertical axis（SVA）79 mm，腰椎前弯角（lumbar lordosis：LL）後弯9度で，胸腰椎後弯を呈していた（図9）．1次手術は L1 椎体切除，脊柱管除圧，椎体再建と同一側臥位での経皮的 mCBT による後方矯正固定を行った（図10 a）．2次手術は T8〜骨盤の経皮的手技と開放手技を併用した Hybrid PF 法による後方矯正固定を行った（図10 b）．総手術時間619分，総出血量610 ml，LL 53度で骨癒合が得られた．

おわりに

胸腰椎の LIF を用いた胸膜外後腹膜アプローチとそれを応用した TL Segmental OLIF，TL Corpectomy OLIF の手技について概説した．同部における変形矯正を必要とする場合には，同一側臥位による経皮的スクリュー挿入と同時矯正が極めて有用である．

G章

手術手技
（椎体骨折，偽関節，転移性腫瘍，感染など）

G 手術手技（椎体骨折，偽関節，転移性腫瘍，感染など）

1 椎体骨折，偽関節に対する最小侵襲側方人工椎体置換術

篠原　光・曽雌　茂

▶ 術式選択

　骨脆弱性を伴う椎体骨折，偽関節に対する最小侵襲側方人工椎体置換術（minimally invasive lateral corpectomy）では，長方形拡張ケージ（wide-footprint expandable cage）を使用することが可能となる（図1）．治療方針としては，術前にfulcrum bending計測を行って矯正位が得られる場合には，まず後方から矯正固定術を行い，その後に側方人工椎体置換術を行っている．矯正位を得られない後弯の場合には，先に前方解離を行い，側方人工椎体置換術を行っている．その後，後方から矯正固定術を追加してケージにcompression forceを加えている．また，患者の全身状態や固定範囲などにより，1期的前後合併手術もしくは2期的前後合併手術を選択している．
　一方，骨脆弱性を伴わない高エネルギー外傷による胸腰椎破裂骨折の新鮮例では，骨欠損の高度な症例において側方人工椎体置換術が適応となる．その場合には，後方から椎弓根スクリューを用いて後弯矯正と伸延力を加え，靱帯性整復（ligamentotaxis）を利用した矯正固定術を行った後に，側方人工椎体置換術を行っている[1]．

▶ 手術手技

1 手術体位とX線透視像の確認

　通常どおりのXLIF®体位でテーピングをしてベッドベンディングを行うが，胸椎および胸腰椎の高位であれば，ベンディングは軽度で良い．X線透視装置を0，90度で固定し，置換する椎体の正確な正面像，側面像を得られるように，手術体位をセッティングする．X線正面像で，骨折椎体の頭尾側の椎間が地面と垂直になるようにベッドの傾きを調整することで，椎間郭清が容易となる[2]．

2 アプローチ

　置換椎体の頭尾側縁，後縦靱帯（PLL）をマーキングし，PLLから前縦靱帯（ALL）まで約5 cmの斜皮切を加える（図2a）．肋骨がある場合には，皮膚切開の範囲の肋骨切除をし（図2b），T4～T11高位は胸膜外アプローチもしくは経胸膜アプローチ，T12～L1は経横隔膜アプローチ，L2～L4は神経モニタリング下の経大腰筋アプローチとなる[2]．

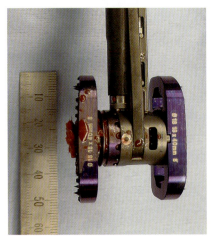

図1　長方形拡張ケージ（wide-footprint expandable cage）
無段階調整で伸延するシステムであり，コアとエンドキャップで長さや高さ，角度を設定できる．

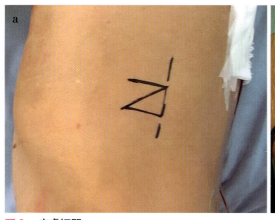
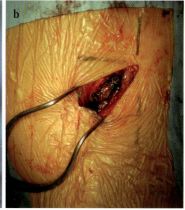

図2　皮膚切開
a：置換椎体の頭尾側縁（横実線）および PLL（縦点線）をマーキングし，PLL から ALL まで約 5cm の斜皮切を加える．
b：皮膚切開の範囲の肋骨切除をする．

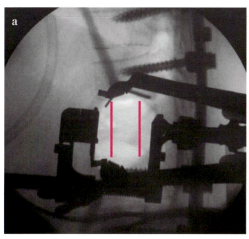
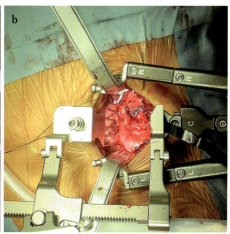

図3　専用レトラクターの設置
a：X線透視側面像．レトラクターの各ブレードを目安に，骨切除線（実線）を決定する．
b：術中画像．

3　椎体置換

　置換椎体の尾側椎間板を XLIF® アプローチで対側まで郭清を行った後に，頭側椎間板も同様の操作を行う．硬い椎体辺縁にケージを設置するため，椎間板を対側線維輪まで確実に郭清することがポイントである．次に，ダイレーターを用いて大腰筋を愛護的に展開し，置換椎体を露出させる．

　その後，設置したレトラクターの位置をX線透視正面像・側面像で確認する．切除する椎体は，X線透視像におけるレトラクターの各ブレードを目安として，直視下で骨切除線を決定する（図3）．

　置換椎体の分節動脈・分節静脈を同定してから，バイポーラーで十分に処置を行う．その後，X線透視側面像でノミの位置を確認してから，椎体の前方と後方に切除する範囲の切り込みを入れる．次に，X線透視正面像で対側の椎弓根までノミを入れた後，椎体切除をする（図4）．その際，椎体切除が不十分だと，ケージを中央に設置でき

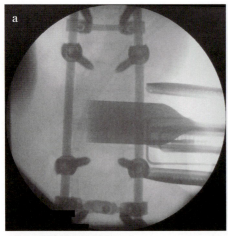
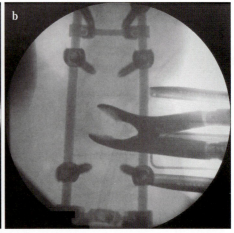

図4　骨折椎体の切除
a：X線透視正面像で，専用のノミを対側の椎弓根まで入れる．
b：専用の骨リュエルを使用して椎体を摘出する．

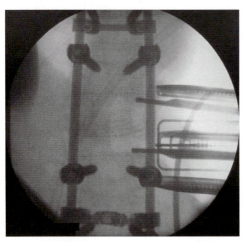

図5　X線透視下のキャリパーによる計測

なくなるため，注意を要する．椎体切除が完了したら，適切なコアの高さとエンドキャップのサイズを計測する．ケージによる椎体終板損傷を回避するため，キャリパーでの計測はX線透視下で確実に行い，適切なサイズを選択する（図5）．

X線透視像を確認しながら，椎体終板を保護するためにスライダーを設置してから，長方形拡張ケージを挿入し，コアが中央にくるように設置する（図6）．この長方形拡張ケージは無段階調整で伸延するシステムであり，X線透視を確認しながら適切な高さまで調整する（図7）．骨粗鬆症

例では無理に持ち上げすぎないように，伸延する際にはハンドルの重みを意識しながら調整を行う．

事前にケージ内へ腸骨を充填させるが，ケージを伸延させた場合には，さらにコアの窓から支柱内に移植骨を挿入する．その後，支柱の進入側にも骨移植を行う．

最後に，レトラクターを抜く際には，内臓・血管損傷のないことを改めて慎重に確認してから，ドレーンを留置して閉創とする．

手術のポイントとピットフォール

本術式は，X線透視下に垂直方向へデバイスを使用するため，正確な体位のセッティングとX線透視像の3次元的な把握が必要となる．lateral access surgery では，上位胸椎（T1～T4）と腰仙椎移行部でのアプローチは解剖学的に困難となる．また，腰椎高位では，腰神経叢が大腰筋内を走行しているため，その走行の理解と神経モニタリング下の手術手技が重要となる．下位腰椎高位においては，腰神経叢が前方に位置することもあるため，XLIF®と同様に側方人工椎体置換術においても慎重なアプローチを心懸ける必要がある．また，すべての手順において必ず直視下に行

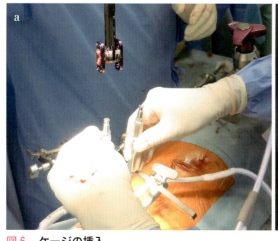
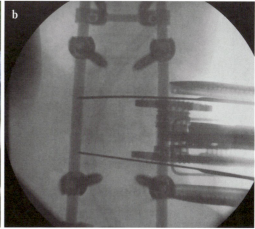

図6　ケージの挿入
a：スライダーを保持しながら、ケージを挿入する．
b：X線透視正面像．ケージの挿入時に、椎体終板を損傷しないように注意する．

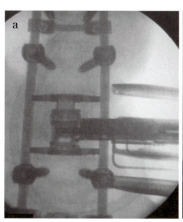
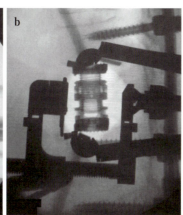
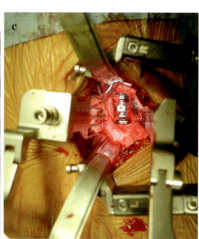

図7　ケージの高さ調整
a：X線透視正面像．ケージを伸延させて、椎体終板に圧着させる．
b：X線透視側面像．
c：術中画像．

い，十分な working space を確保することが重要となる．

　置換椎体が胸腰椎移行部の場合には，横隔膜の高さと胸郭の大きさによって難易度が変わるため，術前に解剖学的特徴を把握することが必要となる．経横隔膜アプローチ，経後腹膜アプローチとなる場合には，別の皮膚切開で直視下に後腹膜腔の working space を十分に確保してアプローチすることで，より安全性が高まる．その際，肋骨切除や片肺換気も必要に応じて追加する．

　また，偽関節例などでは分節動脈・分節静脈が萎縮していることも多いが，椎体置換術の際には十分な処置が重要となる．

　一方，従来の広範な展開を要する前方手術と異なり，手術野と手元の距離が離れ，長いデバイスを使用することになるので，XLIF®の基本手技に習熟してから，椎体置換術を導入することが望ましい．

文献

1) 篠原　光, 小林俊介, 中島由晴, 他：脊椎・骨盤外傷に対するMIStの最新知見. 脊椎脊髄　28：467-474, 2015
2) 篠原　光, 小林俊介, 曽雌　茂：脊椎感染, 腫瘍, 骨折に対するXLIF®およびXLIF® corpectomyの応用. in 日本MISt研究会（監）：MISt手技における経皮的椎弓根スクリュー法—基礎と臨床応用. 三輪書店, 2015, pp172-177

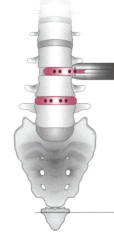

G 手術手技（椎体骨折，偽関節，転移性腫瘍，感染など）

2 転移性脊椎腫瘍，感染に対するLIFの応用

中西一夫・長谷川　徹

はじめに

　転移性脊椎腫瘍や感染などに対する経皮的椎弓根スクリュー（percutaneous pedicle screw：PPS）固定による低侵襲な後方手術の有用性については多くの報告があるが[3,4,11〜13,16]，これらの疾患の多くは前方に責任病巣があり，そのために前方手術が必要になるケースがある．前方手術はこれまで侵襲が大きく，感染を伴った易感染性宿主（compromised host）の患者や予後の限られた癌患者にとっては手術自体も侵襲になっていた．近年，普及してきたXLIF®，OLIFに代表されるlateral access surgeryによる低侵襲前方固定術は，これまで手術が行えなかった患者に光明をもたらす可能性があり，期待されている．

　化膿性脊椎炎に対する低侵襲前方固定術は，1996年にParkerら[15]による内視鏡下手術から始まり，1993年にMackら[8]，2004年にMuckleyら[9]による胸腔鏡下手術が報告された．転移性脊椎腫瘍に対する低侵襲前方固定手術は，Mackら[8]，Huangら[2]によって胸腔鏡下手術，さらには胸腔内播種を避けるために胸膜外アプローチが報告された[2,5]．

　その後，側方アプローチをより低侵襲にするため，PiementaらによってLLIF（lateral lumbar interbody fusion：腰椎側方経路椎体間固定術），XLIF® corpectomyが提唱された[14]．このような低侵襲なlateral access surgeryによって出血量や術後痛の軽減などが得られ，開放手術で避けられなかった合併症がさらに少なくなった．現在，中位胸椎からL4/L5まで手術が可能であるとさ

れている．

　アプローチは胸椎から胸腰椎移行部には経胸膜アプローチや胸膜外アプローチ，そして経横隔膜アプローチなどが，腰椎にはXLIF®，OLIFに代表される後腹膜アプローチが行われる．アプローチ側は患部が片側に偏っていれば患側からアプローチし，患部が正中であればT4〜T8は右側アプローチ，T9〜T12は左側アプローチ，腰椎は原則として左側アプローチが推奨される．しかし，大血管（great vessel）の奇形や走行異常などもあるので，症例ごとに検討を要する．さらに，胸部の手術既往や既往歴などのチェックも重要である．また，胸椎手術においては意図せず開胸になることもあるので，片肺換気の準備（麻酔科に依頼してダブルルーメンカテーテルや術後の胸腔ドレーンなどの準備）も検討しておくほうが良い．分節動脈の処理には血管結紮やバイポーラーなどでの焼灼などがあるが，胸腔鏡下手術でも使用するHarmonic scalpel®（Johnson & Johnson）も有用である．また，いったん血管損傷を引き起こすと，最小侵襲手術（MIS）による手術野の狭さから止血のコントロールが難しい場合もあるので，血管外科チームのサポートを依頼しておくことやopen conversionの準備も重要である．

転移性脊椎腫瘍に対するLIF

　転移性脊椎腫瘍に対する手術は，患者の全身状態が良く，ほかに転移がなく，椎体に腫瘍が限局していれば，脊椎全摘出術（total en bloc spondylectomy：TES）のような根治治療が望ましい[10,18]．しかし，転移性脊椎腫瘍は，顕在性または潜在性に癌が全身転移した予後の限られた状態であり，患者の全身状態や生命予後などによってはMISを選択しなければならないことのほうが多い．近年，後方からのPPSによるMIS-long fixationが行われるようになってきているが，あくまで姑息的手術（palliative surgery）である[11〜13,16]．つまり，予後の限られた患者に対して創内固定を行い，早期に離床や退院を可能とし，術後の早い段階で放射線治療や化学療法に移ることを目的としている．しかし，予後の限られた全身疾患である本疾患においてMISは，手術という選択肢を増やし，患者のQOLを維持するうえで非常にメリットのある術式の一つと考える．

転移性脊椎腫瘍に対する手術は，1954年にCapener[1]，1976年にLarsonら[7]によって後方手術が報告されたが，出血量が多く，後方から挿入できるインプラントの制限があり，またインプラントのsubsidenceが問題となり，その後，前方後方手術へ変遷していくことになった．しかし，従来の前方固定術は術後痛や，胸椎高位では呼吸器合併症，そして胸腰椎高位では腹壁麻痺などの問題もあるため，低侵襲化が重要視されるようになり，PiementaらによってXLIF® corpectomyが開発された[14]．

転移性脊椎腫瘍に対する低侵襲前方固定術の報告はあるが[5,6,17]，いずれも病巣まで達したらハイスピードドリル，鋭匙やノミなどで椎体を部分切除し，拡張ケージで再建するのみである．現時点でlateral access surgeryによる罹患椎体の全切除（total resection）はできない．つまり，姑息的手術であり，TESのような根治手術（radical operation）ではない．すなわち，椎体に病変がある程度残っていても，不安定な病巣を搔爬して前方再建術を行うことで，除痛と麻痺の改善を目的とした手術となる．原則として病巣搔爬後はインプラントを使用する．

注意点としては，胸膜外アプローチでも胸膜を損傷してしまうと，胸腔内に腫瘍を播種してしまうリスクを伴う．よって，胸部の手術既往のある患者や，腫瘍の椎体外浸潤や胸膜に炎症を起こしている患者は，胸膜損傷のリスクが高いために注意を要する．

近年，癌治療の進歩によって長期生存が可能になってきている．脊椎転移があっても局所のコントロールができれば，良好な予後が期待できるケースもある．よって，安易に姑息的手術を行うのではなく，癌種ごとに十分に検討を行う必要がある．そして，今後，TESとの比較，転移性脊椎腫瘍に対するLIFの位置づけなどを検討していく必要がある．

▶ 症例提示

68歳，男性．転移性脊椎腫瘍例（図1）．
主訴：腰痛，両下肢麻痺．
既往歴：前立腺癌．
経過：2椎間のOLIF，後方腫瘍摘出術，後方除圧固定術を行った．手術時間は2時間58分，出血量は110gであった．術後には，麻痺が完全に回復し，骨癒合に至っている．

▶ 化膿性脊椎炎に対するLIF

化膿性脊椎炎の治療の原則は，感受性のある抗菌薬の使用と局所の安静による保存的療法である．感染のコントロールができず，骨破壊が進行して脊椎の不安定性を呈する症例や進行性に神経障害を起こす症例に対しては，前方搔爬および骨移植が必要である．近年，後方からのPPSによるMIS-long fixationが行われるようになっているが[3,4]，基本的には感染の急性期には行わず，炎症反応が改善してきて感染が抗菌薬にてコントロール可能な環境下においても，局所の不安定性によって感染巣が遷延化しているものが最も良い適応と考える．一方，感染のコントロールができず，感染の主病巣が前方にある場合，もしくは後方固定によって局所の安定化を得ても感染巣が沈静化しない場合には，前方からの病巣搔爬および骨移植の適応と考える．

アプローチは従来のXLIF®やOLIFなどに準

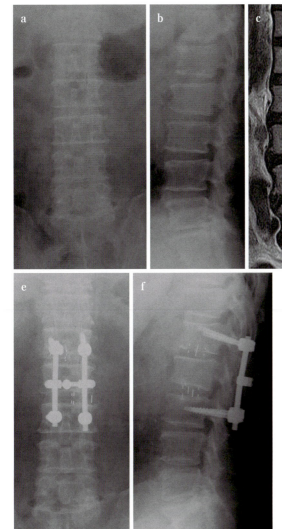

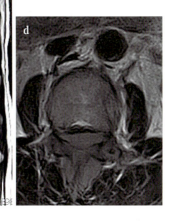

図1　68歳，男性．転移性脊椎腫瘍例（前立腺癌）
（製鉄記念室蘭病院の小谷善久先生から拝借）
a，b：術前単純X線の正面像（a），側面像（b）．
c，d：術前MRI T2強調矢状断像（c）・水平断像（L2高位，d）．L2椎弓から脊柱管内に腫瘍を認め，硬膜を圧排している．
e，f：術後単純X線の正面像（e），側面像（f）．L1/L2，L2/L3のOLIFに加えて後方除圧固定術を施行した．

じる[17]．原則として病巣掻爬後は，インプラントを使用せず，自家骨移植を行っている．

注意点としては，化膿性脊椎炎では感染によって局所解剖が破壊され，椎間板腔がわかりにくく，不用意な操作によって分節動脈・分節静脈や大血管からの出血を招く可能性があることや，またダイレーターを壊死組織に不用意に挿入すると神経合併症を引き起こす可能性がある．そのため，術前にMRIやCTで十分に吟味することが，術中合併症を回避するコツである．

症例提示

60歳，男性．移植片（graft）のMRSA感染からの化膿性脊椎炎例（図2）．

既往歴：透析歴9年．

現症：L2/L3椎間板の開大，不安定性を認めた．

経過：まず保存的療法を行い，感染がある程度沈静化した後に，後方からPPSでのMIS-long fixationを行った．しかし，遷延治癒およびスクリューのlooseningを認めたため，L2/L3のXLIF®による前方掻爬固定術と後方再固定術を

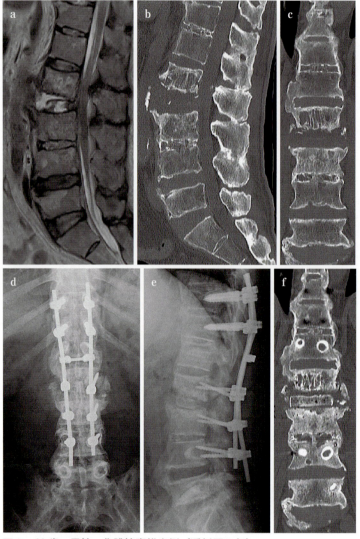

図2　60歳，男性．化膿性脊椎炎例（透析歴9年）
a：術前MRI T2強調矢状断像．L1/L2椎間板内に高輝度変化を認める．
b，c：術前CTの側面像（b），正面像（c）．L2/L3の椎間板の開大，骨融解像を認める．
d，e：術後単純X線の正面像（d），側面像（e）．L2/L3のXLIF®による前方固定術に加えて後方再固定術を行った．
f：術後CT正面像．架橋仮骨形成を認める．

行った．神経モニタリング下に，病巣掻爬および骨移植を行った．XLIF®の手術時間は1時間30分，出血量は7gであった．術後には，感染が沈静化し，架橋仮骨形成を認める．

おわりに

転移性脊椎腫瘍や感染などに対するLIFは急峻なラーニングカーブが存在し，高度な手技が要求される術式である．そのため，従来の開放手術でのこれら疾患に対する十分な手術経験や，変性疾患などでのLIF基本術式の習熟が必要である

と考える.また,術前に十分に画像評価をし,血管外科チームのサポートや open conversion の準備をしたうえで手術に臨むことが重要である.

これらの分野における LIF はまだまだ実例が少なく,今後,慎重に症例を積み重ねていく必要がある.

文献

1) Capener N：The evolution of lateral rhachotomy. *J Bone Joint Surg Br* **36**：173-179, 1954
2) Huang TJ, Hsu RW, Liu HP, et al：Video-assisted thoracoscopic surgery to the upper thoracic spine. *Surg Endosc* **13**：123-126, 1999
3) 石原慎一,石井 賢：脊椎感染症に対する PPS 法. MISt 手技における経皮的椎弓根スクリュー法―基礎と臨床応用.三輪書店,2015,pp130-133
4) 石原昌幸,齋藤貴徳：感染性脊椎炎に対する MISt. MISt 手技における経皮的椎弓根スクリュー法―基礎と臨床応用.三輪書店,2015,pp124-129
5) Juan SU, Elis D, Tien VL, et al：Minimally invasive surgery treatment for thoracic spine tumor removal：a mini-open, lateral approach. *Spine*（*Phila Pa 1976*）**35**：347-354, 2010
6) Keshavarzi S, Park MS, Newman CB, et al：Minimally invasive thoracic corpectomy and anterior fusion in a patient with metastatic disease：case report and review of the literature. *Minim Invasive Neurosurg* **52**：141-143, 2009
7) Larson SJ, Holst RA, Hemmy DC, et al：Lateral extracavitary approach to traumatic lesions of the thoracic and lumbar spine. *J Neurosurg* **45**：628-637, 1976
8) Mack MJ, Regan JJ, Bobechko WP, et al：Application of thoracoscopy for diseases of spine. *Ann Thorac Surg* **56**：736-768, 1993
9) Muckley T, Schutz T, Schmidt MH, et al：The role of thoracoscopic spinal surgery in the management of pyogenic vertebral osteomyelitis. *Spine*（*Phila Pa 1976*）**29**：227-233, 2004
10) 村上英樹,加藤仁志,出村 諭,他：転移性脊椎腫瘍に対する腫瘍脊椎骨全摘術の位置づけ.整・災外 **55**：1113-1118, 2012
11) 中西一夫,長谷川 徹：転移性脊椎腫瘍に対する MISt の応用.MISt 手技における経皮的椎弓根スクリュー法―基礎と臨床応用.三輪書店,2015,pp134-139
12) 中西一夫,長谷川 徹,田中雅人,他：転移性脊椎腫瘍に対する最小侵襲脊椎安定術（Minimally invasive spine stabilization：MISt）の応用.J MIOS （68）：61-67, 2013
13) 中西一夫,射場英明,加納健司,他：転移性脊椎腫瘍に対する最小侵襲脊椎安定術（MISt）を用いたリエゾン治療.整・災外 **57**：1557-1563, 2014
14) Ozgur BM, Aryan HE, Piementa L, et al：Extreme Lateral Interbody Fusion (XLIF)：a novel surgical technique for anterior lumbar interbody fusion. *Spine J* **6**：435-443, 2006
15) Parker LM, McAfee PC, Fedder IL, et al：Minimally invasive surgical techniques to treat spine infections. *Orthop Clin Am* **27**：183-199, 1996
16) 篠原 光,曽雌 茂,藤井英紀,他：転移性脊椎腫瘍に対する最小侵襲脊椎制動固定術（MISt）の治療経験.東日本整災会誌 **24**：1158-1163, 2012
17) 篠原 光,小林俊介,曽雌 茂：脊椎感染,腫瘍,骨折に対する XLIF® および XLIF® corpectomy の応用. MISt 手技における経皮的椎弓根スクリュー法―基礎と臨床応用.三輪書店,2015,172-177
18) Tomita K, Kawahara N, Baba H, et al：Total en block spondylectomy for solitary spinal metastasis. *Int Orthop* **18**：291-298, 1994

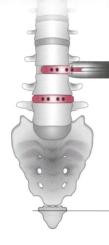

G 手術手技（椎体骨折，偽関節，転移性腫瘍，感染など）

3 隣接椎間障害に対するプレート併用LIF

八木　満・美馬雄一郎・石井　賢

はじめに

　LIFは大きな椎体間ケージを側方から挿入することにより，脊柱管狭窄を間接除圧するとともに，椎体間ケージ内の大きな移植骨の接触面の獲得と強固な椎体間固定により，骨癒合を得やすい利点がある[4,5,6,9,10]．LIFに椎体プレートを併用することで，後方の操作が不要となり，より手術侵襲を軽減できる[3,4,7,9,13]．本項では椎体プレートを併用したLIFの手技の実際について述べる．

プレート併用LIFの適応

　椎体プレートを併用したLIFは隣接椎間障害や腰椎変性すべり症，腰椎分離症，腰椎分離すべり症などが適応となる[1,3,4,9]．このうち本項では隣接椎間障害を取り扱う（図1）．また，椎体プレートの併用は，今後の導入が想定されるAnterior Column Realignment（ACR®）を行う場合に前縦靱帯を切離した際のLIFケージの腹腔内への脱転を防ぐためにも有用である．

プレート併用LIFの生体力学的特性

　脊椎固定術を検討する際にそれぞれの固定方法の力学的特性を十分に理解することは術式を選択するうえで重要である[3,8,12]．
　Fogelら[3]はキャダバーを用いたLIFの生体力学的検討を行い，LIFケージのみ，LIFケージ＋椎体プレート，LIFケージ＋対側の片側椎弓根スクリュー，LIFケージ＋両側椎弓根スクリューのそれぞれの固定方法に対する前後屈，側屈，回旋の可動域をそれぞれ評価している．LIFケージのみでは，正常と比較して前屈の可動域は30％程度，後屈と側屈の可動域は50％程度となり，回旋の可動域は60％程度が残存した．椎体プレートの追加により，前後屈ではほぼ同一だったが，側屈では15％程度に，回旋では50％程度に可動域が低下した．LIFケージ＋椎体プレートは両側椎弓根スクリューの追加と比較すると，前後屈と回旋では20～30％程度劣り，側屈ではほぼ同一であり，片側椎弓根スクリューの追加より回旋の可動域が小さかった．そのため，LIFケージ＋椎体プレートの適応は骨質の保たれた比較的若い患者が対象となり，骨の脆弱な高齢者や椎体終板骨折を伴っている症例は，ケージの沈み込み（subsidence）を防ぐためにより固定力の高い両側椎弓根スクリューの併用が推奨される．

プレート併用LIFの実際

　プレート併用LIFはケージのみを挿入する場合と比較して，後腹膜外腔での大腰筋の操作時間が若干長くなり，また，レトラクターの頭尾側方向への開大幅もやや大きくなるため，LIFの手技に十分に習熟したのちに行うことを推奨する．プレート併用LIFを行う際に特に考慮すべき点を次に挙げる．

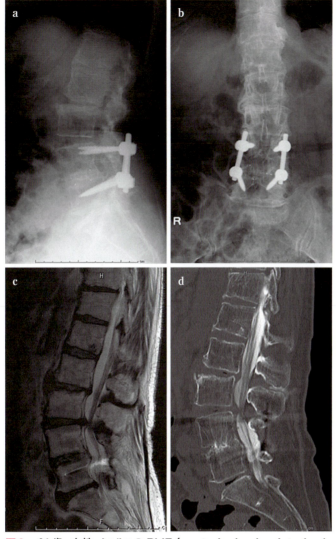

図1 64歳，女性．L4/L5 の PLIF（posterior lumber interbody fusion：後方経路腰椎椎体間固定術）後の隣接椎間障害の術前画像
a，b：X線正面像（a）・側面像（b），c：MRI T2強調矢状断像，d：CT myelography 矢状断像．

1 レトラクターによる神経根損傷および腰神経叢障害を避ける

　LIF ケージを設置したのちにレトラクターを頭尾側にやや大きく開大する．これはケージの挿入が終了したのちに行い，必要最小限の開大にとどめる（図2）．

2 スクリューによる椎体の分節動脈損傷を避ける

　レトラクターを頭尾側にやや大きく開大する際，尾側に必要以上に開大すると分節動脈損傷の可能性がある．レトラクターを開大したのちに椎体側面をよく観察し，分節動脈が手術野にないことを確認する．椎体スクリューは椎体終板の近傍から挿入すれば，必ずしもレトラクターを頭尾側

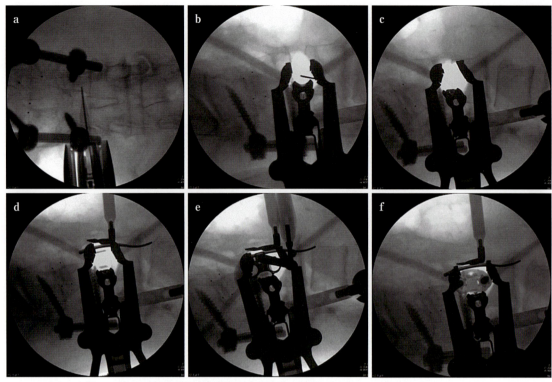

図2 64歳，女性．L4/L5のPLIF後の隣接椎間障害の術中画像
X線透視を用いて，LIFケージを設置後（a〜c），レトラクターの必要最小限の開大で椎体スクリューを挿入し（d，e），椎体プレートを設置した（f）．

にやや大きく開大する必要がなく，また，分節動脈損傷のリスクも少なくできる．

通常，分節動脈は手術野に現れることが少ないが，もし分節動脈が現れた際にはレトラクターの開大が大きすぎる，あるいは尾側に開大しすぎている可能性があるので，X線透視でレトラクターと椎体の位置関係を確認する．分節動脈の解剖学的変異などで，手術野に分節動脈が露出してしまう場合には，剥離可能であればスパーテルなどで剥離する．剥離や出血した際の処置が困難であると判断した場合には，椎体プレートを諦め，後方からの経皮的椎弓根スクリュー固定に切り替える．

3 ケージの沈み込みを避ける

ケージの椎体への沈み込みを避けるため，椎体終板を十分におおう椎体ケージを選択することに加え，椎体スクリューはアプローチ側と対側の2つの皮質を必ず貫通するようにし，椎体プレートの固定性を確保する（図3）．

4 大腰筋の滑走障害を避ける

椎体側面の骨棘などで椎体プレートが大腰筋内に突出すると，股関節の屈曲時に大腰筋の滑走障害による疼痛を生じる可能性がある．したがって，骨棘を骨ノミやドリルで十分に切除し，椎体スクリューを対側まで確実に貫くように挿入し，椎体プレートを椎体側面に密着させる．

プレート併用LIFの治療成績

Wangら[13)]は近位隣接椎間障害21例（平均年齢61歳，男性12例，女性9例，平均追跡期間23.6か月）に椎体プレート併用LIFを行い，平均手術時間86分，平均出血量93mlで術中合併症がなく，下肢痛のneumerical rating scale

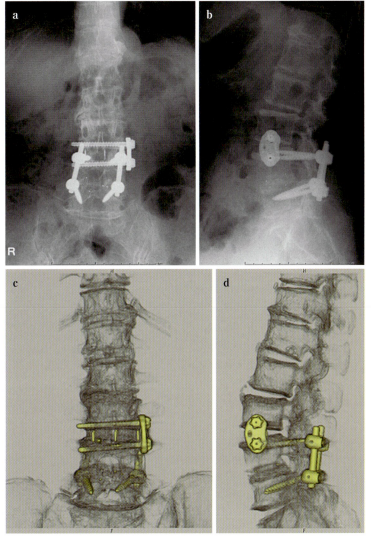

図3 64歳，女性．L4/L5のPLIF後の隣接椎間障害の術後画像
a，b：X線正面像（a）・側面像（b），c，d：3D-CT正面像（c）・側面像（d）．
良好な椎間板高の獲得とプレートの設置，椎体スクリューの対側への固定が確認できる．

（NRS）が6.3から1.9，腰痛のNRSが7.5から2.9にいずれも有意に改善したと報告している．また，全例でCT上の骨癒合が得られたと報告している．

われわれは，腰椎固定術後の近位隣接椎間障害に対してプレート併用LIFを実施し，1年以上経過観察し得た14例（平均年齢68歳，男性10例，女性4例）（LIF群）と隣接椎間障害に対してPLIF（posterior lumbar interbody fusion：後方経路腰椎椎体間固定術）を施行した10例（平均年齢70歳，男性3例，女性7例）（PLIF群）の治療成績を比較した．PLIF群の手術時間は平均162±35分，出血量は平均187±156mlで，LIF群の手術時間は平均55±13分，出血量は平均23±15mlであり，ともにLIF群で有意に手術時間が短く，出血量が少なかった．LIF群の術前と術後1年の治療成績を比べると，Oswestry disability index（ODI）が61.5％から20.1％に有意に改善した．また，JOABPEQ（Japanese Orthopaedic Association Back Pain Evaluation

Questionnaire：日本整形外科学会腰痛評価質問票）は疼痛関連障害58.2から70.3，腰痛機能障害41.7から67.3，歩行機能障害28.6から78.6，社会生活障害23.2から75.9，心理的障害43.5から67.3と，疼痛関連障害のほかはすべて有意に改善した．一方，骨癒合に関しては，自験例では観察期間中に明らかな偽関節やインプラントの折損を認めなかったが，Wangら[13]の報告に代表されるように米国ではほぼ全例でbone morphogenetic protein-2（BMP2）を使用しているため，骨癒合や手術出血量などに有利であったと考えられる．したがって，日本におけるプレート併用LIFの骨癒合率に関しては，今後，十分に検討する余地があると考えられる．

プレート併用LIFの合併症

プレート併用LIFの合併症としては，神経根損傷，腰神経叢障害，分節動脈損傷，遠位椎体骨折などが挙げられる．Wangら[13]は前述の報告の中で，術中合併症がなく，1例で椎弓切除を追加したのみであったとしている．Duaら[2]は13例の腰椎変性疾患に対してLIFケージ＋椎体プレートまたはLIFケージ＋対側の片側椎弓根スクリューの固定方法を行い，このうち2例で固定椎体の骨折を生じている．いずれも近位固定椎体の遠位椎体終板骨折で，椎体形成術の追加により疼痛は速やかに消失したと報告している．また，いずれも骨粗鬆症高齢者であり，骨粗鬆症患者に椎体プレートを使用する際には注意が必要だと結論づけている．自験例では椎体間ケージの術中破損1例，一過性の軽度筋力低下1例を認めた．インサーターが椎体間ケージに適切に固定されていなかったことが原因でインサーターの固定部で椎体間ケージが破損した症例で，一過性の下肢筋力低下は術後2週程度で正常となった．また，椎体骨折は認めなかった．

おわりに

本項で取り上げた脊椎固定術後の隣接椎間障害は比較的頻度の高い合併症である．その再手術は主に後方椎体間固定術が行われているが，大きな切開やロッドの抜去，癒着の剥離，椎間板の郭清など，侵襲の比較的大きな手術を要する[1,11]．プレート併用LIFは，手術時間が短く，出血量が少なく，治療成績も良好であり，脊椎固定術後の隣接椎間障害に対する新たな治療法として期待される．

文献

1) Chou D, Dekutoski M, Hermsmeyer J, et al：The treatment of lumbar adjacent segment pathology after a previous lumbar surgery：a systematic review. *Spine（Phila Pa 1976）* 37（22 Suppl）：S180-S188, 2012
2) Dua K, Kepler CK, Huang RC, et al：Vertebral body fracture after anterolateral instrumentation and interbody fusion in two osteoporotic patients. *Spine J* 10：e11-e15, 2010
3) Fogel GR, Parikh RD, Ryu SI, et al：Biomechanics of lateral lumbar interbody fusion constructs with lateral and posterior plate fixation：laboratory investigation. *J Neurosurg Spine* 20：291-297, 2014
4) Isaacs RE, Hyde J, Goodrich JA, et al：A prospective, nonrandomized, multicenter evaluation of extreme lateral interbody fusion for the treatment of adult degenerative scoliosis：perioperative outcomes and complications. *Spine（Phila Pa 1976）* 35（26 Suppl）：S322-S330, 2010
5) Klopfenstein JD, Kim LJ, Feiz-Erfan I, et al：Retroperitoneal approach for lumbar interbody fusion with anterolateral instrumentation for treatment of spondylolisthesis and degenerative foraminal stenosis. *Surg Neurol* 65：111-116；discussion 116, 2006
6) Le TV, Vivas AC, Dakwar E, et al：The effect of the retroperitoneal transpsoas minimally invasive lateral interbody fusion on segmental and regional lumbar lordosis. *ScientificWorldJournal* 2012：516706, 2012
7) Mobbs RJ, Phan K, Thayaparan GK, et al：Anterior lumbar interbody fusion as a salvage technique for pseudarthrosis following posterior lumbar fusion surgery. *Global Spine J* 6：14-20, 2016
8) Nayak AN, Gutierrez S, Billys JB, et al：Biomechanics of lateral plate and pedicle screw constructs in lumbar spines instrumented at two levels with laterally placed interbody cages. *Spine J* 13：1331-1338, 2013
9) Ozgur BM, Aryan HE, Pimenta L, et al：Extreme lateral interbody fusion（XLIF）：a novel surgical

technique for anterior lumbar interbody fusion. *Spine J* **6** : 435-443, 2006
10) Palejwala SK, Sheen WA, Walter CM, et al : Minimally invasive lateral transpsoas interbody fusion using a stand-alone construct for the treatment of adjacent segment disease of the lumbar spine : review of the literature and report of three cases. *Clin Neurol Neurosurg* **124** : 90-96, 2014
11) Radcliff K, Curry P, Hilibrand A, et al : Risk for adjacent segment and same segment reoperation after surgery for lumbar stenosis : a subgroup analysis of the spine patient outcomes research trial (SPORT). *Spine (Phila Pa 1976)* **38** : 531-539, 2013
12) Reis MT, Reyes PM, Altun I, et al : Biomechanical evaluation of lateral lumbar interbody fusion with secondary augmentation. *J Neurosurg Spine* **25** : 720-726, 2016
13) Wang MY, Vasudevan R, Mindea SA : Minimally invasive lateral interbody fusion for the treatment of rostral adjacent-segment lumbar degenerative stenosis without supplemental pedicle screw fixation. *J Neurosurg Spine* **21** : 861-866, 2014

H章

LIFにおける先進的手術支援

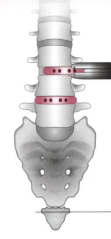

H LIFにおける先進的手術支援

1 ナビゲーションによる支援

小谷善久

はじめに

　脊椎脊髄手術におけるナビゲーション技術は，頚椎・腰椎後方instrumentationにおける精度向上を発端に約20年前から臨床応用されてきた[1,2]．第1世代のCT-based navigationでは，術前に撮像したCTとの画像照合が必要であり，表面構造が複雑な後方要素では高い照合精度が得られたが，表面構造が平坦な前方要素では臨床使用に耐え得る照合精度を得にくく，かつ基準点であるリファレンスフレームの設置が困難という問題があった．そのため，重要臓器が近接する頚椎・胸椎・腰椎前方要素でのナビゲーション技術は長く立ち遅れていた．Siremobil Iso-C® 3DやO-arm®などをはじめとする術中CTの登場は，繁雑な照合操作を省略でき，脊椎前方要素のナビゲーション手術を可能とした[3]．この技術は胸椎・腰椎前方手術の低侵襲版である近年のLIFにおいても有用性を増している．本項では近年のLIFにおけるナビゲーション技術の応用と有用性，ピットフォールについて概説する．

LIFにおける
ナビゲーション手術の実際

　筆者は2012年からOLIFを開始し，2013年からO-arm® navigationによるイメージレスOLIFを約350例に行ってきた．LIFに脊椎手術ナビゲーションを導入する利点としては，①皮膚切開，アプローチにおける位置確認が可能，②頻回なC-arm操作が不要でレトラクターが術中画像を妨げないこと，③手術機器やケージのリアルタイムな位置確認が可能，④術中血管造影により周囲血管のimagingが可能などである．

　当科のOLIFにおけるO-arm®ナビゲーション手術を概説する．側臥位をとる際には，金属製の体位支持器を避け，放射線透過性の支持器（マジックベッド）を使用している．リファレンスフレームは小皮切で腸骨後面から仙腸関節に向けて設置する（図1）．O-arm® 3D撮影はナビゲーション機器へのデータ転送を含めて約2分で終了し，リアルタイムナビゲーションが可能となる．次に，使用機器の先端情報登録を行うが，LIFではシャーププローブ，シェーバー，ケージ支持器を登録する．universal attachmentを使用すればどのような機器も先端情報登録可能であるが，built-in機器（NavLock®）に比べて精度低下があることをよく理解しておく必要がある．そして，シャーププローブを用いて皮膚切開とアプローチ方向のデザインを行う（図2）．OLIF25®では中腋窩線から3横指前方付近が皮膚切開の位置となるが，これらは椎間板の高位・角度，肥満の程度，大腰筋のボリューム，前方血管の位置などで適宜変化させる必要があり，脊椎手術ナビゲーションは極めて有用である．椎間板高が消失している椎間や骨棘が発達している椎間では，シャーププローブを用いて位置確認をしながら椎体終板を破壊することなく椎間板の摘出・releaseを行える．OLIF手技では対側線維輪のreleaseが重要であるが，ナビゲーション画面上で対側血管の位置などを確認しながらナビゲーテッドシェーバーで対側線維輪を貫通する（図

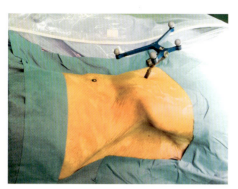

図1　腸骨へのリファレンスフレームの設置

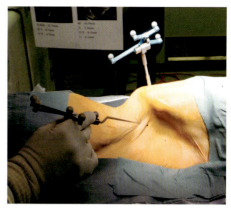

図2　シャーププローブを用いた皮膚切開とアプローチ方向のデザイン

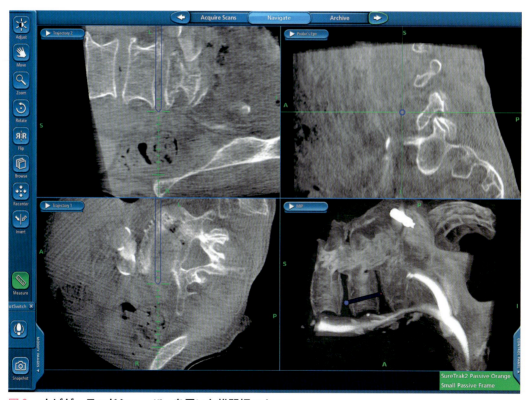

図3　ナビゲーテッドシェーバーを用いた椎間板 release

3）．椎体終板を保護しながら軟骨終板を十分に除去し，トライアルで適切なサイズのケージを選択した後，同種骨を充填した Clydesdale® cage を椎体対側の cortical ring をカバーする形で設置する．脊柱変形例では C-arm の操作が繁雑になるが，脊椎手術ナビゲーション下では手術野を妨げることなく正確なケージ設置が可能となる（図4）．多椎間の場合に注意すべき点は，脊椎手術ナビゲーションの基準点であるリファレンスフレームが骨盤に設置されているので，LIF の操作は頭側から行うことである．また，椎間を拡大していく際には，ナビゲーション画面上では尾側終

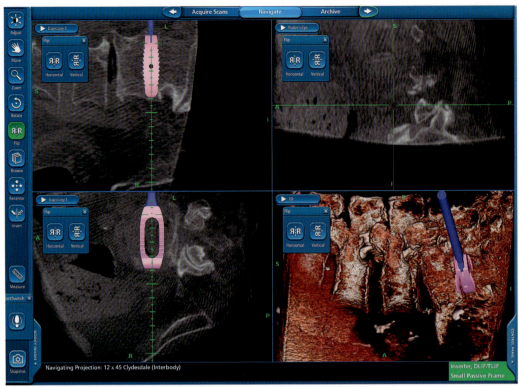

図4　Clydesdale cage®の正確な設置

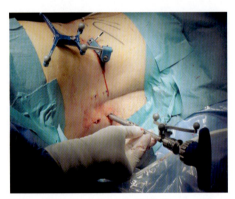

図5　側臥位における経皮的 modified cortical bone trajectory（経皮的 mCBT）スクリュー挿入

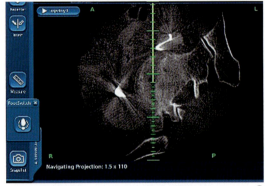

図6　腰仙椎 OLIF における静脈造影併用 O-arm® 3D 画像

板は位置が保たれるが，頭側終板は拡大前の位置が表示されることを理解すべきである．また，側臥位で経皮的椎弓根スクリュー固定を行う際には，ケージ設置後に O-arm® 3D 撮影を再度行い，そのまま術者が後方へ移動してスクリュー挿入を行うと良い（図5）．

その他の前方手技における脊椎手術ナビゲーションの応用

脊椎手術ナビゲーションは骨・血管・軟部組織の表示が可能であるため，O-arm® 3D 撮影の際に血管造影や脊髄造影などを併用することで，血

管や脊髄などのナビゲーション画面上への表示が可能となる．筆者は頚椎後縦靱帯骨化（OPLL）の前方浮上や胸椎 OPLL の切除，傍脊柱膿瘍を伴う脊椎炎や L5/S1 前側方アプローチなどにおける動脈や静脈などの造影を行い，disorientation のない正確で迅速な前方手術を行っている（図6）．

文 献

1) Kotani Y, Abumi K, Ito M, et al：Improved accuracy of computer-assisted cervical pedicle screw insertion. *J Neurosurg Spine* **99**：258-263, 2003
2) Kotani Y, Abumi K, Ito M, et al：Accuracy analysis of pedicle screw placement in posterior scoliosis surgery：conventional fluoroscopic and computer-assisted technique. *Spine*（*Phila Pa 1976*）**32**：1543-1550, 2007
3) 小谷善久，ゴンチャルイワン，濱崎雅成，他：頚椎 OPLL に対する前方浮上術と後方矯正除圧固定術の臨床成績―O-arm 応用による手術精度と安全性の向上．*J Spine Res* **7**：362, 2017

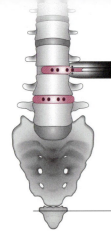

2 | 拡散テンソルトラクトグラフィー―LIFに有用な体位による腰神経走行の把握

江口　和・及川泰宏・大鳥精司

概　要

　近年，前方固定における低侵襲手術として経腸腰筋的に側方からアプローチするdirect lateral interbody fusion（DLIF）[6]やextreme lateral interbody fusion（XLIF®）[7]などのような側方経路椎間固定術（lateral interbody fusion：LIF）が急速に普及してきている．一方，筋力低下，しびれ感，放散痛などをきたす腰仙骨神経叢の損傷など，合併症が多く報告されており[3,9]，術前に神経走行を知ることは重要であるが，現時点で有効な手段はない．

　拡散テンソル画像（diffusion tensor imaging：DTI）は水分子の拡散を記録し，神経線維などの拡散方向に制限のある組織内での水分子の拡散異方性をとらえる撮像法であり，トラクトグラフィーにより神経を可視化できる[1]．

　DTIを用いて椎体近傍の腰神経の走行を評価し，撮像姿勢による神経分布を評価した概要を示す[5]．

　対象は健常者10例（男性5例，女性5例，平均32歳）である．3.0 T MRI（Discovery MR 750, GE Healthcare）を使用した．DTIはecho planar imaging（EPI），b value：800s/mm^2，motion probing gradient：11軸を用い，撮影時間は4分54秒であった．axial fractional anisotropy（FA）map上で，椎間孔部のL3〜S1神経根の近位および遠位に関心領域（ROI）を設定し，腰神経のトラクトグラフィーを構築した．

　L3〜L5のトラクトグラフィーをMRI T2強調矢状断像と癒合させ，Moroら[4]の神経分布に準じて，椎体前後径を4等分し，椎体縁前方，後方を加えた6つのZone（Zone A, 1〜4, P）に区分し（図1a），椎間板レベル（L3/L4, L4/L5, L5/S1）での神経分布を評価した．健常者における3つの異なる体位として，①背臥位・股関節屈曲位（標準体位），②背臥位・股関節伸展位（股関節伸展位），③右側臥位・股関節屈曲位（側臥位）による神経走行の分布・変化を検討した．腰神経のトラクトグラフィーとMRI T2強調像のfusion画像から，椎体近傍の神経走行を把握することができた（図1b, c）．

1）標準体位（図2a, b）

　L3/L4では，すべて椎体後方1/4のZone 4より後方に位置していた．L4/L5では，椎体中央より後方に分布し，約10％がZone 3，約60％がZone 4，約30％がZone Pに位置していた．L5/S1では，約50％が椎体前方中央より前方に分布し，約40％がZone 3，約10％がZone 4に位置していた．

2）股関節伸展位（図2c, d）

　標準体位に比べ，L3/L4, L4/L5では，神経は前方に偏位し，神経の偏位は椎体幅1/4以内であった．

3）側臥位（図2e, f）

　標準体位に比べ，各椎間レベルにおいて，神経は後方に偏位する傾向にあり，神経の偏位は椎体幅1/4以内であった．

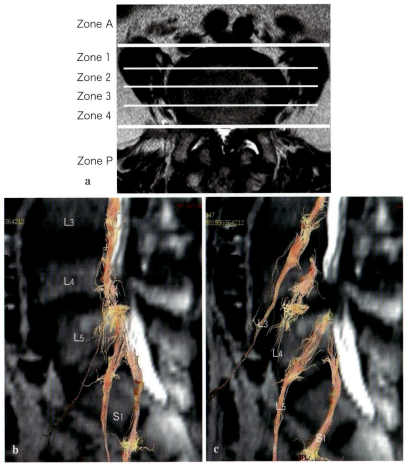

図1 神経分布の評価法
a：椎体前後径の区分
MRI T2強調軸位断像（L4/L5レベル）．椎体前後径を4等分し，椎体縁前方，後方を加えた6つのZone（Zone A, 1〜4, P）に区分した．
b, c：腰神経のトラクトグラフィーとMRI T2強調矢状断像のfusion画像
（b：側面像, c：後側面像）．

有用性

近年，LIFが急速に普及しているが，Sofianosら[9]は約40％に筋力低下，下肢しびれ感，放散痛が起こったことを報告し，Houtenら[3]は33.6％に運動機能障害などの神経損傷による合併症を報告した．

キャダバーによる検討では，Parkら[8]は側臥位での解剖学的検討において，L3/L4, L4/L5で神経が椎間板中央より後方10〜20 mmに分布していると報告した．Davisら[2]は，大腿神経はZone 3より後方に位置すると報告している．

本研究からDTIは神経を選択的に描出することができ，MRI T2強調像との癒合により，神経と周囲の筋・骨格の3次元的な解剖像を把握でき，椎体近傍の脊髄神経の解剖学的走行を評価することが可能であった．背臥位・股関節屈曲位，側臥位・股関節屈曲位において，L3/L4, L4/L5では腰神経は椎体中央より後方に位置していた．諸家の報告は本研究と同様の結果を示しており，MRIにおける背臥位・股関節屈曲位は側臥位手術における神経分布の評価にも有用であることを

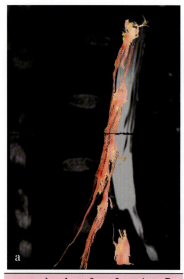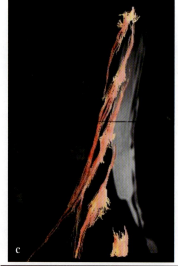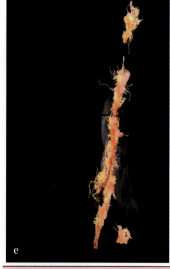

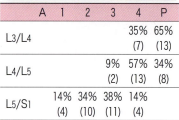

図2 健常者における3つの異なる体位でのトラクトグラフィーとMRI T2強調像のfusion画像側面像（a，c，e）と各椎間レベルの神経分布（b，d，f）
a，b：背臥位・股関節屈曲位（標準体位）．
c，d：背臥位・股関節伸展位（股関節伸展位）．
e，f：右側臥位・股関節屈曲位（側臥位）．

示している．さらに，側臥位・股関節屈曲位では腰神経が椎体後方へ偏位することから，椎間板中央より前方からのアプローチは安全であり，側臥位・股関節屈曲位は神経損傷のリスクを回避することに有用であると思われる．

まとめ

今回，DTIを用いて椎体近傍における腰神経の解剖学的検討を行った．L3/L4，L4/L5において腰神経は椎体中央より後方に位置しており，側臥位・股関節屈曲位では腰神経は椎体後方に偏位している．したがって，direct lateral transpsoas approachにおいて側臥位・股関節屈曲位は神経損傷のリスクを回避するのに重要であると考えられる．つまり，DTIはLIF術前の椎体近傍の腰神経走行を把握するのに有用である．

文献

1) Eguchi Y, Ohtori S, Orita S, et al：Quantitative evaluation and visualization of lumbar foraminal nerve root entrapment using diffusion tensor imaging：preliminary results. *Am J Neuroradiol* **32**：1824-1829, 2011
2) Davis TT, Bae HW, Mok JM, et al：Lumbar plexus anatomy within the psoas muscle：implications for the transpsoas lateral approach to the L4-L5 disc. *J Bone Joint Surg Am* **93**：1482-1487, 2011
3) Houten JK, Alexandre LC, Nasser R, et al：Nerve injury during the transpsoas approach for lumbar fusion. *J Neurosurg Spine* **15**：280-284, 2011
4) Moro T, Kikuchi S, Konno S, et al：An anatomic study of the lumbar plexus with respect to retroperitoneal endoscopic surgery. *Spine*（*Phila Pa 1976*）**28**：423-428, 2003
5) Oikawa Y, Eguchi Y, Watanabe A, et al：Anatomical

evaluation of lumbar nerves using diffusion tensor imaging and implications of lateral decubitus for lateral transpsoas approach. *Eur Spine J* **26**：2804-2810, 2017

6) Ohtori S, Mannoji C, Orita S, et al：Mini-open anterior retroperitoneal lumbar interbody fusion：Oblique lateral interbody fusion for degenerated lumbar spinal kyphoscoliosis. *Asian Spine J* **9**：565-572, 2015

7) Ozgur BM, Aryan HE, Pimenta L, et al：Extreme Lateral Interbody Fusion（XLIF）：a novel surgical technique for anterior lumbar interbody fusion. *Spine J* **6**：435-443, 2006

8) Park DK, Lee MJ, Lin EL, et al：The relationship of intrapsoas nerves during a transpsoas approach to the lumbar spine：anatomic study. *J Spinal Disord Tech* **23**：223-228, 2010

9) Sofianos DA, Briseño MR, Abrams J, et al：Complications of the lateral transpsoas approach for lumbar interbody arthrodesis：a case series and literature review. *Clin Orthop Relat Res* **470**：1621-1632, 2012

1章

移植骨

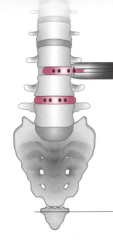

1 自家骨採取と自家骨不足への対処

有薗 剛

はじめに

LIFで用いるケージの移植骨を挿入するスペースは大きい．たとえば，OLIFで最も使用されているケージ（Clydesdale® cage：6度10×50 mm）の場合には，容量は2.85 mlで，多くの移植骨が必要となる．2椎間以上の場合には，採取した腸骨のみでは不足することが懸念され，それを補うには同種骨や人工骨の使用が一般的である．本項では，腸骨採取の基本から，低侵襲でしかも多くの移植骨を得るための工夫について述べる．

腸骨採取

腸骨採取に際して上前腸骨棘よりも2cm手前に皮膚切開をとどめることは，外側大腿皮神経を損傷しないようにするためにも，上前腸骨棘部に骨折を起こさないようにするためにも重要である．腸骨の内板をおおう骨膜は厚く，比較的粗に結合しているため，骨膜剥離を正確に行いやすく，出血が少ない．一方，外板の骨膜は密に結合しているため，出血しやすい．また，内板のみの剥離であれば，縫工筋や中殿筋などの障害を生じない．したがって，腸骨の内板から骨を採取するのが一般的である．外板の皮質骨のみを残すようにして内板および腸骨稜の皮質骨を切除し，海綿骨を可及的に多く採ることで，かなりの量の移植骨が採取できる[6]．

しかし，内板採取でも，採骨部痛を訴える症例は少なくない．したがって，さらに低侵襲な採骨方法として，ボーンソーで腸骨稜の皮質骨を箱型に切除した後，鋭匙で皮質骨の裏側や深い位置まで海綿骨を採取するのも良い方法と思われる．この方法で，かなりの海綿骨を採取できるが，時に腸骨稜のみ横幅が広く，深い部分での腸骨は薄い症例がある．その場合には，ボーンソーが皮質骨を越えて逸脱する可能性があるので，ボーンソーで腸骨稜の皮質骨のみを長方形に切除するようにし，後は鋭匙で皮質骨の内面に沿って海綿骨を採取する（図1）．骨を採取した後は，人工骨をちょうど納まりの良い形に採型して挿入し，その上に骨ろうを塗り込んで出血を防ぐ．この方法では，採骨部痛が少なく，また，採骨部の骨再生にも有利と思われる．

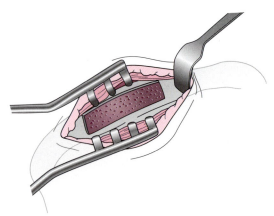

図1　腸骨採取
腸骨稜のみを露出させ，ボーンソーで皮質骨のみを長方形に切除して，海綿骨を採取する．

同種骨

　同種骨は 2007 年に改訂された日本整形外科学会の「冷凍ボーンバンクマニュアル」[4]に準拠して運用されなければならない．少なくとも梅毒血清反応［梅毒トレポネーマ血球凝集（TPHA）検査と梅毒脂質抗原使用検査］，HBs 抗原，HCV 抗体，HIV 抗体，HTLV-1 抗体が陰性でなければならず，組織採取時には組織の一部およびぬぐい液（swab）の好気性菌および嫌気性菌の検査を行う．移植手術直前にも同様の細菌検査を行うことが望ましい．同種骨移植における抗原は主として細胞にあるため，手術用ジェット洗浄装置を用いて冷凍保存前に移植骨の血液および骨髄成分を除去しておく．血液検査などのスクリーニングによって，すべてのウイルス感染の有無を確定することが困難であるため，感染予防をより確実にする目的で加温処理を行う．設定温度としては 80℃ 10 分と 60℃ 10 時間の 2 種類が報告されている．80℃ では骨の劣化を引き起こす温度に近いために温度変動の許容範囲が狭く，また，骨全体が短時間に均一に加温される必要があるために特殊な装置が必要となる．60℃ では 10 時間の加温で劣化を引き起こすことはなく，また，長時間処理であるために特殊な装置は必要としない．移植骨と滅菌生理食塩水を滅菌ステンレスポットに入れ，60℃ に温度調整した恒温水槽に 10 時間浸す．ただし，Creutzfeldt-Jakob 病などのプリオン病の病原体には無効であることは留意しておく必要がある．保存時は防水性かつ気密性の容器に入れる．長期保存の場合には，-70℃ 以下が望ましい．移植前には手術室で無菌的に取り出し，骨の一部と swab を細菌検査に提出した後，抗生物質を含んだ生理食塩水に浸して解凍する．蜂谷ら[3]は同種骨を用いた 153 例 364 椎間で 361 椎間（99.2％）に骨癒合が得られたとしている．Floyd ら[1]も meta-analysis で自家骨移植（autograft）は同種骨移植（allograft）よりも癒合率が高かったが，臨床的には優位性がなかったと報告している．同種骨移植は多椎間固定で多量の移植骨が必要な際には極めて有用な方法である．

人工骨

　骨伝導性を有し，骨と結合または置換されるものが人工骨と定義され，非置換型のハイドロキシアパタイト（HA），吸収型の β 型リン酸三カルシウム（β-TCP）などがある[2]．安全性が高く，容易に入手でき，さまざまな種類を選択できる．高気孔率，連通気孔構造を有する第 2 世代が登場して，優れた骨伝導性を獲得したが，骨誘導性を有していないため，現在のところ自家骨に代わる存在ではない．

1 HA

　気孔がない緻密体と気孔がある多孔体に分けられる．緻密体は圧縮強度が高く，多孔体は気孔率が高いものほど，力学的強度が低くなる．LIF ではケージの中に挿入するため，もっぱら高い骨伝導性を優先した選択がなされる．連通気孔構造があるもの（ネオボーン®）やそれに加えてミクロ気孔が存在するもの（アパセラム®-AX）などが開発され，良好な骨伝導性が得られるようになった．また，生体骨と類似の連通気孔構造を有し，気孔内に骨髄類似構造が再現され，骨芽細胞やその前駆細胞による骨新生が期待されるもの（リジェノス®）が開発された．さらに，生体骨と同様に多孔質 HA とコラーゲンからなるもの（リフィット®）が 2013 年から発売された．スポンジ状の弾力性により操作性が優れている．しかし，焼結していないために力学的強度に乏しく，結晶が微小であるために早期に吸収される[5]．

2 β-TCP

　β-TCP は吸収されやすく，高い骨伝導性を有し，自家骨に置換され得る．マクロ気孔とミクロ気孔を有しており，連通気孔構造によって細胞あるいは新生血管の進入や通常の骨で起こるリモデリングの過程で自家骨に置換されることが期待できる．曽雌ら[5]は LIF では周囲の軟部組織の影響が少なく，リモデリングに必要な適切な荷重負荷も掛かるため，吸収されにくく，骨癒合に有利であると述べている．

骨移植時の工夫

　筆者らは3椎間以上では同種骨を使用し，2椎間以下では自家骨と人工骨を併用するようにしている．LIFに使用するケージは，骨を挿入するスペースが大きいため，挿入時に移植骨が脱転しやすく，注意が必要である．移植骨や人工骨をちょうど良い形に採型してできるだけ硬く詰め込んでこぼれにくくすること，インサーターなどの適切な使用によって脱転しないようにすることが重要で，採型しやすさの点からは多孔質HA・コラーゲン複合体（リフィット®）が使いやすい．人工骨と自家骨を混ぜ合わせて使用する術者もいるが，筆者らはアプローチ側ほど打ち込み時に脱転しやすいことから，骨誘導性のある自家骨は奥に，人工骨はアプローチ側寄りに詰め込んでケージを挿入している．

文 献

1) Floyd T, Ohnmeiss D：A meta-analysis of autograft versus allograft in anterior cervical fusion. *Eur Spine J* **9**：398-403, 2000
2) 藤林俊介：脊椎外科における人工骨移植．臨整外 **50**：973-979, 2015
3) 蜂谷裕道：自家骨以外の材料．脊椎脊髄 **29**：641-646, 2016
4) 日本整形外科学会移植・再生医療委員会：「整形外科移植に関するガイドライン」および「冷凍ボーンバンクマニュアル」の改訂．日整会誌 **81**：393-437, 2007
5) 曽雌　茂：人工骨の現状．脊椎脊髄 **29**：647-652, 2016
6) 辻　陽雄：基本腰椎外科手術書．南江堂, 1991, pp64-69

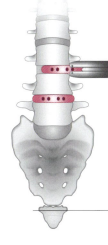

移植骨

2 人工骨単独使用法とその成績

大森圭太

はじめに

日本へのLLIF（lateral lumbar interbody fusion：腰椎側方経路椎体間固定術）の導入に伴い，固定術の頻度が大幅に増加している．その骨移植の方法としては，従来から自家骨移植がゴールデンスタンダードで，骨誘導能を有しており，骨癒合率が高かった．一方，採骨に伴う手術侵襲の増加，採骨部の諸問題（疼痛，骨折，神経麻痺，血腫，感染など），採骨の量や形状などの問題点がある．同種骨移植は，骨誘導能を有し，自家骨移植のような問題を解決し，応用範囲が広がりつつあり，欧米では広く普及しているが，日本では，供給の環境整備が整っておらず，一部の施設限定での使用となっている．一方，人工骨は安全性が担保されており，利便性も上がっている．また，用途に応じてさまざまな材料（β型リン酸三カルシウム，ハイドロキシアパタイト，ハイドロキシアパタイト/コラーゲンなど），形状（多孔体や緻密体，顆粒状やブロック状）があり，自由に選択可能である．

人工骨単独使用

2014年11月から，低侵襲化を目的に，新しく開発されたスポンジ状の人工骨である多孔質ハイドロキシアパタイト/コラーゲン（HA/Col[6]，リフィット®，HOYA Technosurgical）をケージ内充填剤として単独使用したところ，良好な成績が得られた．多孔質HA/Colを充填したpolyetheretherketone（PEEK）ケージを用いた

表1 患者背景・術式・疾患

	人工骨（AR）群	自家骨（AU）群	
性別	男性11例	男性15例	NS
	女性33例	女性25例	NS
年齢	71.6歳	72.0歳	NS
	（50〜85歳）	（54〜82歳）	
術式	XLIF® 44例	XLIF® 12例	
		OLIF 28例	
疾患			
変性側弯症	0	4	
変性後弯症	7	4	
変性後側弯症	12	8	
外傷性後弯症	0	2	
腰部脊柱管狭窄症	13	16	
腰椎変性すべり症	10	4	
腰椎椎間板症	1	2	
腰椎椎間板ヘルニア	1	0	
合計	44	40	

NS：有意差なし

LLIF例で，1年以上の経過観察が可能であった84例・175椎間について調査した．人工骨単独で，ケージ内に1椎間あたり，4.0 mlの人工骨に対して，4.0 mlの骨髄液を浸漬したものを充填した群（AR群）が44例・95椎間，1椎間あたり3.0 mlの骨髄液を浸漬した人工骨に，採骨した自家腸骨を混在させてケージ内に充填した群（AU群）が40例・80椎間であった．性別はAR群で男性11例，女性33例，AU群で男性15例，女性25例，年齢はAR群で平均71.6歳（50〜85歳），AU群で平均72.0歳（54〜82歳）であった（表1）．

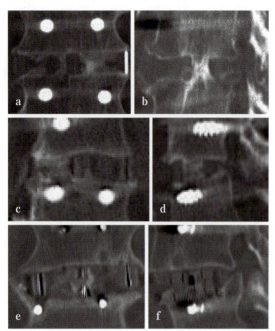

図1　骨癒合判定法
a，b：C群｛頭側椎体から尾側椎体まで連続性（＋）｝．
c，d：S群｛椎体と移植骨に連続性（＋），移植骨内にギャップ（＋）｝．
e，f：P群｛椎体と移植骨の間にギャップ（＋），嚢胞（＋）｝．

骨癒合判定法

　骨癒合の判定は，①画像上癒合（C：ケージ内の移植骨に上下の椎体終板と連続する骨性架橋を認めるもの），②臨床上癒合（S：画像上では骨性架橋を完全に証明できないものの，椎体終板と移植骨に連続性があるが，移植骨内にギャップが存在し，癒合していると考えられるもの），③偽関節｛P：ケージ内の移植骨が吸収され，インプラントの周囲に透亮像（ギャップや嚢胞など）を認めるもの｝の3型に分類した[2]（図1）．

成　績

　術後6か月ではC 18椎間（10.3％），S 106椎間（60.6％），P 51椎間（29.1％），術後12か月ではC 51椎間（29.1％），S 100椎間（57.1％），P 24椎間（13.7％）であった．Cと

Sを合わせて骨癒合と判断すると，6か月では70.9％，12か月では86.2％であった．各群間で比較すると，術後6か月ではAR群はC 7椎間（7.4％），S 59椎間（62.1％），P 29椎間（30.5％）で，AU群はC 11椎間（13.7％），S 47椎間（58.7％），P 22椎間（27.5％）であった．また，術後12か月ではAR群はC 27椎間（28.4％），S 59椎間（62.1％），P 9椎間（9.5％）で，AU群はC 24椎間（30.0％），S 41椎間（51.2％），P 15椎間（18.7％）であった（図2）．AU群とAR群において，骨癒合は有意差が認められなかった（χ^2検定）．

多孔質HA/Colの有用性

　骨誘導能は，受動的に骨形成の場所を提供する力であり，移植母床から移植片に新生血管や骨形成細胞が入り込む過程のことである．一方，骨伝導能は，未分化な間葉系細胞を軟骨や骨形成細胞に分化させることで能動的に骨を作り出す力のことで，骨に含まれる骨形成蛋白質（bone morphogenetic protein：BMP）が有している．つまり，骨誘導能は自家骨や同種骨などにはあるが，人工骨には基本的にないということになる．

　人工骨には，①骨組織との高い親和性，②十分な力学的強度，③生体内での分解吸収，④生体内での骨形成（bone ingrowth，骨リモデリング），⑤形状などの取り扱いやすさなどが要求される[3]．HAは気孔率が低いほど力学的強度が高いが，骨伝導能が低くなるために骨癒合率は低下し，気孔率が高いほど力学的強度が低いが，骨癒合率は高くなる[4]．多孔質HA/Colは高い骨伝導能をもち，骨芽細胞の前駆物質などを多く含む骨髄において，早期から非常に旺盛な骨形成がみられる[7]．また，多孔質HA/Colは生体吸収性があり，骨形成が起こるのと同時に出現しはじめたTRAP（tartrate resistant acid phosphatase）陽性の破骨細胞様多核巨細胞は多孔質HA/Colを吸収する[5]．

　多孔質HA/Colを移植骨として用いた骨癒合の過程は，人工骨がその弾力性のために移植母床

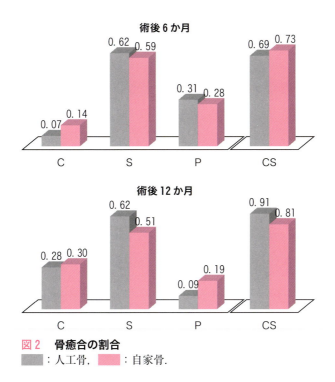

図2　骨癒合の割合
■：人工骨，■：自家骨．

との間にギャップを生じないことで，骨吸収置換が上下の骨性終板から始まり，連続的に進展する．しかし，上下の形成骨間にギャップを生じる症例が認められるため，良質かつ十分な骨髄液が必要である[1]．

おわりに

LLIF の移植骨として，自家骨を用いず，骨髄液を浸漬した人工骨をケージ内に充填する方法は，自家骨を用いた骨移植と同等の骨癒合が得られ，採骨に伴うさまざまな問題点を回避し，低侵襲化に繋がる有用な方法の一つである．

文献

1) 新井嘉容，坂井顕一郎，吉井俊貴，他：頚椎前方固定術における新しい人工骨—多孔質ハイドロキシアパタイト/コラーゲンの有用性. 別冊整形外科 (68)：101-106, 2015
2) Berjano P, Langella F, Damilano M, et al：Fusion rate following extreme lateral lumbar interbody fusion. *Eur Spine J* **24**（Suppl 3）：S369-S371, 2015
3) 名井　陽：人工骨の歴史と最新デザインコンセプト. 人工臓器 **40**：76-80, 2011
4) 小野一郎，須田和義，舘石亨，他：Hydroxyapatite ceramics の強度と骨伝導能についての研究. 日形会誌 **13**：561-571, 1993
5) 早乙女進一，阿江啓介，松本誠一，他：多孔質ハイドロキシアパタイト・コラーゲン複合体（Hap/Col）. 臨整外 **50**：959-966, 2015
6) Sotome S, Orii H, Kikuchi M, et al：In vivo evaluation of porous hydroxyapatite/collagen composite as a carrier of OP-1 in a rabbit PLF model. *Key Eng Mater* **309-311**：977-980, 2006
7) Tsuchiya A, Sotome S, Asou Y, et al：Effects of pore size and implant volume of porous hydroxyapatite/collagen (Hap/Col) on bone formation in a rabbit bone defect model. *J Med Dent Sci* **55**：91-99, 2008

J 章

トラブルシューティングと
安全性への取り組み

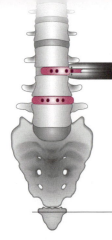

1 | 大血管損傷，分節動脈損傷

福田健太郎

はじめに

　腰仙椎前方固定術は，後方支持組織を完全に温存して前方脊柱再建を可能にする優れた術式であるが，後方インストゥルメンテーションの発展に伴い，その適応は限定されてきた．結果として，大血管や腎・尿管，腹膜・腸管などの損傷といった前方手術特有の重篤な合併症への対策からも遠のくことになり，さらに前方手術が敬遠される一因になったと思われる．近年，LIFの普及に伴い，後方手術では起こりにくい合併症への対応が求められている．しかし，LIFは決して新しい術式ではない．本書ではわざわざLIFをOLIF25®，XLIF®にさらに2分しているが，脊椎に対する処置はどれもALIF（anterior lumbar interbody fusion：前方経路腰椎椎体間固定術）であり，LIFは小皮切の前方固定術，すなわちmini ALIF[2]にすぎない．従来のmini ALIFとの相違点は，各メーカーによる洗練されたレトラクターと，適当な形状の椎体間ケージの存在のみである．したがって，開放手術の前方アプローチに習熟することが，LIFにおける重篤な合併症を回避する唯一の手立てである．本項ではこれらの合併症のうち，大血管損傷と分節動脈損傷への対応について解説する．

大血管損傷

　いうまでもなく即，生命にかかわり得る重篤な合併症であり，避けたい．術前にMRI，時には造影CTなどにより，血管の走行について把握しておくことは重要である（図1）．腹部大動脈や下大静脈などの走行と大腰筋の位置関係，大血管分岐部（bifurcation）の高位などを確認する．総腸骨動脈がL5椎体左側面に横たわっており，その裏には総腸骨静脈が潜んでいる．しかし，背臥位で撮影した画像がそのまま術中のオリエンテーションにトレースされるわけではない．たとえ側臥位で撮影した画像でも，後腹膜へ進入し，腹膜を前方に排除した後のものとは異なることも知っておくべきである．

　下大静脈や総腸骨静脈などは血管壁が薄く，筋鉤で排除しただけで破れることがある．特に感染性脊椎炎などの炎症を伴った症例の場合には，癒着や瘢痕のために静脈の同定すら困難なことがある．このような症例では無理に主要静脈近傍からアプローチすべきでない．

　万一，主要静脈を損傷した場合には，まずとにかく指で押さえる．指が届かなければ，とりあえずガーゼなどを押し込んで圧迫止血に努める．そのうえで皮膚切開を広げて視野とworking spaceを確保する．小児用ケリー鉗子などを用い，血管周囲の軟部組織を慎重に剥離して出血部位を明らかにし，その頭尾側を圧迫して血液流出を少なくした状態で修復する．血流遮断のために血管テープを掛けるには血管を全周性に剥離する必要があるので，筆者は代わりに2号筋鉤の先にガーゼを巻いたものを用いている（図2）．ただし，これはL5～S2高位での脊椎カリエス手術など，背臥位で血管分岐部尾側へアプローチしたときの経験なので，完全側臥位のLIFでは役に立たない可能性がある．損傷部位が確認できたら，フエルト

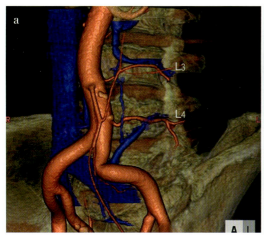
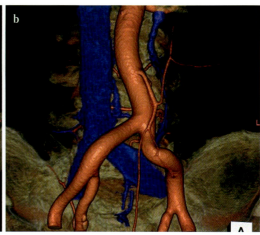

図1　造影 3D-CT
a：左斜め前から，b：正面から．
動脈相と静脈相を描出している．本例では，L4/L5 にアプローチするには上行腰静脈の処置を要すること，L5/S1 へ分岐部の尾側からアプローチするには working space が狭く，左総腸骨静脈の位置も危険なことがわかる．

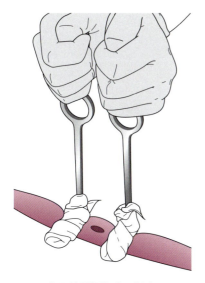

図2　主要静脈損傷時の対応
出血部位の中枢と末梢を押さえ，出血部位からの血液流出を少なくして処置を行う．

パッド（プレジェット）をパッチとした両丸針付き縫合糸（4-0 プロリーン®）を用いて水平マットレス縫合で修復する（図3）．直接縫合でも良い症例が多いとされるが，薄くて脆弱な静脈壁は針を通した穴が結紮により裂けて血液が漏出してくるので，初めからパッチ形成としたほうが良い

と考えている．

　一方，動脈壁は弾力があり丈夫で，腹部大動脈と椎体の間の結合組織は粗であるために排除しやすい．したがって，鋭利なものでなければ，損傷することは極めてまれである．しかし，万一，損傷した場合には，大動脈からの出血は静脈からの比ではない．急激に血圧低下してショックに陥る．決してパニックに陥らず，まず何より指で押さえて血圧の維持に努め，麻酔科医に事の次第を伝える．助手の人員も確保し，この間に心を落ち着かせる．吸引器を2つ用意して一度に大量の血液吸引をしながら，出血部位を探してピンポイントに指で押さえる．やはりプレジェット付きプロリーン®糸による修復を行うが，吹き出す血液の中で仕留めるのには熟練した技術（と勇気）を要する．無理をしていたずらに出血量を増やし，循環動態を悪化させるよりは，速やかに血管外科医の応援を依頼すべきである．しかし，血管外科医も側臥位での大血管修復には不慣れであるから，脊椎脊髄外科医としてアシストしなければならない．血管外科医不在の施設では，有事に備えて近隣からの応援体制を確認しておくべきである．

　前述のように，動脈よりも静脈のほうが損傷しやすいため，下大静脈や総腸骨静脈などの主要静

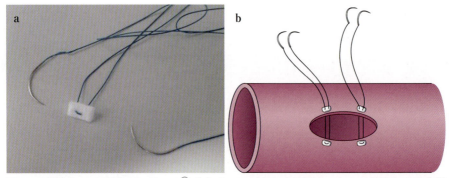

図3 プレジェット付きプロリーン®（a）をパッチとした水平マットレス縫合による血管壁修復（b）

脈損傷を回避すべく，LIF，特にOLIF25®では左側アプローチが安全である．やむを得ず右側アプローチとする場合には，経大腰筋アプローチとして椎体前面には攻め入らず，下大静脈損傷を避けるべきである．また，最近，OLIF51®のようにL5/S1に右側臥位（左側アプローチ）で血管分岐部の尾側からアプローチする試みがある．総腸骨静脈の分岐部は動脈分岐部よりも尾側にあること，さらに左総腸骨静脈は分岐部の内側を走行することに注意すべきである（図1）．

本項の最後に，山縣[3]の言葉を引用する．
「大血管損傷が起こってしまったら，下記を行う．
①押さえる
②助けを呼ぶ」．
最も大切なことがこの2言に集約されていると思う．

分節動脈損傷

分節動脈は腹部大動脈から直接分岐し，通常はL4までの椎体側壁を横走している（図1）．したがって，椎体間固定術であるLIFでは処置を要さない．LIFで損傷する可能性があるのは，ガイドワイヤーの刺入時，レトラクターの固定ピンやシムなどの刺入時，電気メスの不用意な操作時などであろう．

これらを予防するためには，①ガイドワイヤーの刺入時には，刺入点となる椎間板をX線透視だけでなく指と直視により確認する．②OLIF25®レトラクターの固定ピンの刺入は頭側椎体のみとし，椎体表面で滑らずに尾側椎体終板近傍に刺入されていることをX線透視でも確認する．③XLIF®ではシムが椎間板に刺入されていることをX線透視と直視で確認する．④レトラクターを外す際にはまず固定ピンあるいはシムを抜いて，抜去部から動脈性出血がないことを直視で確認する．さらに，レトラクターを椎体から少し浮かせて，やはり出血がないことを確認してから抜去する．

もし術中に分節動脈を損傷した場合には，結紮すればよい．椎体切除術（corpectomy）では分節動脈の結紮・切離を要するので，処置法は身に着けておくべきである．バイポーラーで焼灼するだけでよいという報告があるが，確実に処置することを勧める．低血圧にした術中の焼灼で収まったようにみえても，術後に血圧が上がり再出血すれば，重篤な合併症となりかねない．処置にあたっては，異物であり脱落のリスクもある血管クリップに替わり，最近は血管処置用デバイスも充実している．超音波凝固切開装置（Harmonic ACE®），vessel sealing system（LigaSure®）ともに現在は7mm径までの血管処置が可能である（図4）．しかし，使い捨てかつ高価であるため，深部での血管結紮手技は身に着けておきたい[1]．ケリー鉗子で出血部位を挟んで止血し，指先が椎体に十分に届くように展開を広げる．血管を周囲から剥離し，ライトアングルケリー鉗子で出血部位の中枢と末梢を挟んで切離

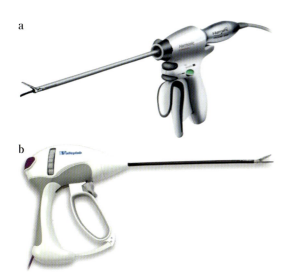

図4　血管処置用デバイス
a：Harmonic ACE®（Johnson & Johnson より許諾を得て転載）．
b：LigaSure®（Medtronic より許諾を得て転載）．

する．その基部にケリー糸を掛けて確実に結紮する．（図5）．結紮する場合には，必ず動脈末梢である背側から行う．より重要な動脈中枢側（腹側）の結紮にあたり，working space を広くするためである．

　万一，分節動脈を根元から引き抜いてしまった場合には，前項で述べた腹部大動脈からの直接出血に見舞われる．速やかに指で押さえ，血管外科医の応援を依頼すべきである．

その他の血管

　下位腰椎で椎間板のより前方部へアプローチしようとすると，上行腰静脈が椎間板上を縦走しており，結紮・切離を要することがある（E章1-3の図5参照）．卵巣・精巣動静脈は術前画像で大腰筋の前面を走行しているため，術中損傷を危惧する向きがあるが，尿管の前方を縦走しており，アプローチに際して腹膜とともに前方に排除されるので，基本的に手術野にない．

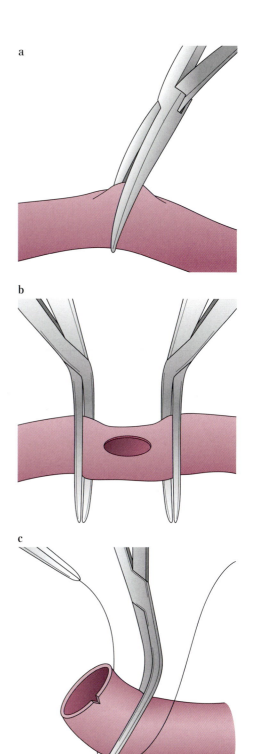

図5　分節動脈の結紮処置
a：出血部位をケリー鉗子で挟んで止血する．
b：出血部位の中枢と末梢をライトアングルケリー鉗子で挟んで切離する．
c：その基部にケリー糸を掛けて確実に結紮する．

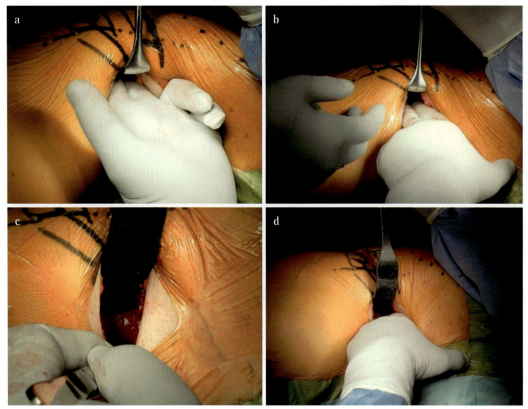

図6 LIF のアプローチ
a：腹横筋の臓側面を後方まで十分に剥離する．
b：横突起に触知する．
c：大腰筋の筋腹をきれいに露出する．
d：椎体前縁と腹部大動脈の拍動を触知する．

安全に LIF を行うために

　安全に LIF を行うには，OLIF25®，XLIF® の違いにかかわらず，大腰筋の表面に何もないことを確認してから器具を挿入すべきである（図6）．腹横筋を分けたら，その臓側面を用手的に後方まで十分に剥離し，腰方形筋前方の横突起を触知する．そこから大腰筋の上にあるすべてのもの（腹膜だけでなく後腎筋膜も）を前方に排除するとよい．大腰筋の筋腹がまさしくヒレ肉のようにきれいに露出したことを直視で確認する．さらに，椎体前縁と腹部大動脈の拍動を触知する．X線透視だけに目をやらず，皮膚切開の小ささだけにこだわらず，手術野を直接に覗き込んで指で触れてアプローチすべきである．「狭くてよくみえないところに硬いものを突っ込む」のが危険なのであり，「よくみえるところに，よくわかってから入る」のが最も安全である．

おわりに

　Love 法のできない人に内視鏡下椎間板切除術（MED）や経皮的内視鏡下椎間板切除術（PED）などはできない．開腹手術のできない人に腹腔鏡下手術はできない．本来，小皮切手術での有事には開放手術に切り替えられなければならないのだ．したがって，開放手術の前方アプローチに習熟し，トラブルシューティングできることが LIF でのトラブルシューティングを会得する唯一の手

立てである．しかし，残念ながら現在では，初心者が開放手術の前方アプローチに接する機会は少ない．本項が読者の手術の一助になれば幸いだが，書籍やセミナーなどの座学だけでなく，手術見学やキャダバートレーニングなどの機会が増えることに期待する．

文献

1) 福田健太郎，松本守雄：胸椎前方アプローチ．in 井樋栄二，野原　裕，松末吉隆（編）：整形外科サージカルアプローチ．メジカルビュー社，2014，pp202-213
2) 田中雅人，中原進之介，末永　敢，他：腰椎疾患に対する mini ALIF．中部整災誌　42：473-474，1999
3) 山縣正庸：腰椎前方固定術の展開における血管処置と損傷時処置．in 德橋泰明，三井公彦（編）：脊椎脊髄術中・術後のトラブルシューティング．第2版．三輪書店，2014，pp9-12

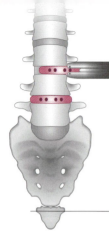

J トラブルシューティングと安全性への取り組み

2 血管走行異常（duplicated vena cava, 卵巣動静脈，精巣動静脈など）

大島　寧

▶ 下大静脈

　下大静脈（inferior vena cava：IVC）の奇形や走行異常についての報告は1900年代前半に遡り，キャダバーを用いた研究では約3％の頻度で存在したとの報告がある[3]．IVCは発生学的に3対の静脈が合流して形成されるため，このような解剖学的変異が比較的起こりやすいと考えられている．いくつかの型があるが，LIFにおいて問題となり得るのは，左にもIVCが存在する場合である．IVCが1本の場合には，腎よりも尾側ではIVCが左に存在し，左腎静脈に合流して腹部大動脈の前面を通り，右IVCと交通していることが多い．IVCが2本（duplicated vena cava）の場合には，腹部大動脈の両側にIVCが存在し，やはり腎臓の高位で左右の交通枝が腹部大動脈の前面を横切っている（図1）．左IVCはかなり細い血管から右IVCと同程度に及ぶ太い血管もあり，術前にCTやMRIなどで大動脈周囲の血管をよく確認しておく必要がある．LIFに限った話ではないが，IVCの損傷は大出血を起こすために致命的となり得る．

▶ 精巣動静脈および卵巣動静脈

　右精巣静脈または右卵巣静脈は下大静脈に直接流入するのに対し，左側は左腎静脈を介して下大静脈に合流する．そのため，左側では腹部大動脈と上腸間膜動脈に左腎静脈が挟まれるナットクラッカー現象（nutcracker phenomenon）がみら

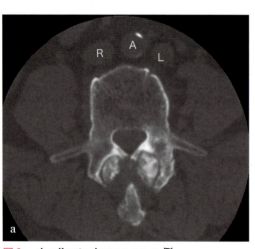
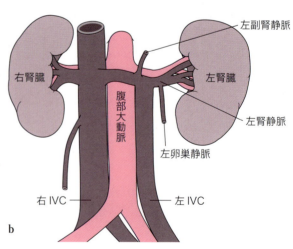

図1　duplicated vena cava例
a：単純CT水平断像（L4/L5高位）．腹部大動脈（A）を挟んで右下大静脈（R）と左下大静脈（L）がみられる．
b：血管走行のシェーマ．

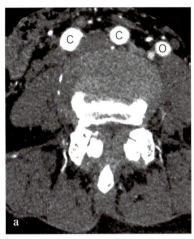
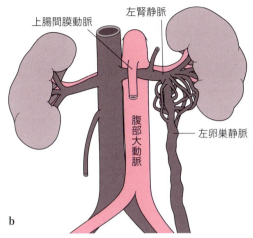

図2　卵巣静脈拡張例
a：造影CT水平断像（L4/L5高位）．左卵巣静脈（O）は左右の総腸骨動脈（C）と同程度の太さになっている．
b：卵巣静脈拡張のシェーマ．腹部大動脈と上腸間膜動脈に左腎静脈が挟まれるナットクラッカー現象の場合には，左卵巣静脈の拡張がみられる．

れることがあり，左精巣静脈または左卵巣静脈の拡張が起こる．また，静脈弁自体の異常があれば同様に静脈拡張が起こり，Liddleら[2]によると右卵巣静脈の弁機能不全は6％，左側は13〜15％とされている．いずれにしても，静脈拡張は静脈瘤を引き起こし，特に精巣静脈瘤は男性不妊の原因となっている．主に下位腰椎高位において腸腰筋の前方に拡張した精巣静脈または卵巣静脈がみられることがあり，手術の際には注意が必要である（図2）．一方，動脈は腹部大動脈から直接分岐するが，まれに腎動脈から分岐するなどの走行異常をきたすことがある．LIFの手術野で大きな問題となりにくいが，レトラクターをかける際に損傷する可能性があり，術前画像で血管走行異常がないかを確認しておく必要がある．

腎動脈

腎臓への血流は腎門に注ぐ腎動脈を介しているが，比較的変異が多いとされ，腎門を介さずに上極あるいは下極に血管が及んでいることもある．LIFの際に腎臓は間接的によけられるが，レトラクターを不適切にかけることで腎臓や腎動脈などは損傷する可能性がある．Blizzardら[1]は左腎動脈損傷の症例を報告している．T12/L1にケージを挿入した後にレトラクターを外したところ著しく出血し，何度かの止血材の充填で出血をコントロールできたが，最終的に左腎臓の75％で梗塞となった．本例では腎臓の上極に入る動脈が1本あり，それをレトラクターで損傷したと考えられたが，事前に把握することは困難であったとされている．上位腰椎高位では注意が必要であるが，片腎の症例などでは健側からのアプローチを避けるほうが良いと思われる．

過去の大血管損傷における報告

Uribeら[6]がXLIF® 13,004例をまとめた報告によると，血管損傷は13例（0.10％）であり，3例の分節動脈損傷が含まれていた．残る10例の大血管損傷は詳細不明であるが，止血材の充填や直接吻合で対処することができ，最終的に死亡例がなかったとされている．LLIFではないが，Muraseら[4]がPLIF・TLIF 4,625例をまとめた報告によると，ケージの前方逸脱が12例であり，そのうち2例はIVC損傷がみられた．いずれも後方から止血材を充填して止血することができ，術後の深部静脈血栓症や著明な下肢浮腫がみられ

たものの，救命することができた．極めてまれな症例であるが，PLIF後にケージの前方脱転を放置していたところ，数か月後に肺動脈内に移動していたという報告もある[5]．万一IVCを損傷した場合には，ガーゼなどで圧迫し，出血点を確認することができたら，止血材の充填により対処する．それでも止血が困難であれば，結紮するしかない．バイタルサインが安定していればそのまま閉創することになるが，可能であればその場で血管外科医に連絡することが望ましい．最小侵襲手術（MIS）に限らず，腰椎前方手術では大血管損傷が起こり得ることを常に念頭に置く必要がある．

文 献

1) Blizzard DJ, Gallizzi MA, Isaacs RE, et al：Renal artery injury during lateral transpsoas interbody fusion：case report. *J Neurosurg Spine* **25**：464-466, 2016
2) Liddle AD, Davies AH：Pelvic congestion syndrome：chronic pelvic pain caused by ovarian and internal iliac varices. *Phlebology* **22**：100-104, 2007
3) Mayo J, Gray R, St Louis E, et al：Anomalies of the inferior vena cava. *AJR Am J Roentgenol* **140**：339-345, 1983
4) Murase S, Oshima Y, Takeshita Y, et al：Anterior cage dislodgement in posterior lumbar interbody fusion：a review of 12 patients. *J Neurosurg Spine* **27**：48-55, 2017
5) Pawar UM, Kundnani V, Nene A：Major vessel injury with cage migration：surgical complication in a case of spondylodiscitis. *Spine*（*Phila Pa 1976*）**35**：E663-E666, 2010
6) Uribe JS, Deukmedjian AR：Visceral, vascular, and wound complications following over 13,000 lateral interbody fusions：a survey study and literature review. *Eur Spine J* **24**（Suppl 3）：386-396, 2015

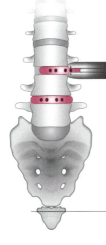

J トラブルシューティングと安全性への取り組み

3 神経損傷

水谷　潤

はじめに

LIFは神経叢損傷や神経根損傷が大きな問題となる．本項では，神経叢や神経根の合併症をreviewし，その対策を述べるとともに，筆者らが行っているダイレーター（拡張器）の設置手技に焦点を絞って概説する．

腹壁走行神経群の損傷とその回避

側方展開で重要な神経は，腹壁筋群内に肋下神経，腸骨下腹神経，腸骨鼠径神経が，また，大腰筋内から途中で表面に出て大腰筋上を走行する陰部大腿神経がある（図1）．皮膚切開からレトラクター設置までに，あるいはレトラクターのブレードでの牽引により，これらの神経損傷の可能性がある．これらの神経損傷は，それぞれのデルマトーム（図2）[10]に一致した感覚障害や，またそれぞれの支配筋（表1）の障害，すなわち，腹壁筋群の麻痺に起因する腹壁の膨隆が生じることとなる．それらの障害の多くは一過性であり，3か月以内に約半数が，1年以内に90％以上が自然軽快すると報告されている[2,4,5]．しかし，数％ではあるが，1年以上永続していることも報告されている[2,4,5]．Ahmadianら[1]は神経の解剖学的走行を念頭に置き，LIFに起因する神経合併症評価の標準化を提唱し，Zone IあるいはZone IIは大腰筋以外での前述の神経損傷であるとした（図3）．なお，デルマトームの原図は30種類[16]以上が存在するが，Ahmadianらのデルマトームは Carpenter ら[3]の図に近いと思われる．しかし，Carpenterらのデルマトームには，感覚神経支配の重複分布が反映されていないため，図2にはこれが反映されたHeadら[10]のデルマトームを提示した．

これらの神経損傷は，電気メスでの直接損傷を避けるため，皮膚切開以外では電気メスを使用せず，腹壁筋群を鈍的に剥離していくこと，また，閉創時の不用意な神経結紮に注意することで，防ぐことができる．また，レトラクターによる阻血

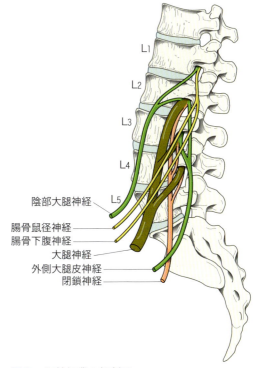

図1　腰神経叢の解剖図
各椎間レベルでどのような神経が走行しているかを把握しておく必要がある．

3　神経損傷　199

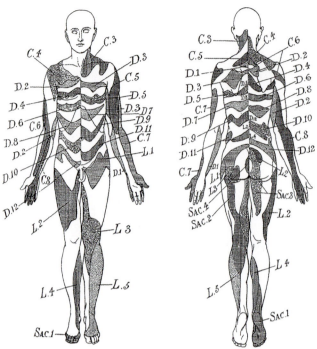

図2　Head らのデルマトーム（文献10より引用）
感覚神経支配の重複分布が反映されている.
D：胸髄, SAC：仙髄.

表1　腰神経叢の支配領域

末梢神経	由来	支配筋
肋下神経	T12	腹直筋, 外腹斜筋
腸骨下腹神経	T12～L1	腹横筋, 内腹斜筋
腸骨鼠径神経	L1	腹横筋, 内腹斜筋
陰部大腿神経	L1～L2	精巣挙筋
外側大腿皮神経	L2～L3	―

を防ぐには，レトラクターの設置時間をなるべく短くすることが必要であり，手技に十分に習熟する必要がある．

腰神経叢損傷とその回避

　腰神経叢損傷は最も重要な合併症である[2,4,6~8]．大腰筋内で神経叢を形成するため，XLIF®では神経根の単独損傷というよりは，神経叢で形成された大腿神経や閉鎖神経などが損傷されることが多い．施行椎間レベル別ではL4/L5レベルが多い[2,4]．多くの解剖学的研究から，腰神経叢は下位になるほど前方へ張り出し，特にL4/L5レベルでは時として椎体中央部まで張り出すことも報告され[12]，損傷に格段の注意を要する．Ahmadianら[1]のzone IIIは腰神経叢の中で最大の神経である大腿神経損傷を示している（図3）．

　XLIF®は通常ではブレードを前方へ開く．オリジナルどおりに椎間板後方1/3でレトラクターを設置すると，L4/L5，L3/L4レベルでは，シムや前方ブレードなどで腰神経叢損傷が生じる可能性がある．また，ほかの腰神経叢よりもさらに前方かつ表層に陰部大腿神経が走行しており，レトラクターでの神経障害も生じ得る[2,15]．

　Cahillら[2]は，ダイレーターによる直接的な神経損傷を報告する一方，Houtonら[11]の神経損傷に関しては，筋電図（EMG）モニタリングの値から神経への近接性がなく，神経の長時間圧排が原因であろうと推察した．

　以上，LIFでは，ブレードによる直接損傷や阻血による神経損傷が考えられるため，開大時間を

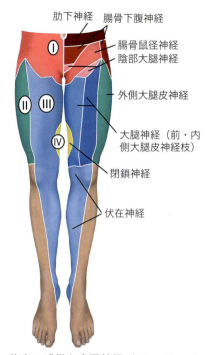

図3 体表の感覚と支配神経（Ahmadian A, et al：Analysis of lumbar plexopathies and nerve injury after lateral retroperitoneal transpsoas approach：diagnostic standardization. J Neurosurg Spine 18：289-297, 2013 を日本語訳）[1]
左半身は各神経の表在感覚領域を示す．右半身のZone III が大腿神経支配領域となる．

短くすること，また直視をいとわないことが大切であり，また，レトラクターの設置部よりも後方に神経叢を必ず位置させなければならない．そのために最も重要なことは，神経の緊張を軽減させるポジショニングに加え，ダイレーションからレトラクター設置までのコツである．まとめて後述する．

大腰筋筋力低下と神経損傷

股関節屈曲筋力の減弱は，大腰筋のスプリットで生じるものに加え，大腰筋筋枝の直接損傷でも生じる[1]．Ahmadian ら[1]は，大腰筋のスプリットでの損傷では感覚障害を伴わずに股関節屈曲時に痛みを伴い，大腰筋内操作でのそれら筋枝の直接損傷では痛みを伴わない股関節屈曲筋力低下とした．

その他の神経損傷

アプローチ側と対側における神経損傷が報告されている．その原因は，対側での椎間板線維輪や骨棘などの release 操作が乱暴であると，対側での直接的な神経損傷が生じたり，また，髄核や軟骨終板の郭清が不十分であると，ケージ挿入時に，残存している髄核や終板が対側へ押し出されて神経を圧迫したりすることが原因である[17]．また，ケージ挿入方向が前方から対側後方の場合には，前述と同じ機序で対側椎間孔で神経損傷が生じることもある[17]．対策は，対側の release を方向に十分に注意しつつ gentle に，かつ，椎間板組織を線維輪を含めて十分に郭清することである．

腰神経叢損傷（特にL4/L5レベル）を生じさせずに安全にレトラクターを設置するコツ（前方挿入後方設置手技）

Uribe ら[18]は，L4/L5 レベルの XLIF®では椎間板中央でのダイレーターの設置が safe zone と述べている．しかし，筆者らは，通常の方法で中央に設置するだけではなお神経損傷の可能性があり，L4/L5 レベルにおいても腰神経叢がレトラクターの設置部よりも後方に位置するだけでなく，かつ十分な距離を保つようなレトラクターの設置が重要と考えている．

そのため，次の工夫を行うことで，L4/L5 レベルでも多くは安全にレトラクターを設置することができると考えている．しかし，それでもアラームがなった場合には，腰神経叢をいわゆる股裂きにする可能性があるため，躊躇せずにダイレーションを最初からやり直す．それでも安全なcorridor が作製できない場合には，当該椎間でのLIF を断念しなければならない．

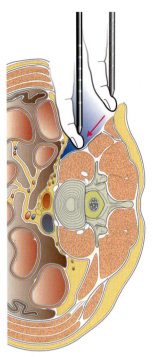
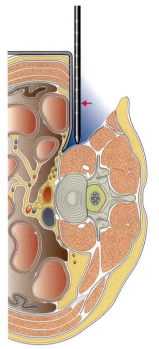

図4 指でダイレーターを大腰筋まで挿入する方法（L4/L5レベル）
不用意な臓器損傷を回避するため，指で先端と前方をガードし，後方寄りから挿入する．

図5 腸ベラでダイレーターを大腰筋まで挿入する方法
腸ベラなどを助手に把持させて前方臓器を圧排し，ダイレーターを直視下に挿入する．

1 ダイレーションからレトラクター設置まで

イニシャルダイレーターは，挿入時の不用意な臓器損傷を防ぐため，まず指でしっかりと先端と前方をガードしながら後方寄りに（腰方形筋から大腰筋後方に向かって）入れ，そのまま大腰筋表面をスライディングさせて前方移動させる（図4）．ガードのために指を使用せず，腸ベラなどを助手に把持させて前方臓器を圧排し，ダイレーターを直視下に挿入する方法もある（図5）．次にダイレーター先端を大腰筋筋腹の前方1/4〜1/3程度のところで，モニタリングしながら椎間板表面に押し当たるまで挿入する．その後，ダイレーターをそのまま椎間板に押し当ててpress downした状態で，後方へwandingして垂直に立てる（図6, 7）．ダイレーター先端が大腰筋内で浮くことは直接的な神経損傷に直結するので，必ずpress downして椎間板表面でwandingする．その後に順次ダイレーションし，レトラクターを設置する．

この一連の操作は，ダイレーターと腰神経叢の間の大腰筋を，あたかも筋鉤のようにして神経叢全体を包み込むように後方移動させていることになる（図6, 7）．つまり，神経叢よりも前方で大腰筋をスプリットし，ダイレーター後方の大腰筋で十分に神経叢をガードしながら，大腰筋と神経叢を一体として後方へ移動させ，適切な位置でレトラクターの設置を行うというアイデアである．もちろん，種々の解剖学的検討から前方がsafe zoneであるが，その場所でレトラクターを設置すればケージの位置が前方となり，前縦靱帯損傷のリスクや間接除圧（indirect decompression）を目的とした場合には椎間孔があまり持ち上がらないなどの可能性がある．だからこそ，safe zoneでスプリットし，後方移動させて椎間板の後方1/3で設置することが，この手技の重要なポイントである．

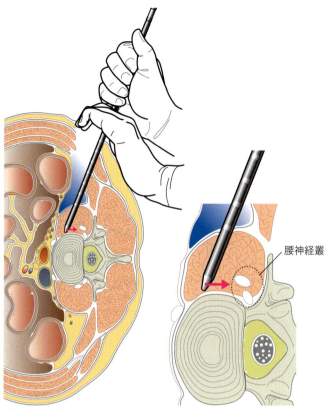

図6 大腰筋の前方からのダイレーション
ダイレーターを椎間板に押し当てたまま後方へwandingして垂直に立てる．必ずpress downした状態で後方へスライディングさせることが重要である．

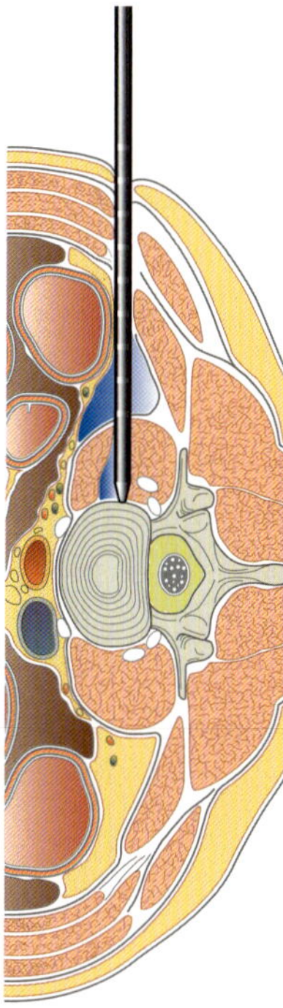

図7 後方スライディング後のレトラクター設置
ダイレーターよりも後方の筋肉を筋鉤で神経を包み込むようなイメージで，ダイレーターを椎間板の後方1/3へスライディングさせ，垂直に立てる．以後のダイレーションとレトラクター設置を行う．

2 ポジショニングの重要事項

　腰神経叢の緊張をできるかぎり下げることも損傷の回避に重要である．筆者らはオリジナルの手技書よりも股関節を強めに屈曲すること，手術テーブルのbreakは必要最小限にすることが大事であると考え，実践している．

　その理由として，O'Brienら[13]は手術テーブルの過度のbreakは神経の緊張を高めること，かつ，股関節を屈曲することで腰神経叢の緊張が弛むことを報告している．また，Oikawaら[14]も股関節の屈曲で腰神経叢が後方移動することを報告している．

トラブルシューティング

　術後神経障害の発生が明らかとなった場合には，原因の究明をはかる．残念なことにLIFでの神経障害の多くは，術後に外科的対処ができないことが多い．外科的対処ができる唯一の病態は対側での神経根障害であろう．

　LIF後の神経障害の多くは慎重に経過観察していくこととなる．対側での神経障害は病態としては外側ヘルニアに類似しているため，同部での除圧を工夫したり，ケージを入れ替えたりするなどで対処できる可能性はある．神経障害の多くは一過性であると報告されているとはいえ，患者は術前の説明が不足していると不安が大きく，術前の

十分な説明が必要であることはいうまでもない．

まとめ

近年，Epstein[6〜8]がXLIF®に対する辛辣なreviewを報告した．それらreviewでは，神経症状，神経以外の合併症などから「XLIF®はもうやめるべきではないか」という厳しい論調となっている．また，日本で全国規模のLIF合併症調査が行われ，多くは一過性であったが，運動神経損傷が1.1％，感覚神経損傷が5.1％という発生率であり，ラーニングカーブの存在なども浮き彫りとなった[9]．

LIFの施行にあたっては，本質的に内包するリスクを十分に認識しなければならないが，適切な手術手技を用いれば，神経学的合併症の多くは一過性の愁訴として観察し得るレベルであると考える．しかし，小さな皮膚切開であっても，ひとたび重篤な合併症が生じれば，その代償はあまりにも大きい．安全なLIFの施行のため，解剖を熟知して術式に精通し，日々の工夫と努力を重ねることが重要である．

文献

1) Ahmadian A, Deukmedjian AR, Abel N, et al：Analysis of lumbar plexopathies and nerve injury after lateral retroperitoneal transpsoas approach：diagnostic standardization. *J Neurosurg Spine* **18**：289-297, 2013
2) Cahill KS, Martinez JL, Wang MY, et al：Motor nerve injuries following the minimally invasive lateral transpsoas approach. *J Neurosurg Spine* **17**：227-231, 2012
3) Carpenter MB, Sutin J：*Human Neuroanatomy*, 8th ed. Williams & Wilkins, Baltimore, 1983, pp 190-191
4) Cummock MD, Vanni S, Levi AD, et al：An analysis of postoperative thigh symptoms after minimally invasive transpsoas lumbar interbody fusion. *J Neurosurg Spine* **15**：11-18, 2011
5) Dakwar E, Vale FL, Uribe JS：Trajectory of the main sensory and motor branches of the lumbar plexus outside the psoas muscle related to the lateral retroperitoneal transpsoas approach. *J Neurosurg Spine* **14**：290-295, 2011
6) Epstein NE：Extreme lateral lumbar interbody fusion：Do the cons outweigh the pros? *Surg Neurol Int* **7**（Suppl 25）：S652-S655, 2016
7) Epstein NE：Non-neurological major complications of extreme lateral and related lumbar interbody fusion techniques. *Surg Neurol Int* **7**（Suppl 25）：S656-S659, 2016
8) Epstein NE：High neurological complication rates for extreme lateral lumbar interbody fusion and related techniques：A review of safety concerns. *Surg Neurol Int* **7**（Suppl 25）：S692-S700, 2016
9) Fujibayashi S, Kawakami N, Asazuma T, et al：Complications associated with lateral interbody fusion：Nationwide survey of 2998 cases during the first 2 years of its use in Japan. *Spine（Phila Pa 1976）* **42**：1478-1484, 2017
10) Head H, Campbell AW：The pathology of herpes zoster and its bearing on sensory localization. *Brain* **23**：353-523, 1900
11) Houten JK, Alexandre LC, Nasser R, et al：Nerve injury during the transpsoas approach for lumbar fusion. *J Neurosurg Spine* **15**：280-284, 2011
12) Moro T, Kikuchi S, Konno S, et al：An anatomic study of the lumbar plexus with respect to retroperitoneal endoscopic surgery. *Spine（Phila Pa 1976）* **28**：423-428, 2003
13) O'Brien JO, Haines C, Dooley ZA, et al：Femoral nerve strain at L4-L5 is minimized by hip flexion and increased by table break when performing lateral interbody fusion. *Spine（Phila Pa 1976）* **39**：33-38, 2013
14) Oikawa Y, Eguchi Y, Ohtori S, et al：Anatomical evaluation of the lumbar spinal nerve roots with diffusion tensor tractography：presurgical imaging for direct lateral interbody fusion. *Proceedings of 40th ISSLS（The International Society for the Study of the Lumbar Spine）Annual Meeting*, Scottsdale, 2013
15) Papanastassiou ID, Eleraky M, Vrionis FD：Contralateral femoral nerve compression：An unrecognized complication after extreme lateral interbody fusion（XLIF）. *J Clin Neurosci* **18**：149-151, 2011
16) 下津浦宏之，井上聖啓：デルマトーム図．脊髄外科 **26**：147-161，2012
17) Tohmeh AG, Rodgers WB, Peterson MD：Dynamically evoked, discrete-threshold electromyography in the extreme lateral interbody fusion approach. *J Neurosurg Spine* **14**：31-37, 2011
18) Uribe JS, Arredondo N, Dakwar E, et al：Defining the safe working zones using the minimally invasive lateral retroperitoneal transpsoas approach：an anatomical study. *J Neurosurg Spine* **13**：260-266, 2010

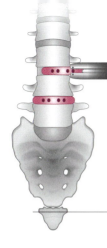

J トラブルシューティングと安全性への取り組み

4 腎損傷, 尿管損傷

折田純久・稲毛一秀・大鳥精司

腎臓・尿管の解剖[5]

1 腎臓

後腹膜腔（本項では，前腎傍腔，腎周囲腔，後腎傍腔として細分される後腹膜腔のうち，特にLIFにて直接展開する後腎傍腔を便宜的に「後腹膜腔」と呼称する[6]）にて第12胸椎〜第3腰椎の高位にあり，右側には肝臓があることから，右腎は左腎よりも約1.5cm低位にある（図1a）．腎臓の表面は線維性被膜でおおわれ，さらにその外側を脂肪組織とともに腎筋膜（Gerota筋膜）が囲んでいる（図1b）．すなわち，腎臓は全体として脂肪組織に厚く包まれながら，腎筋膜により支持固定される構造をとる．

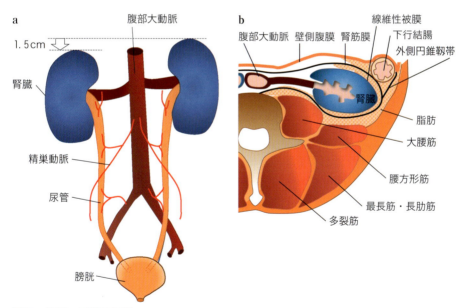

図1　腎臓・尿管の解剖
a：腎臓，尿管，膀胱の模式図（大静脈は省略）．右腎は左腎よりも約1.5cm低位にある．尿管は腎門の内下側から出て大腰筋の前面を斜めに内下方に向かい，精巣動脈の後ろでこれと交差して下降する．そして，総腸骨動脈・総腸骨静脈の前を交差して骨盤内に入り，膀胱に至る．
b：腎臓は脂肪組織とともに腎筋膜（Gerota筋膜）により包まれる．腎臓は全体として脂肪組織に厚く包まれながら，腎筋膜により支持固定される構造をとる．腎近傍には外側円錐靱帯と腎筋膜で保持される下行結腸が存在する．

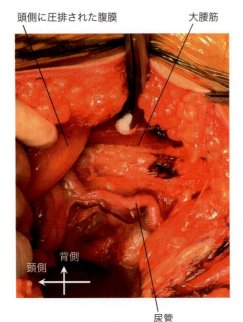

図2　OLIF の手術野にて観察された尿管
尿管は表面にやや蛇行して走行する血管を携え，周期的に蠕動しながら大腰筋に沿って走行する白〜黄褐色索状物として認識される．

2 尿管

　腎盂から膀胱に至る全長 25cm 程度の管状臓器であり，腎門の内下側から出て腹腔内を通り，大腰筋の前面を斜めに内下方に向かい，精巣動脈の後ろでこれと交差して下降する（図1a）．第4腰椎付近の高さで総腸骨動脈・総腸骨静脈の前を交差して骨盤内に入り，骨盤の側壁に沿って前内方の膀胱に開く．尿管は腹膜と線維性に結合しているため，通常では腹膜とともに移動する．しかし，この結合は時に粗であるため，尿管が手術野に残ることもある．この場合，実際の手術野では尿管は表面にやや蛇行して走行する血管を携え，周期的に蠕動しながら大腰筋に沿って走行する白〜黄褐色索状物として認識される（図2）．

▶ 後腹膜手術および LIF における腎・尿管損傷の実際

1 腎損傷

　一方，LIF で腎損傷が起こり得る原因は，不十分な展開，腹膜の圧排不全に伴うダイレーター，インサーターなどの器械的穿刺・損傷によるもの，後腹膜手術の既往による癒着などが考えられる．腎臓は腎筋膜に被覆された状態で後腹膜脂肪の中に存在し支持されているため，LIF における側臥位では比較的容易に前方に移動することで直接的な損傷リスクは回避されていると考えられる．

2 尿管損傷

　一般的な後腹膜腔・骨盤腔での内視鏡下手術における尿管損傷の発生率は1％程度[11]である．発生原因としては，解剖学的認識の不足・欠失による過失が 45％，手術に不慣れであることによる技術的問題が 27.3％，ほかに腫瘍浸潤や解剖学的破格などによるものが 27.3％と報告されている[13]．LIF 関連では大腰筋を鈍的に割いてアプローチする direct lateral interbody fusion（DLIF）における腎・尿管損傷の例が報告されている[2]．LIF は限定された小視野にて後腹膜腔の手術野を展開する術式であるため，腎・尿管損傷発生の可能性を念頭に十分な手術野の確認・確保を徹底するのが望ましい．

　尿管は後腹膜腔にて大腰筋前方を通過し，かつ腎臓における脂肪組織のような保護組織をもたないため，腎臓よりも損傷リスクが高い．通常では腹膜と線維性に結合するため，LIF の手術体位では前方に腹膜とともに移動して手術野に現れないことがほとんどである．しかし，後腹膜臓器の手術既往や潰瘍性大腸炎などの炎症性腸疾患，感染の既往やリウマチ・膠原病などの結合織不全に由来する癒着などが予想される場合は，手術野の十分な確認を怠ることによる尿管損傷の可能性がある．

　また，術中に明らかな所見がなくとも，術後に尿管損傷と診断される場合もある．これはたとえ

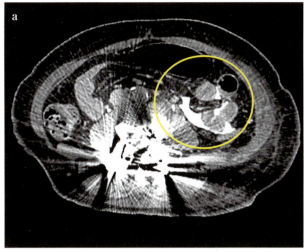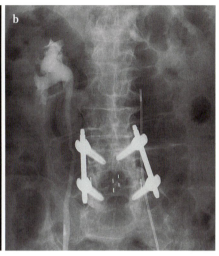

図3　術後数日目に判明した尿管損傷の症例
a：腹部・骨盤部の造影CTにて精査を行った結果，左腎臓周囲および腸管周囲への造影剤漏出の所見が認められたことから，腹膜損傷を伴う尿管損傷の診断となった．
b：泌尿器科による逆行性尿路造影において，右腎臓では腎盂まで造影されるのに対し，左腎臓では造影されなかった．

術中損傷があったとしても，尿管壁の平滑筋の働きにより軽微な損傷では直ちに尿流出が起こらないことによる．Abeら[1]は関連施設で実施されたOLIF 155症例に生じた合併症を報告する中で，術後数日してから判明した尿管損傷がみられたと報告している．これはレトラクターの固定ピンを椎体に設置するときにピン先が椎体表面から逸脱し，ピン先が腹膜およびそれと線維性に結合する尿管を損傷したものである．通常のOLIF手技では起こりにくい合併症といえるが，術者はこのような可能性もあることを念頭に置かなければならない．このような場合，診断にはメチレンブルー試験，造影CT，逆行性尿路造影が有用であり，治療にはダブルJカテーテルの留置が有効とされる[3]．尿管カテーテルの挿入による治療期間は約2か月程度とされているが[4]，損傷の程度が大きい場合には，カテーテルの長期にわたる定期交換や最終的に腎摘除などを要することもある．

図3はOLIF後3日目で尿管損傷と診断された症例である．術後3日目に腹痛を訴えたが，反跳痛や腹壁防御などの腹膜刺激症状は認められなかった．しかし，腹痛の改善を認めないため造影CTにて精査を行った結果，左腎臓周囲および腸管周囲への造影剤漏出の所見が認められた．以上から尿管損傷の診断となり，泌尿器科医により尿管ステントを挿入されて加療された．術中に軽微の腹膜損傷が確認されていたが，そのときに尿管の合併損傷が発生したと考えられた．また，基礎疾患に関節リウマチがあり，組織脆弱性や炎症反応に伴う腹膜との結合異常なども損傷の一因であると考えられた[7]．

尿管損傷が術中に判明した際には可及的速やかな修復が望ましいとされるが，本症例のように術中には気づきにくく術後数日目の対処となることもあることは念頭に置く必要がある[4,8,10]．

LIFにおける腎・尿管損傷への対処・処置と防止の工夫

損傷尿管の修復は尿管ステントの挿入を前提とすることが多く，かつ非常に微細な連続縫合を要するために修復が困難であることもあり，時に腎摘除を要することもある[9,11]．また，尿管カテーテルの長期留置による保存加療も時に有効であるが[14]，いずれも適応決定や処置には泌尿器科専門医の協力が必須である．このため，LIFに伴って

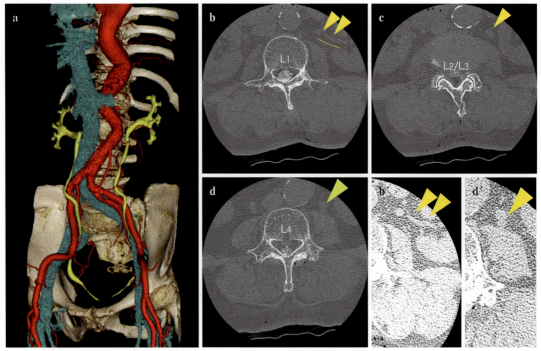

図4　術前検査における尿管の評価
a：造影CTによる3D画像．腹部大動脈・下大静脈に対する尿管の走行が明確に描出されている．
b〜d：単純CTによる尿管の走行確認．単純CTでもスライス厚を小さく設定した画像では，腎盂からの連続する尿管陰影で尿管の確認が可能である．

生じた尿管損傷に対しては，脊椎脊髄外科医が直接処置できることがほとんどないといっても過言ではなく，患者の状態を見極めて早急な泌尿器科医へのコンサルトが重要である．

腎・尿管損傷の発生防止のためには，術前計画において患者に後腹膜手術の既往や炎症性腸疾患などの基礎疾患がないことなどを確認する．また，術前画像で尿管の走行を確認する．万全を期すならば造影CTによる3D画像構築が最適である（図4a）が，通常では尿管は手術体位である側臥位で腹膜とともに前方に移動するため，低リスク症例では造影CTをルーチンで行う必要性は低い．この場合には，単純CTでもスライス厚を小さく設定した画像では腎盂からの連続する尿管陰影で尿管の簡易的な確認が可能である（図4b〜d）．

LIFの術中において尿管損傷を防止するためには，手術野に尿管を含む索状物が走行していないかを直視下に十分に確認するのが望ましく（図2），特にダイレーター挿入時や椎間板郭清・ケージ挿入時，およびXLIF®における椎間板へのシム挿入時，ボックスカッター穿孔時やOLIFにおけるレトラクターの固定ピン設置時などには注意する．術中に尿管とおぼしき索状物を認めた場合には，尿管の平滑筋による周期的な蠕動（4〜5回/分）の有無を確認する．これは，外部から軽く刺激を加えることにより，反応性に蠕動することでも確認される．

また，術中の尿管損傷の予防対策としては，術前に尿管カテーテルの設置を行う方法が知られており[4]，執刀開始まで30分程度の延長を要するものの，安全性が有意に担保される方法として報告されている[12]．この方法はLIFのみならず前方脊椎腫瘍全摘出術などの後腹膜腔内の高侵襲手術でも有用である．

おわりに

 LIFにおける腎・尿管損傷について概説した.尿管は腹膜と線維性に結合するため,腹膜を前方に落とし込みながら行うLIFでは損傷の主要な対象となりにくいが,手術既往や基礎疾患などのある患者では時に手術野に出現し,損傷する可能性がある.LIFにおける小皮切・小展開手術野の中でも,直視下に手術野を確認し,手技ごとに安全を確保することが肝要である.

文 献

1) Abe K, Orita S, Mannoji C, et al：Perioperative complications in 155 patients who underwent oblique lateral interbody fusion surgery：Perspectives and indications from a retrospective, multicenter survey. *Spine (Phila Pa 1976)* **42**：55-62, 2017
2) Anand N, Baron EM：Urological injury as a complication of the transpsoas approach for discectomy and interbody fusion. *J Neurosurg Spine* **18**：18-23, 2013
3) Goris-Gbenou MC, Arfi N, Mitach A, et al：A case of delayed diagnosis of bilateral ureteral and bladder injury after laparoscopic hysterectomy：an unusual complication. *Case Rep Urol* **2012**：817010, 2012
4) Han L, Cao R, Jiang JY, et al：Preset ureter catheter in laparoscopic radical hysterectomy of cervical cancer. *Genet Mol Res* **13**：3638-3645, 2014
5) 伊藤　隆：解剖学講義. 南山堂, 1983
6) Kanemura T, Satake K, Nakashima H, et al：Understanding retroperitoneal anatomy for lateral approach spine surgery. *Spine Surg Relat Res* **1**：107-120, 2017
7) Kubota G, Orita S, Umimura T, et al：Insidious intraoperative ureteral injury as a complication in oblique lumbar interbody fusion surgery：a case report. *BMC Res Notes* **10**：193, 2017
8) Menderes G, Clark LE, Azodi M：Incidental ureteral injury and repair during robotic-assisted total laparoscopic hysterectomy. *J Minim Invasive Gynecol* **22**：320, 2015
9) Omidi-Kashani F, Mousavi SM：Total ureteral avulsion leading to early nephrectomy as a rare complication of simple lumbar discectomy：a case report. *SICOT J* **1**：30, 2015
10) Rao D, Yu H, Zhu H, et al：The diagnosis and treatment of iatrogenic ureteral and bladder injury caused by traditional gynaecology and obstetrics operation. *Arch Gynecol Obstet* **285**：763-765, 2012
11) Sallami S：Iatrogenic ureteric injury：a real medicolegal dilemma. *Tunis Med* **90**：819-823, 2012
12) Speicher PJ, Goldsmith ZG, Nussbaum DP, et al：Ureteral stenting in laparoscopic colorectal surgery. *J Surg Res* **190**：98-103, 2014
13) Zhang X, Wang Z, Zhou H, et al：Analysis of ureteral injuries for laparoscopic rectal cancer surgery. *J Laparoendosc Adv Surg Tech A* **24**：698-701, 2014
14) Zilberman DE, Rimon U, Morag R, et al：Non-surgical treatment of iatrogenic postoperatively diagnosed ureteral injuries. *Isr Med Assoc J* **17**：227-230, 2015

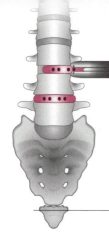

J トラブルシューティングと安全性への取り組み

5 腹膜損傷, 腸管損傷 (retrorenal colon を含む)

江幡重人・大場哲郎・波呂浩孝

はじめに

腰椎側方経路椎体間固定術 (lateral lumbar interbody fusion：LLIF) が広まる[3,12]一方で, 手術に伴う合併症の報告も増えている. LLIF の主な術中合併症としては, 血管損傷, 神経損傷, 尿管損傷, 腸管損傷, リンパ管損傷などが報告されている[4,8]. 本項では, 腹膜損傷と腸管損傷を解説する.

腹腔内の解剖

1 腹 膜

腹膜は肝臓・胃・大腸・小腸などの内臓の表面をおおっている膜であり, 腹壁内面の壁側腹膜 (parietal peritoneum) と臓器表面の臓側腹膜 (visceral peritoneum) に区別され, 両者は連続している. 全体の表面積は約 1.7～2.0 m^2 (畳 1 畳程度) で体表にほぼ等しい. 腹膜は半透膜になっており, 細い血管が網の目状に無数に走っている. 腹膜が 2 重になった部分を間膜といい, 内臓に進入する血管, リンパ管, 神経などはこの間膜の中を走る. 代表的な間膜は腸間膜であり, これは空腸や回腸などを腹腔後壁に固定するために発達した腹膜である.

2 腹膜損傷

側方アプローチでの腹膜損傷は比較的少ない. 腹膜は正中ほど薄く, 外側に行くに従って厚いが, 側方アプローチは外側を操作することが多いためである. 通常, 腹膜損傷は手術開始時に正中付近の腹膜と腹壁筋膜の付着部を剝離する際に生じることが多い. 腹腔内臓器は間膜に支持され, 漿膜におおわれている. 漿膜とは腹腔や胸腔などの表面, その腔内にある臓器表面をおおう漿膜細胞からなる膜を呼ぶ. 漿液は漿膜から産生され, 腹膜腔には少量が含まれ, 臓器の運動の摩擦を防いでいる. その機能を維持するため, 腹膜を損傷した場合には, きちんと修復する必要がある.

3 retrorenal colon

上行結腸・下行結腸は部分的に腹膜におおわれており, 後腹壁に固着している後腹膜臓器である. 脾弯曲部周辺, すなわち L2 椎体レベル周辺では, 結腸横隔膜靱帯, 横行結腸間膜や脾結腸間膜などの間膜により, 横行結腸・下行結腸などの臓器間が解剖学的にしっかり固定されている (図1). さらに, 横行結腸間膜は背側腸間膜に固定されている. また, 脾臓周辺では, 脾結腸間膜, 胃脾間膜, 横隔膜ひだ, 脾腎ひだにより, 臓器間が強固に固定されている. 後腹膜アプローチでの腹膜の脱転が難しいなど, その可動性が固着によって減少していることは, 腸管損傷にある程度影響している.

腸管損傷は泌尿器科領域では経皮的腎切石術 (percutaneous nephrolithotomy) を行う際に注目されている[1,2]. 経皮的腎切石術を施行する際の腸管損傷の危険因子としては, 高齢, 女性, 極端な痩せ, 重症の側弯, 腎手術の既往などが挙げられている. また, 注意すべき点としては, 後腹膜腔の脂肪組織が乏しく, 腎臓周囲に上行結腸・下行結腸が位置する retrorenal colon がある[2]

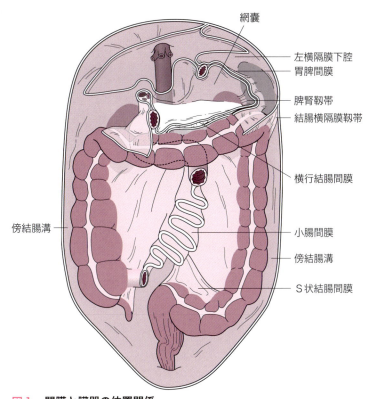

図1　間膜と臓器の位置関係
結腸横隔膜靱帯や脾腎靱帯により，結腸は固定されていることに注意する．

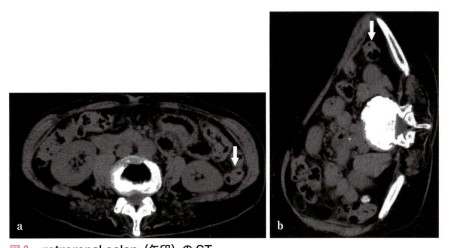

図2　retrorenal colon（矢印）のCT
a：背臥位，b：側臥位．
側臥位をとっても腸管の位置が大きく変わらない症例もあるので注意する．

（図2）．retrorenal colonに関する過去の報告例では，40歳以上の男性714例，女性489例で，腎臓の下極と大腰筋の間に位置している症例が上行結腸1.7％，下行結腸0.7％であったとしている[7]．また，394例でretrorenal colonはすべて腎臓の下極に認め，下行結腸4.6％，上行結腸1.0

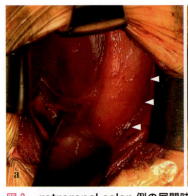 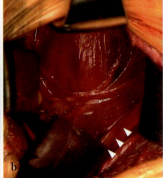 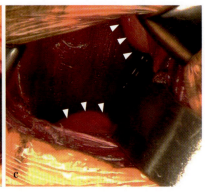

図3 retrorenal colon 例の展開時の術中写真
a：腸腰筋に接して腸管（矢頭）がみられる．
b：腸管（矢頭）をよけても膜組織が残っているので，このような場合には膜組織を確実によける必要がある．
c：腸管（矢頭）がはみ出してくる場合もあるので，操作を慎重に行う必要がある．

%，両側1.3％であったとしている[2]．retrorenal colon と脊柱変形については，550例で検討されており，retrorenal colon が Cobb 角45度以上の脊柱変形を伴う症例25％，伴わない症例6.9％に認め，下行結腸15％，上行結腸6％と左に多く出現すると報告されている[6]．

非常に痩せている患者は，腎周囲腔や後腎傍腔の脂肪組織が少なく，腎臓と結腸が近接し，retrorenal colon になりやすいと考えられる．retrorenal colon の症例では，展開時に腹膜下筋膜の腹側への移動が起こらないため，腸管をよけにくい．また，操作中に外側円錐筋膜を容易に損傷するため，前腎傍腔に進入してしまい，腹膜をよけ，腸管を十分によけないと損傷してしまう可能性がある．たとえ retrorenal colon の症例であっても，基本どおりに行えば問題なく操作できるはずである．（図3）．

4 大腸穿孔性腹膜炎の経過

Uribe ら[11]は，SOLAS®（Society of Lateral Access Surgery）の active member（100例以上の経験者）へのアンケート調査による XLIF® 13,004例において，腸管損傷が11例（0.08％）で，全例が女性であったと報告した．腸管損傷を起こしてしまうと，多量の細菌を含む糞便などの腹腔内への漏出により，重篤な腹膜炎を呈する．急速に敗血症，播種性血管内凝固（disseminated intravascular coagulation：DIC）や多臓器不全（multiple organ failure：MOF）を生じ，死亡することもある．一般的な大腸穿孔の開腹時所見としては，腹膜の穿孔形態から穿孔部が大網や腸間膜などの周囲臓器に被覆されているものを被覆穿孔，被覆されず露出しているものを遊離穿孔とし，汚染腹水の性状については，膿汁性腹水または漿液性腹水を認めるものを非糞便性腹水，腹腔内に明らかな糞便・便汁を認めるものを糞便性腹水と定義している[9]．予後は遊離穿孔かつ糞便性腹水が最も予後不良である[9,10]．治療は全身状態の増悪を防ぐためにも人工肛門になることが多く，また DIC などの全身状態の増悪のために集中治療室での全身管理が必要になることも少なくない．そのような集学的治療を行っても11.1〜34.7％と高い死亡率である[10]．

5 大腸穿孔性腹膜炎の画像診断

大腸穿孔性腹膜炎の画像診断は，X線撮影とCT が行われる（図4）．腸管損傷があれば，腸管から漏出したガスが腹腔内に認められる．X線撮影の場合には，上部消化管損傷ではガス像が比較的多くの症例で確認できるが，下行結腸損傷では腹腔内ガスがみられず，X線撮影だけでは診断に難渋することも少なくない．そのため，CT の

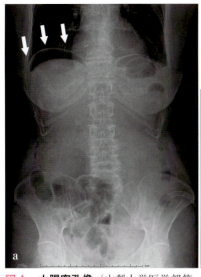
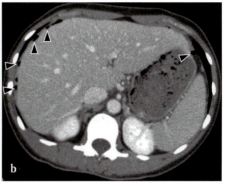

図4　大腸穿孔像（山梨大学医学部第一外科の川井田博充先生から拝借）
a：腹部X線正面像，b：腹部CT水平断像．
CTでのガス像が描出されやすいが，点在しているのに注意する．矢印，矢頭：ガス像．

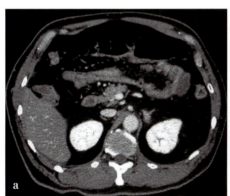
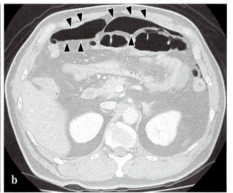

図5　腸管ひだの確認（山梨大学医学部第一外科の川井田博充先生から拝借）
通常の腹部条件（a）ではなく肺野条件（b）で観察すると，腸管ひだが確認できるので，穿孔なのか，腸管内ガスなのかを確認できる．矢頭：穿孔によるガス像．

ほうがガスの描出には優れているので，腸管損傷を疑った場合にはCTは必須である．また，CTの撮影条件を腹部条件から肺野条件に輝度を変えて観察すると，腸管ひだを確認するのが容易になるので，腸管ひだを認めるか否かで，腸管内ガスなのか，漏出したガスなのかを判断できる（図5）．消化器内科医は大腸内視鏡検査後に左側臥位腹部正面X線撮影を行うことをルーチンにしており，もし腸管損傷があれば肝臓周囲にガス像がみられることもあるという．

6　LLIFと腹部外科手術での腸管損傷の違い

腹部外科領域では腸管穿孔した場合には，早急な対応が必要であり，通常，穿孔から24時間経過すると予後不良となる．しかし，LLIFにおける腸管損傷の報告をみると，Uribeら[11]の発見時期は術後当日4例，術後2日目1例，術後3日目3例，術後5日目1例であり，小原ら[5]は術後6日目である．手術から時間が24時間以上経過している症例も少なくない．小原ら[5]は術後6日目

に腸管損傷と診断が付くまでに腹膜刺激症状がなかったと述べている．この点が通常の腹部外科手術とLLIFの腸管穿孔は異なっている．腹部外科手術では「腸管穿孔＝腹腔内臓器に炎症が及ぶ」が常識であるが，LLIFでは必ずしも全例で「腸管穿孔＝腹腔内臓器に炎症が及ぶ」とはいえず，「腸管穿孔＝腹腔内臓器に炎症が及ばない場合もある」からと考えられる．

一般的に，腹膜刺激症状は腹腔内臓器に炎症が及ぶと生じる．一方，腹腔内臓器に炎症が及ばず，後腹膜臓器のみに炎症が生じると限局された炎症となり，腹膜刺激症状を呈しない．その場合には，腰背部痛のみが起こる．LLIFで腸管損傷をしても腹膜損傷をしていない場合には，腹膜がバリアとなって糞便が後腹膜腔内にとどまり，炎症が腹腔内臓器に及ばない．このように腸管損傷から24時間以上経過した症例では，手術からさらに時間が経過するまで腹部症状が発現せず，主に感染所見がみられる．そのため，深部感染を疑って精査を行い，結果的に腸管損傷の診断が遅れることになる．以上から，術後に高熱が続く場合には，創部感染や尿路感染などの可能性もあるが，念のために腹部CTを検討するのが必須と思われる．

まとめ

腹膜損傷と腸管損傷について解説した．これらに対し，解剖学的知見を十分に理解して手術に臨むこと，また腸管損傷後の経過や注意点を知ることは有益である．

文献

1) AslZare M, Darabi MR, Shakiba B, et al：Colonic perforation during percutaneous nephrolithotomy：An 18-year experience. *Can Urol Assoc J* **8**：E323-E326, 2014
2) Balasar M, Kandemir A, Poyraz N, et al：Incidence of retrorenal colon during percutaneous nephrolithotomy. *Int Braz J Urol* **41**：274-278, 2015
3) Billinghurst J, Akbarnia BA：Extreme lateral interbody fusion—XLIF. *Curr Orthop Pract* **20**：238-251, 2009
4) Formica M, Berjano P, Cavagnaro L, et al：Extreme lateral approach to the spine in degenerative and post traumatic lumbar diseases：selection process, results and complications. *Eur Spine J* **23**：S684-S692, 2014
5) 小原徹哉，辻 太一，鈴木喜貴，他：Lateral Lumbar Interbody Fusionにて腸管損傷をきたしたParkinson病に伴う脊柱変形の1例．東海脊椎 **30**：14-18，2016
6) Önder H, Dusak A, Sancaktutar AA, et al：Investigation of the retrorenal colon frequency using computed tomography in patients with advanced scoliosis. *Surg Radiol Anat* **36**：67-70, 2014
7) Prassopoulos P, Gourtsoyiannis N, Cavouras D, et al：Interposition of the colon between the kidney and the psoas muscle：a normal anatomic variation studied by CT. *Abdom Imaging* **19**：446-448, 1994
8) Rodgers WB, Gerber EJ, Patterson J：Intraoperative and early postoperative complications in extreme lateral interbody fusion：An analysis of 600 cases. *Spine（Phila Pa 1976）* **36**：26-33, 2011
9) 菅生貴仁，山田是正，市川 朋，他：大腸穿孔性腹膜炎の術後合併症予測因子としての回復時所見分類の有用性．日腹部救急医会誌 **35**：19-25，2015
10) 鳥居 傑，柳沢真司，北村信也，他：当施設における大腸穿孔手術例の予後因子と臓器障害の検討．日腹部救急医会誌 **35**：187-193，2015
11) Uribe JS, Deukmedjian AR：Visceral, vascular, and wound complications following over 13,000 lateral interbody fusions：a survey study and literature review. *Eur Spine J* **24**：S386-S396, 2015
12) Youssef JA, McAfee PC, Patty CA, et al：Minimally invasive surgery：lateral approach interbody fusion：results and review. *Spine（Phila Pa 1976）* **35**（26 Suppl）：S302-S311, 2010

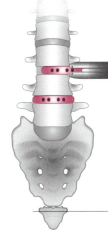

J トラブルシューティングと安全性への取り組み

6 前縦靱帯損傷

岡田英次朗・藤田順之

はじめに

側方経路椎体間固定術（lateral interbody fusion：LIF）は，椎間板側方からアプローチすることにより，脊椎に付着する靱帯を温存しながら，脊椎固定を行う術式である．椎体横径に及ぶ幅広いケージを設置することで，変性により失われた椎間高を整復し，温存された前後の靱帯の張力により靱帯性整復（ligamentotaxis）を用いた前方すべりや側弯の矯正が可能となる．また，前縦靱帯による支持はケージの安定性の獲得においても重要である．

解 剖

前縦靱帯は椎体前面を広くおおいながら上位頚椎から仙骨まで走行し，脊椎の正常な脊柱弯曲を維持するとともに伸展および回旋を制動している[8,13]．前縦靱帯はいくつかの膠原線維からなっており，短い線維は椎間板を架橋するように存在し，椎体の上下端に連結している．さらに，その線維をおおうように長い線維が2～5つの椎間をまたいで走行している．長い線維の多くは短い線維と同様に椎体上下端に主に付着しているが，一部は椎体前面の陥凹に付着している．椎体前面の陥凹では前縦靱帯は粗な結合組織によって孔ができており，神経線維や血管が走行し，椎体内へ連結している．

Pintarら[11]は38体のキャダバーを用いた検討を行い，腰椎の6つの靱帯（棘上靱帯，棘間靱帯，関節包，黄色靱帯，後縦靱帯，前縦靱帯）の弾性および破断までのエネルギーを計測した．その結果，腰椎の靱帯の中では，前縦靱帯が双方ともに最もエネルギーが大きかった．その理由としては，脊柱伸展時に回転中心から最も離れており，より大きな張力に耐えなければならないためと推察している．また，前縦靱帯は加齢とともに徐々に弾性が失われ，破断までの強度が落ちることが報告されている．

頻 度

日本脊椎脊髄病学会による初期導入から2年間の調査報告[7]では，全国で71施設3,467例（XLIF® 2,334例，OLIF 1,133例）に施行され，前縦靱帯損傷は4.6％（160例）に発生したことが報告されている．また，荒瀧ら[1]はLIFを施行した30例（XLIF® 18例，OLIF 12例）中，前縦靱帯損傷を3例（10％）で認め，それらは全例XLIF®の症例であったことを報告している．一方，遠藤ら[3]はOLIFを施行した63例中1例（1.7％）に前縦靱帯損傷が生じたことを報告している．

海外からの報告では，Isaacsら[5]による成人脊柱変形に対するXLIF® 107例の前向き研究，Rodgersら[12]によるXLIF® 600例の前向き研究，Pawarら[9]によるreview，Phanら[10]によるsystematic reviewにおいて，周術期合併症として前縦靱帯損傷の記載は存在しない．そのため，これらの研究で前縦靱帯損傷の発生がなかったのか，それとも合併症としての認識がないのかの判断が不能である．LIFは日本では2013年に導入

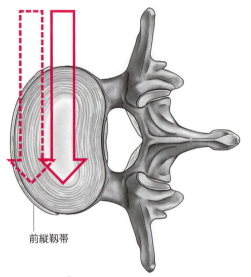

図1　XLIF®のアプローチ
側方から垂直方向に椎間板切除を行うため（実線矢印），レトラクターを前方に設置すると，そのまま前縦靱帯を損傷する可能性がある（点線矢印）．

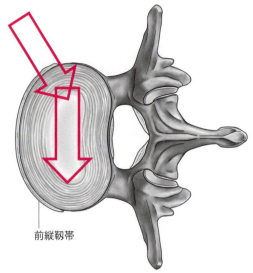

図2　OLIFのアプローチ
前縦靱帯から離れる方向に進むため（実線矢印），前縦靱帯を損傷するリスクが少ない可能性がある．

されて約5年であるが，10年以上前から施行されている米国ではスクリュー固定が可能なタブ型のstand-aloneケージや，腰椎前弯を獲得するために前縦靱帯を切離し，20度近い局所前弯をもつAnterior Column Realignment（ACR®）型のケージが使用可能であることから，前縦靱帯損傷は合併症として認識されていない可能性がある．今回，PubMedを用いて渉猟し得たかぎりでは，2014年にCastroら[2]が成人脊柱変形に対して後方固定を用いないstand-aloneのみのXLIF®を施行した36例を後ろ向きに検討し，そのうち3例（8.3％）で前縦靱帯損傷を認めたことが報告されているのみであった．

▶病　態

XLIF®が前縦靱帯損傷の頻度が高い理由としては，側方から直接にアプローチするため，レトラクターを設置した場所がやや前方の場合には，18 mmのケージを挿入するのにそのまま垂直方向に進むことで，前縦靱帯を切離してしまう可能性が考えられる（図1）．前方からの視野が良い

OLIFでは，前縦靱帯から離れる形で椎間板切除を行うために発生頻度が低い可能性が推察される（図2）．また，日本では側方すべりや側弯などの成人脊柱変形の整復のために施行されることが多く，ケージ挿入時の力学的ストレスが脊椎変性疾患よりも大きく，かつ高齢者が多いことから，前縦靱帯の破断までのエネルギーが低いものと想定される．

▶診　断

前縦靱帯損傷は，椎間板廓清やトライアルおよびケージの挿入などの際に起こることが報告されている．トライアルのサイズを小さいものから徐々に上げて固定性を確認する際に急に前縦靱帯損傷をきたし，本来の固定性が得られずに気が付くことが多い．前縦靱帯の機能不全をきたすと，ケージの前方設置[2,4]が起こることが報告されている．画像所見では，X線透視，術後単純X線像，CTにてケージの位置を確認することで診断が可能である．

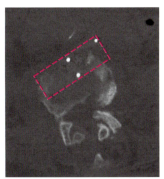

図3 LIF後の腰椎CT水平断像（L2/L3椎間板高位）
アプローチ側である左前方へ逸脱したケージを認める．

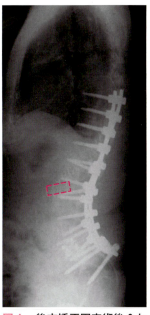

図4 後方矯正固定術後6か月目の脊柱全長単純X線側面像
L2/L3でのケージの前方への逸脱を認めるが，後方手術により良好な矢状面アライメントを獲得している．

予防

X線透視により正確な正面像および側面像を獲得し，椎間板切除が前方にならないように気を付ける．特に椎体の回旋が強い症例では，椎間板切除が適切な位置でもケージ挿入の際に前方へ向かってしまうと，前縦靱帯を損傷する可能性がある．

対処

現在，日本では入手不可能であるが，米国では前縦靱帯損傷を認めた際には，スクリュー固定が可能なstand-alone型を使用することが推奨されている[4]．日本でもプレートの併用は可能であり，術中に前縦靱帯損傷が確認された場合には，プレートとスクリューの設置を追加することで十分な固定性を得ることは可能である．また，予定よりも低いケージを使用し，後方固定を追加したとの報告がある[6]．

症例提示

患者：76歳，女性．
主訴：10年前からの腰痛と体幹変形を主訴に来院した．
入院時現症：L1～L5にCobb角43度の側弯と矢状面バランス異常を認めた．

入院後経過：2期的前後合併矯正固定術を施行することとなった．右側臥位にてL1/L2，L2/L3，L4/L5のXLIF®を頭側から施行した．L3/L4は術前から大きな骨棘により椎体間が癒合していたため，LIF®は施行しなかった．L2/L3では側方すべりが強いために冠状面の整復を目指してXLIF®を施行した．X線透視にて回旋変形が強く，各椎間の正面像および側面像を得ることが困難であった．椎間板廓清の後，高さ8mmからトライアルを挿入し，高さ10mmでよい固定性が得られた．術中には不安定性が生じず，高さ10mmのケージを腰椎X線透視正面像で確認しながら，ハンマーにて十分な位置まで挿入した．

術後CTにてL2/L3に設置したケージが前方設置であることが判明し（図3），前縦靱帯損傷によるものと考えられた．術後に感覚障害や筋力低下などは認めなかった．後方手術まではベッド

上で安静とし，前方手術後3日目で後方矯正固定術（固定範囲T9〜S2）を施行した（図4）．術後1年目の現在，ロッド折損やケージのさらなる逸脱などは認められず，経過は良好である．

まとめ

LIFにおける前縦靱帯損傷について文献的考察を加えて記述した．今後，更なる手術成績が蓄積されることにより，予防や適切な対処法が明らかになるものと考える．

文 献

1) 荒瀧慎也，田中雅人，杉本佳久：低侵襲側方進入椎体間固定術の合併症について．第23回日本腰痛学会抄録集，2015
2) Castro C, Oliveira L, Amaral R, et al：Is the lateral transpsoas approach feasible for the treatment of adult degenerative scoliosis？ *Clin Orthop Relat Res* **472**：1776-1783, 2014
3) 遠藤寛興，村上秀樹，佐藤 諒，他：腰椎すべり症に対する Oblique Lateral Interbody Fusion（OLIF）を用いた低侵襲前後方固定術の手術成績—後方椎体間固定術との比較検討．*J Spine Res* **7**：605, 2016
4) Goodrich JA, Volcan IJ（eds）：*eXtreme Lateral Interbody Fusion*（XLIF®），2nd ed． Quality Medical Publishing, St Louis, 2013
5) Isaacs RE, Hyde J, Goodrich JA, et al：A prospective, nonrandomized, multicenter evaluation of extreme lateral interbody fusion for the treatment of adult degenerative scoliosis: perioperative outcomes and complications. *Spine*（Phila Pa 1976）**35**：S322-S330, 2010
6) 金村徳相，佐竹宏太郎，山口英敏，他：胸腰椎変性疾患に対する eXtreme lateral interbody fusion（XLIF）の可能性と限界．脊椎脊髄 **28**：485-494, 2015
7) 川上紀明，岩﨑幹季，朝妻孝仁，他：側方アプローチによる腰椎椎体間固定（LLIF）—初期導入から2年間における合併症調査の報告．*J Spine Res* **7**：440, 2016
8) Marchi L, Oliveira L, Coutinho E, et al：The importance of the anterior longitudinal ligament in lumbar disc arthroplasty: 36-month follow-up experience in extreme lateral total disc replacement. *Int J Spine Surg* **6**：18-23, 2012
9) Pawar A, Hughes A, Girardi F, et al：Lateral lumbar interbody fusion. *Asian Spine J* **9**：978-983, 2015
10) Phan K, Huo YR, Hogan JA, et al：Minimally invasive surgery in adult degenerative scoliosis: a systematic review and meta-analysis of decompression, anterior/lateral and posterior lumbar approaches. *J Spine Surg* **2**：89-104, 2016
11) Pintar FA, Yoganandan N, Myers T, et al：Biomechanical properties of human lumbar spine ligaments. *J Biomech* **25**：1351-1356, 1992
12) Rodgers WB, Gerber EJ, Patterson J：Intraoperative and early postoperative complications in extreme lateral interbody fusion：an analysis of 600 cases. *Spine*（Phila Pa 1976）**36**：26-32, 2011
13) 坂井建雄，松村讓兒（監訳）：プロメテウス解剖学アトラス—解剖学総論／運動器系．医学書院，2011（Schünke M, Schulte E, Schumacher U, et al：*Prometheus Allgemeine Anatomie und Bewegungssystem：LernAtlas der Anatomie*, 2 Aufl. Thieme, Stuttgart, 2007）

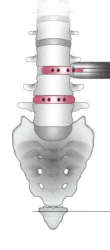

J トラブルシューティングと安全性への取り組み

7 術中椎体終板損傷，術中椎体骨折

鶴田尚志・山﨑浩司

はじめに

近年，LIF は脊椎脊髄手術の低侵襲化に伴って普及しており，治療成績の向上が認められている．しかし，LIF 後に椎体終板損傷や椎体骨折などが複数報告されており，注意すべき合併症の一つである．LIF を行う最大の利点としては，骨切除術を必要とせず，椎間板操作のみで大きなケージを設置することによって椎間高を持ち上げ，靱帯性整復（ligamentotaxis）による間接除圧や椎間での変形矯正が施行可能なことである[2,6]．骨切除術を必要としない間接除圧は，出血量を大幅に低減し，経皮的椎弓根スクリューシステムとの併用により，後方筋群への侵襲を低減する．しかし，術中椎体終板損傷の発生はケージの沈み込み（subsidence）による除圧不足や矯正損失を引き起こし，術後に十分な効果が得られなくなることが問題である．また，術中椎体骨折に関しては，小皮切では止血困難な出血や前方脊柱の破綻に伴う脊柱再建や固定範囲の延長など，追加処置を要することが多く，極力避けるべき合併症である．本項では術中の椎体終板損傷と椎体骨折について概説し，自験例について症例を提示する．

椎体終板損傷

椎体終板損傷は，割合として 14.3%（20/140例）[7]や 42%（41/98 例）[8]などの多くの報告があり，さまざまな要因が報告されている．原因は大きく 3 つに分けられ，①骨質低下に伴う骨粗鬆症や椎間板高の狭小化などの患者要因，②術中の椎間解離や椎間板郭清時の手術要因，③ケージの材質や大きさ（高さ）などのインプラント要因などが報告されている．

①患者要因としては，骨粗鬆症の有無は最大の要因であり，術前計画において検査が必須である[5]．また，椎体終板の強度は力学的に前方と側方の周辺部で最も強く，中央部で脆弱である[9]．また，腰椎の下位になるに従って強度が増加し，下位椎体終板は上位椎体終板に比べて 40% も強度が強いと報告されている[3,5]．そのため，骨粗鬆症患者での上中位腰椎の手術は解剖学的にも椎体終板損傷のリスクが高いことを留意しなければならない．さらに，骨関節症（osteoarthritis：OA）に伴う後方要素の癒合は椎間可動域の低下，椎体終板損傷のリスクであり，術前の椎間可動域の把握は重要である[11]．

②手術要因としては，Cobb 剥離子での粗暴な骨棘切除や椎間板郭清時に行う大きいサイズのスペーサーでの度重なるトライアルなどは椎体終板微小骨折のリスクであり極力避けるべきとの報告や[1]，ケージ挿入時の spike での椎体終板損傷の報告などがあり[11]留意しなければならない．

③インプラント要因としては，ケージの高さ，長さ，幅は重要な要素である．高さとしては，元々の椎間高より 2～4mm 以上の開大は椎体終板損傷のリスクが有意に高く，12mm 以上の高さのケージ使用は避けるべきとの報告がある[7]．また，長さが側方椎体終板まで達していないケージは沈み込みが有意に多く[3]，ケージの前後幅は 18mm より 22mm のほうが椎体終板損傷が有意に少なかったとする報告がある[7]．したがって，

術前 CT での椎体幅と椎間板高の計測は必須事項である．

椎体骨折

椎体骨折の発生は椎体終板損傷と同様の機序にて発生すると考えられている．Grimn ら[4]によれば，椎体骨折は過度の椎間開大操作とオーバーサイズのケージ使用による椎体終板損傷が誘因であると考察されている．また，割合としては，0.1％（1/600 例）[10]や 0.9％（1/108 例）[4]などと比較的まれな合併症として報告されている．自験例では 2015 年から 162 例に LIF を施行し，2 例（1.2％）の椎体骨折の発生を認めた．椎体骨折例を次に提示する．

症例提示

79 歳，女性．

主訴：腰痛，左下肢痛，間欠跛行．

診察所見と画像所見により，L4/L5 脊柱管狭窄症と L3 椎体後方すべり症に伴う椎間孔障害と診断し，LIF（XLIF®）を併用した前後合併椎体間固定術（L3～L5）を施行した．XLIF® は左側方アプローチで L4/L5 椎間板から開始した．しかし，L4/L5 椎間板高位では腰神経叢の影響で前方アプローチとなり，最終的にケージ（10 mm×10 度×18 mm×45 mm）は前方設置となった．次いで，L3/L4 椎間板高位で椎間板郭清を行い，ケージ（9 mm×10 度×18 mm×45 mm）を挿入後，スライダーの抜去時に手術野から大量出血（5 分間で約 800 ml）を認めた．X 線透視下に確認すると L4 椎体骨折を認めた（図 1）．術中は止血剤，骨ろうなどを使用して創内で止血可能であったが，合計で約 1,200 ml の出血を認めた．同日に後方から PPS 固定を行ったが，間接除圧が不十分であり，後日に追加手術が必要となった．

もう 1 例も同様に L4/L5 椎間から開始し，L3/L4 椎間にケージを設置した時点で骨折が判明した．自験例から考察すると，前述の椎体終板損傷の要因に加え，①骨粗鬆症を基盤に椎体終板の

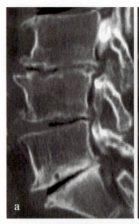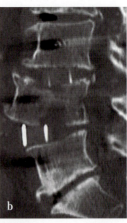

図 1　椎体骨折例の CT 矢状断像
a：術前．骨梁低下と椎体終板の硬化像，椎間板高の狭小化が認められる．
b：術直後．上下椎間に LIF ケージが挿入されている．L4/L5 椎間では前方に，L3/L4 椎間では後方寄りにケージが設置されており，さらに L3/L4 椎間ケージの尾側は L4 椎体終板と平行に設置されていない．ケージの edge が椎体に迷入したことにより，L4 椎体で冠状面での椎体骨折を引き起こしたと考えられた．

硬化像があること，②椎体終板に対してケージが回旋位設置されたこと，③上下椎間でケージの設置位置が前後に大きくズレていること（てこの原理）などが冠状面での椎体骨折を引き起こした原因と考えられた．

LIF の本質は間接除圧であるが，椎体終板損傷と椎体骨折は，ケージの沈み込みを引き起こし，神経症状の再燃，矯正損失を惹起し，有症状例には追加手術を要する合併症の一つである[7]．そのため，術前にはさまざまな要素を加味した手術計画を立てることが重要である．当科での椎体終板損傷と椎体骨折の対策は，まず術前計画として，骨密度で T スコア −1.5 未満の症例や椎間関節 OA（Framingham 分類 grade III 以上）などの症例を原則手術適応外としている．また，使用するケージは，術前 CT にて椎体幅と椎間板高を計測し，前側方椎体終板にかかる十分な長さのものを選択し，原則 12 mm 以上の高さを使用しないこととしている．さらに，術中損傷が最も問題であり，すべての手術手技にはそれぞれに特有のラーニングカーブが存在するため一概に言及でき

ないが,正確なX線正面像・側面像が得られない体位での手術は,椎体終板損傷や椎体骨折などのリスクが高い[4]. したがって,正しい体位にて手術を施行することが術中損傷の回避につながる.

おわりに

LIFは手術の低侵襲化に大きな進歩をもたらしている. より安全,安心にLIFを施行するにあたって,椎体終板損傷と椎体骨折は術後に十分な効果が得られないことが多く,回避すべき合併症であり,綿密な手術計画が必要である.

文献

1) Anthony JK, William DH, Mark M, et al：Indirect decompression and vertebral body endplate strength after lateral interbody spacer impaction：cadaveric and foam-block models. *J Neurosurg Spine* **24**：727-733, 2016
2) Elowits EH, Yanni DS, Chwajol M, et al：Evaluation of indirect decompression of the lumbar spinal canal following minimally invasive lateral transpsoas interbody fusion：radiographic and outcome analysis. *Minim Invas Neurosurg* **54**：201-206, 2011
3) Grant JP, Oxland TR, Dvorak MF, et al：Mapping the structural properties of the lumbosacral vertebral endplates. *Spine（Phila Pa 1976）* **26**：889-96, 2001
4) Grimn BD, Leas DP, Poletti SC, et al：Postoperative complications within the first year after extreme lateral interbody fusion：experience of the first 108 patients. *Clin Spine Surg* **29**：E151-E156, 2016
5) Hou Y, Luo Z：A study on the structural properties of the lumbar endplate：histlogical structure, the effect of bone density, and spinal level. *Spine（Phila Pa 1976）* **34**：E427-E433, 2009
6) Kepler CK, Sharma AK, Huang RC, et al：Indirect foraminal decompression after lateral transpsoas interbody fusion. *J Neurosurg Spine* **16**：329-333, 2012
7) Le TV, Baaj AA, Dakwar E, et al：Subsidence of polyetheretherketone intervertebral cages in minimally invasive lateral retroperitoneal transpsoas lumbar interbody fusion. *Spine（Phila Pa 1976）* **37**：1268-1273, 2012
8) Marchi L, Abdala N, Oliveira L, et al：Radiographic and clinical evaluation of cage subsidence after stand-alone lateral interbody fusion. *J Neurosurg Spine* **19**：110-118, 2013
9) Roberts S, McCall IW, Menage J, et al：Does the thickness of the vertebral subchondral bone reflect the composition of the intervertebral disc? *Eur Spine J* **6**：385-389, 1997
10) Rodgers WB, Gerber EJ, Patterson J, et al：Intraoperative and early postoperative complications in extreme lateral interbody fusion：an analysis of 600 cases. *Spine（Phila Pa 1976）* **36**：26-32, 2011
11) 山田 宏：XLIF®の合併症と対策. *J MIOS* （79）：67-75, 2016

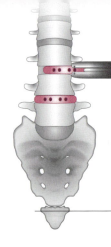

8 | LIF後の除圧不足による馬尾障害・神経根障害への対処

中川幸洋

間接除圧とその適応

　LIFケージの椎間腔拡大によってもたらされる神経組織の間接除圧による直接除圧の回避は，LIFの大きな利点である．ただし，全例において間接除圧が期待できるわけではなく，術後の症状遺残や修正手術（revision surgery）などの報告もされている．神経組織の直接除圧を行うかどうかについては，過去に報告されている間接除圧の適応と禁忌（表1）[3]を考慮したうえで，手術計画を立てる必要がある．間接除圧が可能か否かについては，立位と臥位で症状に変化がないかをよく観察する必要がある．多くの場合には，臥位で症状が消失すれば基本的に間接除圧を行わずに in situ fixationでも症状の改善が期待できるため，間接除圧は当然期待できる．一方，臥位でも症状の改善が得られない場合には，適応を慎重にすべきである．Gabelら[1]は，CTで椎間関節癒合がみられない症例，MRIで遊離ヘルニアがない症例，骨粗鬆症がない症例，MRIで先天性（congenital）あるいは著明な脊柱管狭窄がない症例，臥位で50％以上の症状がとれる症例に間接除圧の適応を絞った結果，再手術は28例中わずか1例であったと報告している．

LIF後の除圧不足による馬尾障害・神経根障害

　LIF後に症状の改善が乏しい場合，また神経症状が増悪している場合などには，原因が単に間接除圧が不成功に終わって効果が出ていないためか，もしくはほかの要因がないかを精査する必要がある．特にOLIFの場合には，ケージの挿入が斜めからになるため，挿入方向も斜めになってしまうことがあり，対側の神経根障害をきたすことがある（図1）．Malhamら[2]の報告では，直接除圧を行わない122例のLLIF例中11例に予定していなかった2期的手術を要したが，そのうちの3例がケージの設置不良であったと述べている．これには，後方からの椎間孔の除圧もしくは椎間

表1　LIFにおける間接除圧・直接除圧の適応（文献3を日本語訳）

間接除圧の適応	直接除圧の適応
・椎間板膨隆（再発ヘルニア） ・椎間孔狭窄を伴う椎間板狭小 ・alignment不良による中心性狭窄もしくは椎間孔狭窄を伴う側方すべりもしくは前後方向のすべり ・片側の中心性狭窄もしくは椎間孔狭窄を伴う変性側弯	・先天性狭窄 ・先天性の短い椎弓根 ・uncontained disc herniation ・椎間関節の著明な関節症性変化/骨棘形成（椎間関節嵌頓） ・外側陥凹部まで及ぶ椎体終板障害 ・椎間関節嚢腫 ・前屈で改善しない神経根症状

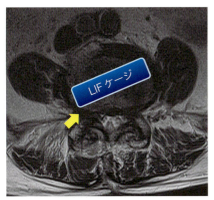

図1　LIFにおけるケージの設置不良
特にOLIFの場合には，ケージの設置不良に陥りやすく，挿入側の対側に神経根症状をきたす可能性がある．矢印：神経根．

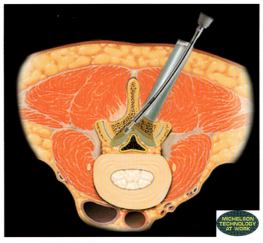

図2　内視鏡下除圧術
内視鏡下椎弓切除術（microendoscopic laminotomy：MEL）では，片側進入両側除圧が可能である．

関節切除による神経根の除圧で対応していた．そのほかの再手術の原因としては，骨性外側陥凹部狭窄の遺残3例，変性すべりによる不安定性遺残4例，原因不明の関接除圧の失敗1例であった．日本で行われるLIFについては，ほとんどで後方からのPPSもしくはPSの固定術併用の場合が多いため，当該椎間の不安定性についてはあまり問題にならないことが多いと思われる．一方，LIFが高齢者にも幅広く適応され，骨粗鬆症が基盤にある患者が多いため，LIFケージの挿入時の椎体終板損傷や術後の沈み込み（subsidence）などによって，間接除圧が不成功に終わる場合もあることを想定しておかなければならない．

神経根障害

神経根障害による下肢症状の程度にもよるが，術前よりも増悪している場合には，早急に対策をとる必要がある．保存療法にはプレガバリンや非ステロイド性抗炎症薬（NSAIDs），ステロイドパルス療法などが用いられる．また，神経根ブロック，硬膜外ブロックなどの各種ブロックも試みてよい．これらの保存的療法に効果が認められる場合には経過観察とし，反応がない場合，特に症状が進行性のときには直接除圧を考慮する．

馬尾障害

馬尾障害が遺残している場合には，通常，保存的療法では奏効しないと思われる．間接除圧の効果が得られておらず，膀胱直腸障害をきたし，症状の改善がない場合には，可及的早期に，その他の状況でも症状とADL障害の程度によっては直接除圧を考慮する．一方，黄色靱帯肥厚や椎間関節囊腫などはある一定期間の経過によって肥厚靱帯の萎縮，囊腫の消失などが認められる．そのため，しびれ感もしくは疼痛が軽度であれば経過をみてもよい．

除圧術

画像上で狭窄をきたしている椎間の除圧を行う．除圧は小皮切による従来法でもよく，内視鏡下除圧術の内視鏡下椎弓切除術（microendoscopic laminotomy：MEL）でも可能である（図2）．当該椎間は固定されている場合がほとんどであるので，不安定性の惹起を気にせずに十分な除圧を心がけるようにする．

文献

1) Gabel BC, Hoshide R, Taylor W : An algorithm to predict success of indirect decompression using the extreme lateral lumbar interbody fusion procedure. *Cureus* **7** : e317, 2015
2) Malham GM, Parker RM, Goss B, et al : Clinical results and limitations of indirect decompression in spinal stenosis with laterally implanted interbody cages : results from a prospective cohort study. *Eur Spine J* **24** (Suppl 3) : 339-345, 2015
3) Oliveira L, Marchi L, Coutinho E, et al : A radiographic assessment of ability of the extreme lateral interbody fusion procedure to indirectly decompress the neural elements. *Spine* (*Phila Pa 1976*) **35** : S331-S337, 2010

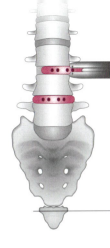

J トラブルシューティングと安全性への取り組み

9 X線被曝の低減

日方智宏・石井 賢

はじめに

2013年に日本に導入されたLIFは、現在、腰椎変性疾患に対する固定術のみならず、脊柱変形に対する多椎間の矯正固定術、骨粗鬆症性椎体骨折に対する椎体置換術など、幅広い疾患に応用されている。LIF手技は、側方からの線維輪切離と椎間板廓清による高い椎間矯正力と大きなケージの挿入による支持性を獲得できる手技である。また、硬膜外静脈叢からの出血がないというメリットに加え、靱帯の張力を利用した整復による脊柱管の間接除圧も期待できることから、適応が広がり、急速に普及している。LIFに代表される低侵襲脊椎手術(minimally invasive spine surgery:MISS)の目覚ましい発展と普及に伴い、患者の受けるメリットが大きくなる一方で、手技に伴う医療従事者の被曝線量の増加が大きな問題として挙げられる。

過剰な放射線被曝による放射線障害としては、放射線皮膚炎、皮膚萎縮、放射線白内障、性腺機能障害などを発症するリスクが懸念されている[5]。そもそもX線透視を使用することの多い整形外科医はほかの外科医と比べて約5倍の癌発生率であるとの報告[9]や、脊椎外科医がX線透視下に経皮的椎弓根スクリュー(percutaneous pedicle screw:PPS)を挿入する場合には、ほかの整形外科医が行う四肢骨折手術と比較して被曝線量が10〜12倍に達するとの報告[11]もある。また、ナビゲーションシステムを使用することで医療従事者の術中被曝線量をゼロにすることは可能であるが、すべての施設でナビゲーションシステムを導入することはコスト的に困難である。一般的にはX線透視装置を使用してLIF手技を施行している現状がある。そのため、脊椎脊髄外科医は医療被曝に関する知識を身につけ、被曝線量を低減する方法を常に考慮し、患者のみならず医療従事者全員の安全も担保することが重要となる。

LIFにおける被曝線量

国際放射線防護委員会(International Commission on Radiological Protection:ICRP)では、実効線量限度を平均20mSv/年(放射線被曝がある職業に5年間以上従事する場合)としている[16]。術中被曝線量を検討したTaherら[12]によると、LIF手技(平均2.4±0.8椎間)におけるX線の平均照射時間が88.7±36.8秒、平均実効線量が約0.0075mSvで、実効線量限度を考慮すると約2,700例/年のLIF手技が可能である。

LIFにおける被曝線量低減のための対策

1 放射線防護衣の着用

X線透視を使用する脊椎脊髄手術では、手術室の医療従事者全員が適切な放射線防護衣を着用しなければならない。体格に合ったサイズの放射線防護衣を使用し、体にぴったりとフィットさせるように着用することで、胸部への被曝線量を低減させることができる[13]。術中の甲状腺被曝による発癌リスクが整形外科医で高いことが報告されており、甲状腺防護具の使用が推奨されている[2,8]。

また，近年，放射線白内障の発生も問題となっており，適宜，放射線防護眼鏡の着用を導入すべきである[14]．

2 X線照射装置の位置

電離放射線の強度は線源からの距離の2乗に反比例するので（Newtonの逆2乗則），手術室にいる全員が，職務を遂行するのを妨げない範囲でX線透視装置（線源）から最大限の距離をとることが重要である[7]．通常，X線透視では正面像よりも側面像のほうが，透過する組織が厚いためにより多くの照射線量を必要とする．LIF手技では，患者の体位が側臥位であるので，腰椎側面X線透視の際に必ず線源を手術台の下に設置して被曝線量を低減させる．C-armを回して腰椎正面X線透視をする際には，線源が術者と助手に近接して被曝線量が高くなるため，X線を照射する瞬間に線源からなるべく離れるように配慮する．

3 単一X線透視（one-shot imaging technique）

X線透視像を撮像するときには，one-shot imagingで行い，照射時間をなるべく短くするように努めることが重要である．また，連続透視モードではなくパルス透視モードにすることで，さらなる被曝線量の低減を図ることができる[1]．また，特殊なX線画像加工ソフトを使用して，照射線量を抑えて撮像した不鮮明な画像を鮮明な画像に変換することで，最小侵襲経椎間孔的腰椎椎体間固定術（MIS-TLIF）の施行時の被曝線量を61.6〜83.5％減少できるとの報告もある[15]．さらに，LIF後のPPS固定の際には術者と助手で同時にスクリュー挿入を進行し，1 image for 2 surgeonsで行うことで，被曝線量の低減に努めるようにする．

4 照射野からの退避（hands-off technique）

通常の放射線防護衣を着用してLIF手技を行った場合には，防護されていない部分で最も被曝線量が高いのが手指｛14.6mrem（ミリレム）｝であり，水晶体の約5.5倍（2.64mrem），甲状腺の約6.7倍（2.19mrem）で，プロテクター下の胸部の約33倍（0.44mrem）と報告されている[12]．hands-off techniqueが手指の被曝線量低減のために最も有効とされており，X線照射する際には，手指が直接被曝しないように照射野から手指を必ず退避させることが大事である[10]．

5 肥満例

X線照射装置は，通常，X線管球の電圧と電流を自動調整して画像のノイズを減らしている．そのため，肥満例では電離放射線が厚い組織を透過しなければならず，鮮明な画像を得るために高い照射線量を必要とする．心臓カテーテルの施行時における患者のbody mass index（BMI）と被曝線量が相関することが報告されており[3,6]，またMIS-TLIFの施行時においても肥満例での被曝線量の有意な増加が報告されている[4]．つまり，肥満例においては，照射線量自体の増加が散乱線の増加を招き，その結果として被曝線量も増大する．

6 術中被曝線量低減の工夫

筆者らは，LIFの施行時に血管損傷，尿管損傷，腸管損傷などを回避することを目的に直視下に後腹膜腔を展開している（E章2-2参照）．これにより，椎間板へのアプローチの際にX線照射は不要となる．椎間板の廓清時にCobb剥離子やキュレットを使用する際には，椎間板の高さ，方向，深さを確認しながら，器具の椎間板腔への出し入れを行う．Cobb剥離子での軟骨終板切除においては，骨性終板の損傷や対側への過度の挿入を回避するため，X線透視による慎重な確認が必要である．Cobb剥離子で対側の線維輪を切離後は，椎体の幅（左右径）を極力超えないように注意しながら椎間板腔内での操作にとどめ，器具の位置確認を目的とした過度のX線透視は極力控える．また，ケージのサイズ決定においても，椎間板への挿入部を直視して挿入深度を確認することで，トライアルケージの挿入途中での無駄なX線透視を回避できる．術中被曝線量の低減に関して

一貫していえることは，手技の過程をすべてX線透視に頼るのではなく，直視下での手術野の確認と器具を使用する際の手の感触を大事にしながら，必要最低限の位置と方向の確認時のみにX線透視を使用することである．

おわりに

LIFの施行時における放射線被曝について述べた．放射線防護3原則の①時間（手術手技に熟練・精通してX線透視の時間を短縮する），②距離（線源からなるべく離れる），③遮蔽（放射線防護衣を着用し，照射野から退避する）を常に念頭において，医療従事者の被曝線量の低減に努める必要がある．

文献

1) Clark JC, Jasmer G, Marciano FF, et al：Minimally invasive transforaminal lumbar interbody fusions and fluoroscopy：a low-dose protocol to minimize ionizing radiation. *Neurosurg Focus* **35** (2)：E8, 2013
2) Dewey P, Incoll I：Evaluation of thyroid shields for reduction of radiation exposure to orthopaedic surgeons. *Aust N Z J Surg* **68**：635-636, 1998
3) Ector J, Dragusin O, Adriaenssens B, et al：Obesity is a major determinant of radiation dose in patients undergoing pulmonary vein isolation for atrial fibrillation. *J Am Coll Cardiol* **50**：234-242, 2007
4) Funao H, Ishii K, Momoshima S, et al：Surgeons' exposure to radiation in single- and multi-level minimally invasive transforaminal lumbar interbody fusion；a prospective study. *PLoS One* **9**：e95233, 2014
5) 船尾陽生，石井 賢：放射線被曝（C-armでの放射線被曝とその対策）．in 日本MISt研究会（監）：MISt手技における経皮的椎弓根スクリュー法—基礎と臨床応用．三輪書店，2015, pp203-206
6) Kuon E, Glaser C, Dahm JB：Effective techniques for reduction of radiation dosage to patients undergoing invasive cardiac procedures. *Br J Radiol* **76**：406-413, 2003
7) Lee K, Lee KM, Park MS, et al：Measurements of surgeons' exposure to ionizing radiation dose during intraoperative use of C-arm fluoroscopy. *Spine*（*Phila Pa 1976*）**37**：1240-1244, 2012
8) Lee SY, Min E, Bae J, et al：Types and arrangement of thyroid shields to reduce exposure of surgeons to ionizing radiation during intraoperative use of C-arm fluoroscopy. *Spine*（*Phila Pa 1976*）**38**：2108-2112, 2013
9) Mastrangelo G, Fedeli U, Fadda E, et al：Increased cancer risk among surgeons in an orthopaedic hospital. *Occup Med*（*Lond*）**55**：498-500, 2005
10) Mroz TE, Yamashita T, Davros WJ, et al：Radiation exposure to the surgeon and the patient during kyphoplasty. *J Spinal Disord Tech* **21**：96-100, 2008
11) Rampersaud YR, Foley KT, Shen AC, et al：Radiation exposure to the spine surgeon during fluoroscopically assisted pedicle screw insertion. *Spine*（*Phila Pa 1976*）**25**：2637-2645, 2000
12) Taher F, Hughes AP, Sama AA, et al：2013 Young Investigator Award winner：how safe is lateral lumbar interbody fusion for the surgeon? A prospective in vivo radiation exposure study. *Spine*（*Phila Pa 1976*）**38**：1386-1392, 2013
13) Valone LC, Chambers M, Lattanza L, et al：Breast radiation exposure in female orthopaedic surgeons. *J Bone Joint Surg Am* **98**：1808-1813, 2016
14) Vano E, Kleiman NJ, Duran A, et al：Radiation cataract risk in interventional cardiology personnel. *Radiat Res* **174**：490-495, 2010
15) Wang TY, Farber SH, Perkins SS, et al：An internally randomized control trial of radiation exposure using ultra-low radiation imaging (ULRI) versus traditional C-arm fluoroscopy for patients undergoing single-level minimally invasive transforaminal lumbar interbody fusion (TLIF). *Spine*（*Phila Pa 1976*）**42**：217-223, 2017
16) Wrixon AD：New ICRP recommendations. *J Radiol Prot* **28**：161-168, 2008

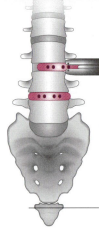

10 | アプローチ側の下肢筋力低下，下肢疼痛は合併症か？

大森一生

はじめに

　LIF後に生じるアプローチ側の下肢の筋力低下，疼痛，感覚障害については，XLIF®に関するもの[1〜3,6)]が多いが，OLIFに関しても報告[5)]されている．大腰筋内には，運動神経と感覚神経を含む腰神経叢が存在しているため，大腰筋のスプリットまたは後方への展開により，下肢の筋力低下，疼痛，感覚障害を生じる可能性がある．また，大腰筋スプリットによる外傷性の疼痛および筋力低下も起こり得るが，神経障害性と外傷性の鑑別は困難である．しかし，文献的にはアプローチ側の術後大腿症状はすべて合併症として認識されているのが現状である[1〜3,5,6)]．これらの合併症は，椎間板にアプローチするために大腰筋を必ずスプリットしなければならないXLIF®がOLIFと比べて生じる頻度が高いのは当然であるが，OLIF後にもしばしば経験することがある．以下にXLIF®，OLIFの術式別にこれらの障害に関する文献的考察とXLIF®後のMRI大腰筋画像を検討した当施設の知見に関して述べる．

XLIF®

1 下肢の筋力低下，疼痛，感覚障害に関する文献的考察

　Ahmadianら[1)]は，XLIF®後の大腿症状に関する18論文を調査し，XLIF®を施行された2,310例中304例（13.1%）に腰神経叢損傷関連による術後合併症を生じたと述べている．筋力低下は0.7〜33.6%，感覚障害は0〜33.6%の発生頻度であり，各論文における発生率の差が大きく，術後大腿症状の判定基準を標準化する必要性を示唆した．また，Cummockら[3)]は，XLIF®を受けた59例のうち62.7%に術直後に大腿症状が発生したと報告している．症状別には疼痛39%，しびれ感42.4%，感覚障害11.9%，筋力低下23.7%であった．術後3か月では，全体として50%が改善し，疼痛15.5%，しびれ感24.1%，感覚障害5.5%，筋力低下11.3%まで減少していた．さらに，術後1年では大腿症状の90%が回復したと述べている．これらの知見は大変に重要である．XLIF®導入初期に大部分の術者が経験する合併症であるがゆえに，術者が十分に認識し，術前説明を行うことにより，これらの合併症が発生しても慌てることなく，対処できると思われる．筆者が導入初期に経験した著しい下肢筋力低下｛腸腰筋の徒手筋力テスト（MMT）2，大腿四頭筋MMT 3｝も，術後3か月で自然回復している．ただし，術後大腿症状はラーニングカーブを克服し，手術時間が短縮するに従って減少するが，完全には制圧できない．

2 MRI大腰筋画像による大腿症状の考察

　2014年以降，筆者らの施設で腰椎変性疾患に対してXLIF®を施行した104例・148椎間のうち，53例（51.4%）で術後にアプローチ側の大腿症状が生じた．その詳細は，感覚障害および筋力低下20例（19.2%），感覚障害のみ31例（29.8%），筋力低下のみ2例（2%）であった．そこで，椎間板高位の術前・術後2週で撮像したMRI大腰筋水平断面積から求めた大腰筋腫脹

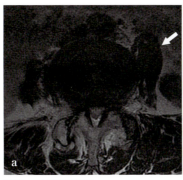
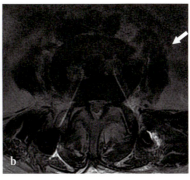

図1 大腰筋腫脹
a：術前，b：術後2週．
本例のMRI T1強調水平断像（L4/L5高位）の大腰筋腫脹率は1.2倍であった．

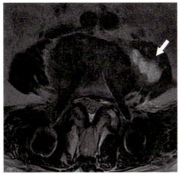

図2 大腰筋内血腫
左側アプローチXLIF®後2週のMRI T1強調水平断像（L4/L5高位）では，左側の大腰筋内血腫を認める（矢印）．

表1 大腿症状の有無と術前大腰筋水平断面積，大腰筋腫脹率，大腰筋内血腫の関係

	大腿症状あり (n=53)	大腿症状なし (n=50)	P値
術前大腰筋水平断面積（mm^2）	685.7	789.5	0.04
大腰筋腫脹率（倍）	1.09	1.23	0.06
大腰筋内血腫（椎間）	18	33	0.02

率（図1），大腰筋内血腫の有無（図2）を調査し，大腿症状の発生との関連を検討した．

　術前大腰筋水平断面積は，大腿症状がない症例では685.7mm^{2}であったのに対し，大腿症状がある症例では789.5mm^{2}で有意に大きかった（表1）．大腰筋腫脹率は，大腿症状がない症例では1.09倍であったのに対し，大腿症状がある症例では1.23倍で大きい傾向があった（表1）．術後の大腰筋内血腫は，51椎間に確認できたが，大腿症状がない症例では18椎間であったのに対し，大腿症状がある症例では33椎間で有意に多かった（表1）．また，血腫の面積については，筋力低下のない症例では108.3mm^{2}であったのに対し，筋力低下のある症例では208.1mm^{2}で大きい傾向があった．

　以上の結果から，術前の大腰筋水平断面積が大きい，つまり下位椎間を操作することが術後大腿症状の発生リスクであり，また大腰筋腫脹率，大腰筋内血腫の存在が術後大腿症状発生に関連していることが明らかとなった．このことは，大腰筋に対する愛護的な操作が最も重要な予防法であり，それにより術後大腿症状の減少が可能であることを示唆している．

OLIF

1 下肢の筋力低下，疼痛，感覚障害に関する文献的考察

OLIF後におけるアプローチ側の大腿症状に関して，大鳥ら[5]は155例中21例（13.5％）で大腿周囲一過性感覚・運動障害が発生したと報告している．また，大腰筋を十分に後方圧排することにより，術後大腿症状を予防できると述べている．OLIFにおいても，術後大腿症状が発生し得ることは事実であるが，当施設でも重篤な運動・感覚障害が発生したことがなく，大腰筋の前縁をスプリットすることなく剥離して後方に展開すれば，重篤な運動・感覚障害は起こり得ないといえる．

おわりに

XLIF®後の大腿症状に関して発生頻度が高いために，術式自体の意義を問う厳しい論調の論文[4]もあり，各術者がこれらの大腿症状を減少させる手技を習得することが重要と考える．

文 献

1) Ahmadian A, Deukmedjian AR, Abel N, et al：Analysis of lumbar plexopathies and nerve injury after lateral retroperitoneal transpsoas approach：diagnostic standardization. *J Neurosurg Spine* **18**：289-297, 2013
2) Cahill KS, Martinez JL, Wang MY, et al：Motor nerve injuries following the minimally invasive lateral transpsoas approach. *J Neurosurg Spine* **17**：227-231, 2012
3) Cummock MD, Vanni S, Levi AD, et al：An analysis of postoperative thigh symptoms after minimally invasive transpsoas lumbar interbody fusion. *J Neurosurg Spine* **15**：11-18, 2011
4) Epstein NE：High neurological complication rates for extreme lateral lumbar interbody fusion and related techniques：A review of safety concerns. *Surg Neurol Int* **22**：652-655, 2016
5) 大鳥精司，折田純久，稲毛一秀，他：Oblique lateral interbody fusion（OLIF）の合併症と対策，Revision. *J MIOS* （79）：77-89, 2016
6) Tohmeh AG, Rodgers WB, Peterson MD：Dynamically evoked, discrete-threshold electromyography in the extreme lateral interbody fusion approach. *J Neurosurg Spine* **14**：31-37, 2011

K章

新しい機器の導入

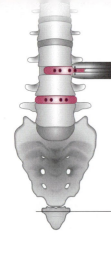

K 新しい機器の導入

1 | OLIF 12度ケージの概要・意義

金子慎二郎

はじめに

OLIF[1~3,5,8,10,13~15]ケージとしては長らく前開き角6度のケージ（以下，6度ケージ）しかなかったが，2016年から前開き角12度のケージ（以下，12度ケージ）がlineupとして加わった（図1）．12度ケージの発売にあたり，発売元の業者はその特長として以下の3点を挙げている．

① 12度の前弯角は，日本の市場で利用可能なLLIFケージの中では発売時点で最も高角度であり，12度ケージの使用によって，より大きな前弯の獲得と矯正力の向上が期待される．

② 12度ケージは縦幅が22mmと比較的長いデザインになっており，沈み込み（subsidence）の予防に役立つ可能性がある．

③ 6度ケージのみの時代にはなかったチタンcoatingにより，初期固定性の向上が期待される．

本項では，主に①に焦点を当てて12度ケージの発売の意義に関して概説する．

脊椎脊髄疾患における 矢状面alignmentの重要性

Glassmanら[6]は，患者の日常生活動作（activities of daily living：ADL）の低下に大きな影響を及ぼすのは，冠状面よりも，むしろ矢状面における脊椎のmalalignmentであるとした．そして，脊椎のmalalignmentを伴う疾患に対して，矯正を伴う手術を行う際に，矢状面の矯正を重視することの重要性を報告した．これ以降，矢状面の矯正の重要性が広く認識されるようになった．

また，spinopelvic harmonyと呼ばれる脊椎と骨盤の関係の重要性に関して，歴史的には主にフランスから幾つかの報告がなされてきたが，米国のSchwabらの報告によって，その重要性が広く認識されるようになった[11,16]．また，腰椎の後弯に伴う立位継続時の腰背部痛の原因として，以下のような機序が明らかになってきた．すなわち，腰椎後弯を代償するメカニズムとして骨盤が後傾し，これによるfatigue pain（疲労性腰痛）が腰椎後弯に伴う立位継続時の腰背部痛の主原因であり，腰椎後弯を十分に矯正して，骨盤後傾によって代償機能を働かせなくても済むような形に矯正をすることが重要であることが広く認識されるようになった[6,7,9,16]．

腰椎後弯に対して矯正を行う際に，目標とする腰椎前弯角（lumbar lordosis：LL）に関してSchwabらは，矢状面alignmentを患者の実際のADLと関連づけることなどによって検討を行い，患者固有の値であるpelvic incidence（PI）とLLの差（PI-LL）が10度未満となるようなLLをつけるべく，矯正固定術を行うことが望ましいと報告した[11,16]．矢状面におけるmalalignmentを伴う腰椎疾患に対してOLIFを用いて矯正固定術を行ううえでも，十分な腰椎前弯を形成することが非常に重要である．

一方，固定を伴う腰椎手術における長年の課題となっている隣接椎間障害に関しては，固定術を行った椎間での適切な前弯が不足していることも一因として挙げられる．また，隣接椎間障害が脊

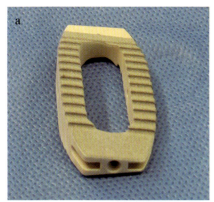
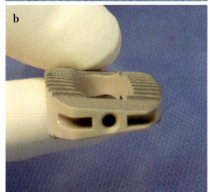
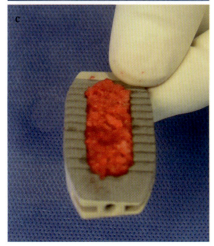

図1　OLIF用の前開き角12度のケージ
a, b：移植骨（自家腸骨）充填前.
c：移植骨（自家腸骨）充填後.

　局所的な腰椎変性疾患に対する手術を行う際に，手術を行う椎間で適切な前弯をつけずに固定術を行い，その後の隣接椎間障害が脊柱変形に結び付き，alignmentの矯正を主目的とする手術を行うことになった場合には，基本的には固定術を行っている椎間以外で腰椎前弯をつけることになる．PIに見合った腰椎前弯がそれだけでは足りない場合には，固定術を行っている範囲の椎体内での骨切り術を行う形になることが少なくなく，その分だけ侵襲としては決して小さくない手術となる[4,12]．

　このような観点からも，腰椎の局所的な固定術であっても，初回手術を行う際に当該椎間で十分な前弯をつけることは極めて重要である．その意味でも，また椎体間ケージのバリエーションが増えたという意味でも，12度ケージが出たことは意義が大きく，むしろ，OLIF発売当初からlineupに入っていたほうが望ましかったと考える．

腰椎前弯形成の観点からのOLIFの課題

　OLIFの適応となるような椎間では，脊椎後方要素の変性の程度も大きいことが少なくなく，後方要素のreleaseをせずに，OLIFを施行するだけでは，十分な前弯形成に至らない場合が少なくない．

　特に変形矯正を主目的とした手術にOLIFを応用する際には，単に多椎間にOLIFを行うだけでは十分な前弯形成に至らない場合が少なくなく，後方からのPonte骨切り術やcantilever techniqueなどの矯正を組み合わせて行い，十分な腰椎前弯形成を行うことが重要である[4]（図2）．

　一方，OLIFケージはPLIFケージと比べて前後の長さが短いためもあり，後方から矯正を行う際に前方が開く力が掛かりやすいという面がある．実際，PIに見合った局所前弯角をつけるためにOLIFを行う際に，Ponte骨切り術やcantilever techniqueなどの矯正を併用すると，椎体間ケージと母床となる頭尾側の椎体の骨性終板の間が過度に開く場合がある．また，成人脊柱

柱変形に結び付いた場合には，alignmentの矯正を後に行うこともある．したがって，局所的な腰椎変性疾患に対して手術を行う際にも，固定術を行う椎間で適切な前弯をつけておくということは長期的な観点からも極めて重要である．

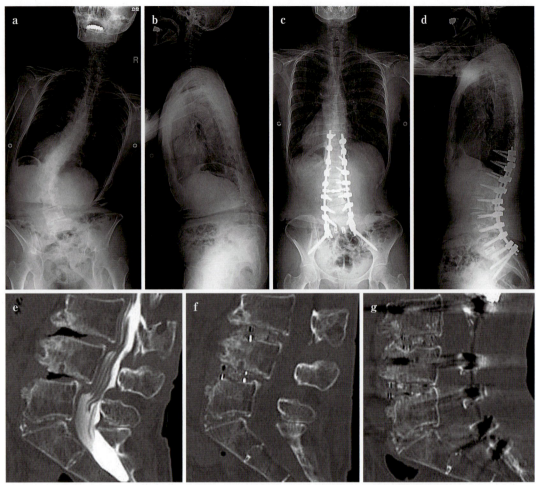

図2 成人脊柱変形に対するOLIFを併用した2期的矯正固定術（OLIF＋後方矯正固定術）

a〜d：術前立位脊椎全長単純X線正面像（a）・側面像（b），術後立位脊椎全長単純X線正面像（c）・側面像（d）．64歳，女性，腰椎変性後側弯症例．OLIF（L3/L4，L4/L5）後，胸腰仙椎後方矯正固定術（T10〜S2〜腸骨）を行った．12度ケージ発売前の症例であるため，6度ケージを使用している．

e〜g：術前腰椎CT myelography再構成矢状断像（a），OLIF後腰椎CT再構成矢状断像（b），後方矯正固定術後腰椎CT再構成矢状断像（c）．72歳，女性，腰椎変性後弯症例．OLIF（L3/L4，L4/L5，12度ケージ使用）後，胸腰仙椎後方矯正固定術（T10〜S2〜腸骨）を行った．2段階で矯正を行うため，本例のように，術前に椎体の矢状面での脊椎すべりを認める場合には，後方矯正固定術の前後で椎体間ケージと母床となる椎体の骨性終板の位置関係が前後方向で変化する．

変形に対する矯正固定術を行う際に，先にOLIFを用いて椎体間固定を行い，後方から2期的にPonte骨切り術，cantilever technique，translation操作などを用いて矯正を追加する方法では，椎体間ケージと母床となる骨性終板の位置関係が後方矯正固定術の前後で変化することが多い（図2）．そこで，筆者らは次の検討を行った．

当院で2014年3月以降に成人脊柱変形に対して同一術者が矯正固定術を行った症例のうち，先にOLIFを用いて椎体間固定を行い，2期的に後方から前述の方法で矯正を追加した症例のうち，固定上位端が胸椎高位で固定下位端が腸骨の症例のみを対象とした．本取り込み基準を満たした35例（男性5例，女性30例，平均年齢71.5歳）のOLIFを行った各椎間において，椎体間ケージ

と母床となる骨性終板の位置関係に関して後方矯正固定術の前後でCTによる比較検討を行った．

データの詳細に関して本項では割愛するが，後方矯正固定術によって腰椎前弯がより形成される場合には，椎体間ケージの尾側に比べて頭側の骨性終板との開き幅が大きくなる傾向にあった．また，初回手術などによって椎体間癒合を認めた椎体に隣接する椎間では，開き幅が大きくなる傾向にあった．OLIF後に椎体のすべりが残存していた椎間では，後方矯正固定術で椎体のすべりが矯正されるときに，椎体間ケージの尾側に比べて頭側の椎体のほうがより大きく動く形で矯正が追加される傾向にあった（図2e〜g）．この傾向にあった理由としては，cantilever techniqueなどを用いて矯正を行う際に，尾側からロッドを挿入して矯正を行っていることが関係している可能性が考えられた．本検討の結果を鑑みると，LLIFを行う際の椎体間ケージの設置位置としては，尾側椎体を基準とすることが望ましいことが示唆された．

また，椎体間ケージの前開き角が6度の群と12度の群との間で椎体間ケージと母床の骨性終板との開き幅に関して比較を行ったところ，6度ケージでは12度ケージよりも開き幅が大きくなる傾向があった．この理由に関しては，今回の検討を行ったシリーズでは，6度ケージは，12度ケージがなかった時期に用いられていることが多く，開き幅が大きかった椎間では12度ケージを用いたほうが矯正幅に見合っていた．すなわち，OLIFを行った椎間における本来の局所前弯角に近かった可能性が高いと考えている．したがって，このような椎間に関しては今後，12度ケージを使用することによって，椎体間ケージと母床の骨性終板との開き幅をより少なくできる可能性があることが示唆された．

■ OLIFケージに関する今後の課題

OLIFによる椎体間固定の施行を検討する腰椎疾患の中には，母床となる頭尾側の椎体が圧迫骨折などのために前方椎体高が低くなっている場合もある．また，変性側弯を伴っている症例では，凹側の頂椎付近で椎間板変性とともに椎体同士がぶつかることにより，冠状面での椎体の楔状変形が認められることも少なくない．このような症例に対応するためにも，椎体間ケージの形状やサイズにはさまざまなバリエーションがあることが望ましい．12度ケージが出てきたことは，一歩前進であるが，lineupをさらに拡充させていくことが望ましい．

今後，LLIFが普及するにつれて，さまざまな症例に対応可能なように，椎体間ケージに関しては多くのバリエーションがあることが望ましい．偽関節の予防の意味でも，将来的には術前画像検査の情報からコンピュータソフトウェアを利用して，矯正幅に見合った椎体間ケージの形状を算出し，custom-madeの椎体間ケージが事前に準備可能になることが望ましいと考えている．

文献

1) Abbasi H, Abbasi A：Oblique lateral lumbar interbody fusion（OLLIF）：technical notes and early results of a single surgeon comparative study. *Cureus* **7**：e351, 2015
2) Abbasi H, Murphy CM：Economic performance of oblique lateral lumbar interbody fusion（OLLIF）with a focus on hospital throughput efficiency. *Cureus* **7**：e292, 2015
3) Abe K, Orita S, Mannoji C, et al：Perioperative complications in 155 patients who underwent oblique lateral interbody fusion surgery：perspectives and indications from a retrospective, multicenter survey. *Spine（Phila Pa 1976）* **2**：55-62, 2017
4) Bridwell KH：Decision making regarding Smith-Petersen vs. pedicle subtraction osteotomy vs. vertebral column resection for spinal deformity. *Spine（Phila Pa 1976）* **31**：171-178, 2006
5) Fujibayashi S, Hynes RA, Otsuki B, et al：Effect of indirect neural decompression through oblique lateral interbody fusion for degenerative lumbar disease. *Spine（Phila Pa 1976）* **40**：E175-E182, 2015
6) Glassman SD, Bridwell K, Dimar JR, et al：The impact of positive sagittal balance in adult spinal deformity. *Spine（Phila Pa 1976）* **30**：2024-2029, 2005
7) 金子慎二郎，許斐恒彦，谷戸祥之，他：成人脊柱変形に対する手術前simulationとしてのcasting testの有効性．*MB Orthop* **28**：23-29, 2015
8) 金子慎二郎，谷戸祥之，朝妻孝仁：成人脊柱変形に対する手術におけるOLIF（腰椎前側方進入椎体間固定術）の応用-OLIF/XLIFは脊柱変形手術を変えるか．

臨整外 50：1085-1092, 2015
9) 金子慎二郎, 谷戸祥之, 朝妻孝仁：成人脊柱変形症に対して矯正を主目的とした手術の施行を検討する際のsimulation としての casting test の有効性. 脊椎脊髄 30：403-411, 2017
10) Kim JS, Choi WS, Sung JH：Minimally invasive oblique lateral interbody fusion for L4-5：clinical outcomes and perioperative complications. *Neurosurgery* **63**：190-191, 2016
11) Lafage V, Schwab F, Patel A, et al：Pelvic tilt and truncal inclination：two key radiographic parameters in the setting of adults with spinal deformity. *Spine (Phila Pa 1976)* **34**：E599-E606, 2009
12) Lenke LG, O'Leary PT, Bridwell KH, et al：Posterior vertebral column resection for severe pediatric deformity：minimum two-year follow-up of thirty-five consecutive patients. *Spine (Phila Pa 1976)* **34**：2213-2221, 2009
13) Ohtori S, Orita S, Yamauchi K, et al：Mini-open anterior retroperitoneal lumbar interbody fusion：oblique lateral interbody fusion for lumbar spinal degeneration disease. *Yonsei Med J* **56**：1051-1059, 2015
14) Orita S, Inage K, Sainoh T, et al：Lower lumbar segmental arteries can intersect over the intervertebral disc in the oblique lateral interbody fusion approach with a risk for arterial injury：radiological analysis of lumbar segmental arteries by using magnetic resonance imaging. *Spine (Phila Pa 1976)* **42**：135-142, 2017
15) Sato J, Ohtori S, Orita S, et al：Radiographic evaluation of indirect decompression of mini-open anterior retroperitoneal lumbar interbody fusion：oblique lateral interbody fusion for degenerated lumbar spondylolisthesis. *Eur Spine J* **26**：671-678, 2017
16) Schwab FJ, Blondel B, Bess S, et al：Radiographical spinopelvic parameters and disability in the setting of adult spinal deformity：a prospective multicenter analysis. *Spine (Phila Pa 1976)* **38**：E803-E812, 2013

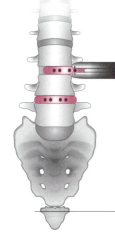

K 新しい機器の導入

2 側臥位でのL5/S1前側方椎体間固定術（OLIF51®：Hynes technique）

小谷善久

はじめに

ALIF（anterior lumbar interbody fusion：前方経路腰椎椎体間固定術）の歴史は，1950年代にHodgsonら[2]が行った脊椎カリエス412例の報告に端を発し，Mayer[5]が1990年代にその低侵襲化を報告した．2004年に登場したXLIF®はL2～L5高位においてALIFの低侵襲化と標準化に成功したが，L5/S1高位において大血管の走行から応用がいまだ部分的である[1,3]．一方，Hynesら[6]は腰仙部における経後腹膜アプローチによるOLIFを側臥位で行うことにより，その低侵襲化に成功した．筆者ら[4]はこのOLIF51®（Hynes technique）によるL5/S1 OLIFを2016年から導入し，約45例に応用してきた．本項ではこの術式の利点とピットフォールについて述べる．

側臥位による経後腹膜アプローチ（Hynes technique）によるL5/S1 OLIFの手技

右正側臥位にて尾側は恥骨までpreparationを行う．上前腸骨棘の内側約3横指に約3.5～4.0 cmの斜皮切を置き，腹斜筋群を切開し，腹横筋膜を鈍的に割って後腹膜にアプローチする．腸骨内壁に沿って後腹膜を用手的に拡大し，大腰筋に沿って内側に進み，左総腸骨動脈の拍動を触れる．その内側に総腸骨静脈（CIV）があるので，これを左側に引いてL5/S1椎間板を展開する．レトラクターを椎間板の左右，頭側にかけ，手術野を確保する．（図1）．筆者は静脈造影O-arm®

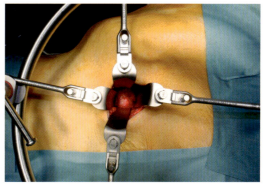

図1 側臥位における低侵襲な経後腹膜アプローチ（Hynes technique）によるL5/S1椎間板の展開

3D navigationを皮膚切開から用いており，皮膚切開の最小化とL5/S1高位で起こりやすいdisorientationの防止に努めている．椎間板前方の線維輪を鋭的に開窓するが，両側にhypogastric plexusがあるので，これらは鈍的に外側へよけるようにする．これらを傷害すると逆行性射精が発生するので，直視下で確実によけるようにする．椎間板を摘出・releaseし，徐々に椎間板高を上げながら軟骨終板を除去すると，広いgraft spaceが確保できる（図2）．2018年3月時点で日本で認可されている前方ケージは限られており，筆者は前弯10度のMectaLIF®ケージ（Medacta）を同種骨とともに用いている．トライアルケージで椎間高を順次上げ，10～12mm高のケージを1～2個設置する．（図3）．ケージは椎体前方の皮質骨をおおう形で設置されるため，安定性は極めて良好である．

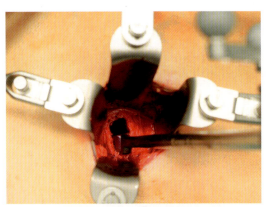

図2 椎間板前方の摘出と骨移植母床の作製

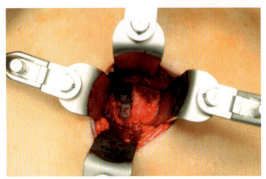

図3 チタン被覆 PEEK ケージの設置と同種骨移植

術式のピットフォールと注意点

 本術式は小皮切下に左右総腸骨動静脈間を展開し，手術野を確保する必要があるが，同部の血管分岐高位と血管走行は解剖学的変異が大きい．筆者は術前に 3D-MRA（3D MR angiography）を撮像し，左右血管間のウィンドウ幅を確認するとともに，MR 軸射像で血管と椎間板の癒着を必ず確認するようにしている．現時点では vascular window が 15 mm 以下の場合には，TLIF を選択している．また，皮膚切開やアプローチの際に静脈造影 O-arm® 3D 撮影を行うことで，main hazard である左 CIV をナビゲーション画面に表示するようにしている．前述の安全管理下に行われた約 45 例の手術経過では，血管損傷や重要臓器損傷などは生じていない．同手術の後方アプローチ単独に比較しての利点は，骨移植母床が大きく安定性に優れるため，高度骨粗鬆椎でも高い骨癒合が得られること，また後方アプローチを経皮的固定に転換できるため，後方筋群の低侵襲化が可能であることである．さらに，TLIF 後の偽関節や椎間板炎などの修正手術が高い成功率でできることである．筆者は当科での TLIF 例との比較研究を行っており，腰椎機能障害の改善傾向と腰痛 NRS の低下を確認している[4]．

症例提示

 72 歳，女性．L5/S1 椎間孔狭窄症による下肢痛，腰痛例．術前の vascular window が広く，Hynes technique による OLIF を行い，症状の著明な軽減と骨癒合を確認した（図4）．

文 献

1) Graham RB, Wong AP, Liu JC：Minimally invasive lateral transpsoas approach to the lumbar spine：pitfalls and complication avoidance. *Neurosurg Clin N Am* **25**：219-231, 2014
2) Hodgson AR, Stock FE, Fang HSY, et al：Anterior spinal fusion the operative approach and pathological findings in 412 patients with Pott's disease of the spine. *Br J Surg* **48**：172-178, 1960
3) Houten JK, Alexandre LC, Nasser R, et al：Nerve injury during the transpsoas approach for lumbar fusion：report of 2 cases. *J Neurosurg Spine* **15**：280-284, 2011
4) Kotani Y, Koike Y, Kaibara T, et al：Clinical results of minimally invasive anterolateral interbody fusion and percutaneous posterior fixation in lateral position for lumbosacral degenerative disorders. *Presented at the 17th Annual Meeting of Pacific and Asian Society of Minimally Invasive Spine Surgery（PASMISS）*, Sapporo, 2017
5) Mayer MH：A new microsurgical technique for minimally invasive anterior lumbar interbody fusion. *Spine（Phila Pa 1976）* **22**：691-699, 1997
6) Woods K, Billy J, Hynes R：Technical description of oblique lateral interbody fusion at L1-L5（OLIF25）and at L5-S1（OLIF51）and evaluation of complication and fusion rates. *Spine J* **17**：545-553, 2017

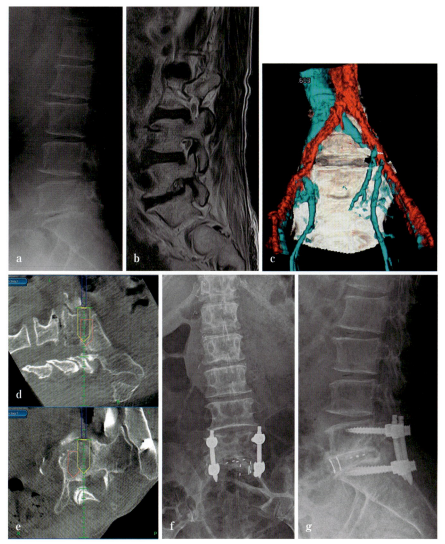

図4 72歳,女性.L5/S1椎間孔狭窄症による下肢痛,腰痛例.
術前のX線側面像(**a**),MRI T1強調矢状断像(**b**),3D-MRA再構成像(**c**).
血管造影ナビゲーション画像(**d, e**).
術後のX線正面像(**f**)・側面像(**g**).

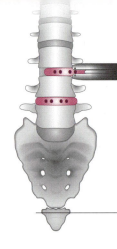

K 新しい機器の導入

3 | DLIF (direct lateral interbody fusion) —navigated neuromonitoring による安全性および自由度の高いアプローチ

世木直喜・金村德相

▶ LIF アプローチと支援機器

　LIF は小展開にて後腹膜腔経路で腰椎椎体間固定を行う手技である[1,3]．LIF は従来法の前方手術の低侵襲化だけでなく，靱帯性整復（ligamentotaxis）による椎間高や脊椎すべりなどの整復，側弯矯正，前弯形成などが可能である．

　LIF には，大腰筋を縦割して椎間板に真側面から進入する true lateral アプローチと，15～45 度の前側方から大腰筋前縁を剥離して椎間板に至る oblique lateral アプローチがある．true lateral アプローチは XLIF® (NuVasive)，DLIF (Medtronic)，oblique lateral アプローチは OLIF® (Medtronic) が日本では導入されている．

　LIF はいくつかの利点がある一方，特有の合併症やリスクがある．LIF に特有の合併症を避けるため，術中の支援機器として神経モニタリングと脊椎手術ナビゲーションは有効な方法である．true lateral アプローチでは神経モニタリングが必須であり，XLIF® では NVM5® 神経モニタリングシステム（NuVasive）を使用する．一方，OLIF では O-arm®/StealthStation® 手術ナビゲーションシステム（O-arm® ナビゲーション，Medtronic）を用いた手術が可能である．しかし，これまでは，神経モニタリングと脊椎手術ナビゲーションを同時に使用することはできなかった．

▶ DLIF

　DLIF は OLIF の機器を使用して行う true lateral アプローチの LIF であるが，2016 年 4 月に DLIF の神経モニタリング装置である NIM-Eclipse® E4 神経モニタリングシステム（NIM, Medtronic Xomed）が日本でも導入された．NIM によるリアルタイム神経モニタリングを O-arm® ナビゲーションを行いながら施行できる（navigated neuromonitoring）．DLIF は LIF に特有の合併症を避けるため，XLIF® と OLIF のそれぞれの利点を兼ね備えている（表 1）．NIM の Nerve Proximity Mode を用い，プローブやダイレーターなどから神経までの近接性を評価する．NVM5® 神経モニタリングシステムとほぼ同様の機能をもち，誘発筋電図（trEMG）か

表 1 LIF の概要

	XLIF®	OLIF	DLIF
アプローチ	true lateral	oblique lateral	true lateral（oblique lateral も可能）
ケージ	CoRoent® XL	Clydesdale®	Clydesdale®
神経モニタリング	NVM5®	なし	NIM-Eclipse®
脊椎手術ナビゲーション	なし	O-arm® ナビゲーション	O-arm® ナビゲーション

ら刺激閾値（mA）を色と音で術者に警告する．正常神経根の trEMG における刺激閾値は約 2 mA と報告されており[2]，NIM では 6mA 以下で神経根に近接していると判断して警告する（red zone）．ダイレーターは尖端の一方向のみに電極をもっており，ダイレーターを回転させて神経根の位置を判断できる指向性モニタリングも可能である．

　DLIF 手技を概説する．カーボンフレーム手術台に患者を右側臥位でテープ固定し，必要に応じて手術台を折り，対象椎間への腸骨などの干渉を除く．上後腸骨棘にリファレンスフレームを設置し（図 1a），O-arm® による 3D 撮影を行い，ナビゲーション手術が可能となる．これ以降は特に必要のないかぎり X 線透視は不要である．脊椎手術ナビゲーションで挿入点を確認し（図 1a），皮膚切開後に腹筋群を鈍的に展開して後腹膜腔に進入し，重要臓器に注意して大腰筋を展開する．ナビゲーションガイド下に刺激ダイレーターで神経モニタリングを行い（navigated neuromonitoring），椎間板への挿入点を決定する（図 1b, c）．引き続いて神経モニタリングを行いながらダイレーションを行い，レトラクターを設置する．レトラクターは固定ピンの刺入点を脊椎手術ナビゲーションで確認し，腰神経叢が存在しないことも刺激プローブで確認する．Cobb 剥離子やキュレットなども SureTrack を用いて脊椎手術ナビゲーションが可能である．ナビゲーションガイド下にトライアルを行い，画面上でケージ幅なども計測可能である．LIF ケージの挿入もナビゲーションガイド下に行う．

DLIF の応用（DO-LIF[4]）

　DLIF の手技を用いた DO-LIF[4] では，症例に応じて術前画像から true lateral または oblique lateral のいずれかのアプローチが選択できる．さらに，術中でも，神経モニタリングにて腰神経叢損傷のリスクが高く true lateral アプローチが困難と判断した場合には，oblique lateral アプローチに切り替えることが可能で，その自由度は

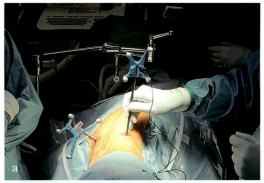
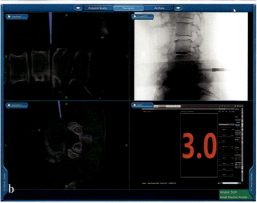
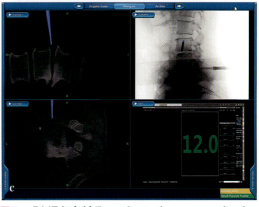

図 1　DLIF における navigated neuromonitoring
a：リファレンスフレームを上後腸骨棘に設置し，脊椎手術ナビゲーションと神経モニタリングが可能なダイレーターを用いて安全な挿入点を決定する．
b：true lateral アプローチの挿入点である椎間板後方 1/3 では，trEMG 閾値が低下し（3.0mA），腰神経叢の存在を示している．
c：十分な安全域（12.0mA）である椎間板中央よりやや前方を挿入点とする．

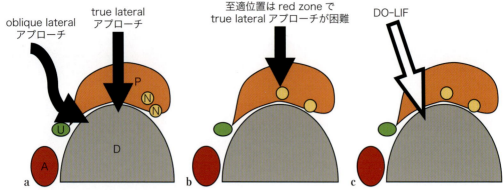

図2 各種のLIFアプローチ
a：true lateral アプローチおよび oblique lateral アプローチ．
b：腰神経叢がより前方にある場合には，true lateral アプローチによる LIF は神経損傷のリスクが高い．
c：脊椎手術ナビゲーションと神経モニタリングを用いることで，大腰筋内で神経，大血管・尿管のいずれからも，ある程度距離をとったアプローチの選択が可能である（DO-LIF）．
D：椎間板，P：大腰筋，N：腰神経叢，A：大血管，U：尿管．

高い（図2）．それぞれの手技にこだわらず，腰神経叢から離れ，大腰筋に障害をきたさない程度の前方で大腰筋を縦割することは，腰神経叢損傷，大血管・尿管損傷のいずれのリスク回避からも有用である．

DLIFの問題点

神経モニタリング装置，O-arm®，ナビゲーションシステムなどの支援機器の導入コストはかなり高価である．また，各種の支援機器を操作するスタッフの確保やトレーニングなども必要となる．DLIF に限らず，神経モニタリングを用いる LIF では全静脈麻酔が必要となり，麻酔科医との綿密な連携が必要である．リファレンスフレームは，骨盤に設置することが多いため，多椎間 LIF では離れれば離れるほどナビゲーション誤差が生じる可能性があり，特に成人脊柱変形例に対する LIF 時には使用にある程度の制限が生じる．

おわりに

DLIF は O-arm®ナビゲーションにより X 線透視を用いない LIF が可能であり，また同時にリアルタイム神経モニタリングが施行でき，合併症回避のための最良のアプローチが術前にも術中にも選択できる．navigated neuromonitoring が可能な DO-LIF は XLIF® と OLIF それぞれの利点を兼ね備えた次世代の LIF として今後の使用拡大が期待されるが，高価な導入コスト，多椎間 LIF での使用制限など，解決すべき課題も残っている．

文　献

1) Fujibayashi S, Hynes RA, Otsuki B, et al：Effect of indirect neural decompression through oblique lateral interbody fusion for degenerative lumbar disease. Spine（Phila Pa 1976） **40**：E175-E182, 2015
2) Maguire J, Wallace S, Madiga R, et al：Evaluation of intrapedicular screw position using intraoperative evoked electromyography. Spine（Phila Pa 1976） **20**：1068-1074, 1995
3) Ozgur BM, Aryan HE, Pimenta L, et al：Extreme Lateral Interbody Fusion（XLIF）：a novel surgical technique for anterior lumbar interbody fusion. Spine J **6**：435-443, 2006
4) 世木直喜，金村徳相，佐竹宏太郎，他：DO-LIF—側方経路腰椎椎体間固定の新たなアプローチは重要臓器損傷リスクを低減し，大腿周囲症状の発生率を下げる．J Spine Res **8**：950-954, 2017

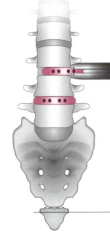

K 新しい機器の導入

4 日本で開発したアシスト機器

成田　渉・高取良太

はじめに

2005年から日本で経皮的椎弓根スクリュー（percutaneous pedicle screw：PPS）が使用できるようになり，MISt（minimally invasive spine stabilization：最小侵襲脊椎安定術）に応用されている．日本独自の医療機器や手技も開発され，MIStの普及に拍車を掛けたことは特筆すべきである．本項では日本独自に開発されたMISt支援機器について紹介するとともに，機器開発に関する法律・制度について概説する．

MISt支援機器

日本MISt研究会では，2015年8月に日本MISt医療機器委員会を発足し，国内で開発されたMISt支援機器を紹介したWebサイト（http://jpmist.com/）を公開している．同サイトから抜粋した内容を記載する（表1）．

1 頸椎CPS用ナビプローブ

脊椎手術ナビゲーション支援下に頸椎椎弓根スクリュー（CPS）を挿入する際に用いる[4]．ナビゲーションマーカーが接続されたハンドルと着脱可能なオール，プローブ，タップ，ドライバーから構成される．

2 KSオール・KSプローブ

X線透視を使用せずにPPS挿入が可能なless imaging cannulated awl and probe（LICAP）法に用いる[7]．KSオールはすべりを防止するために先端が三角錐の形で鋭となっており，打ち込んだ際に中空部分に骨組織が詰まるのを防ぐために内筒が付いている．そして，ガイドワイヤーを通すために中空構造であり，機器と手術手技の工夫でより低被曝で精度の高いPPS挿入を可能とする．また，KSオールをより簡便に至適位置に打ち込むための先導器があり，先端が2股に分かれ，横突起を挟める．

3 S-ワイヤー

ケーブル先端に特殊加工（より線加工）を施したガイドワイヤーであり，先端の9mm部分が12本のより線（径0.35mm）から構成されている（図1）．より線がほつれ，海綿骨に絡み付くことにより，必要以上に前方にも後方にも移動しにくいという特徴を有し，椎体内を1cm進むために必要な力は約2倍で，S-ワイヤーが従来式ガイドワイヤーよりも力学的に有意に勝っていたとされる[2]．特に骨粗鬆症や転移性脊椎腫瘍の症例で椎体前壁穿破による血管・腸管損傷の合併症リスクを低減することが可能である．

4 脊椎ナビゲーションシステム用360°ドレープセット

近年普及してきている術中3D画像撮影が可能な180度以上回転するC-armに用いる手術野ドレーピングセットである（図2）．X線透視装置をおおう清潔カバーと手術野をおおうドレープに分けられている．清潔カバーでおおったX線透視装置を回転させても，手術野を清潔に保てるように工夫されている[9]．

表1 日本独自に開発されたMISt支援機器（日本MISt研究会医療機器委員会Webサイトより抜粋）

製品名	用途	開発年	開発者	製造業者	承認
頚椎CPS用ナビプローブ	頚椎椎弓根スクリュー挿入	2003年	小谷善久, 山田敏治	株式会社メドトロニック ソファモア ダネック	クラスI
KSオール・KSプローブ	PPS挿入時の先導器	2010年	齋藤貴徳	株式会社田中医科器械製作所	クラスI
S-ワイヤー	スクリュー挿入用ガイドワイヤー	2011年4月	石井 賢	株式会社田中医科器械製作所	クラスII
脊椎ナビゲーションシステム用360°ドレープセット	ARCADIS® Orbic 3Dなどに使用可能なドレープセット	2011年10月	佐藤公治	株式会社ホギメディカル	クラスI
Jプローブ	PPS用中空オール兼マーカー	2013年9月	篠原 光	株式会社田中医科器械製作所	クラスI
指ナビゲーションモジュール	神経モニタリングシステムに接続する電極	2014年1月	成田 渉	株式会社ウミヒラ	クラスI（今後再申請予定）
スマートフォン接続フレーム	スマートフォンとプローブの接続	2014年8月	成田 渉	株式会社ウミヒラ	クラスI
FFK II	MISt手技による椎間関節固定術を行うためのツール一式	2015年1月	佐藤公治	株式会社田中医科器械製作所	クラスI

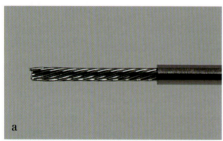
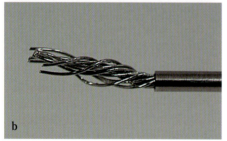

図1 S-ワイヤー
a：使用前.
b：使用後. 先端のより線がほつれることにより, 前方移動と椎体前壁穿破を防止している.

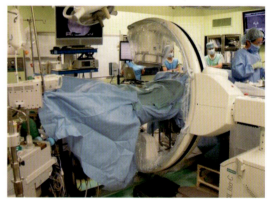

図2 脊椎ナビゲーションシステム用360°ドレープセット
手術野を清潔に保ってC-armを360度回転できる.

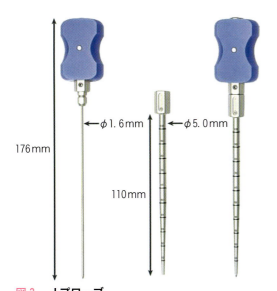

図3 Jプローブ
全体がコンパクトに作られており，再利用可能な構造である．

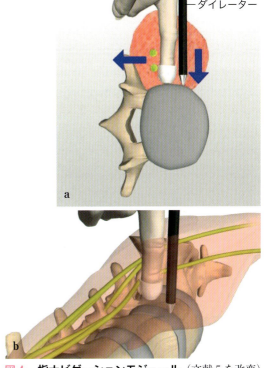

図4 指ナビゲーションモジュール（文献5を改変）
a：横断面を頭側からみた図，b：左前側面を斜め上からみた図．
神経や血管などの軟部組織を愛護的に操作することが可能である．

5 Jプローブ

PPS用中空オール兼マーカーであり，挿入位置の決定とガイドワイヤー設置および下穴作製用手術器械である（図3）．全体がコンパクトに作られていることが大きな特長であり，ハンドルはX線透過性を有し，挿入位置や挿入角度の確認に支障がないように工夫されている．また，本体はある程度の太さをもちながらもテーパー形状であるため，打ち込み後に回転させることで抜去が容易である．以上の特長から，MIS-long fixationを行う際に使用しやすい[10]．

6 指ナビゲーションモジュール

神経モニタリングシステムに接続して用いる機器である．指尖に装着するシリコンゴム製の部品の指腹部表面に電極を備えている（図4）．大腰筋が腰椎の前方に存在する症例では，腰椎側方固定術を施行する際に腰神経叢が進入路に近接するが，本機器を用いることで，神経モニタリングを併用しながら軟部組織を愛護的に剥離することが可能となる[5]．

7 スマートフォン接続フレーム

スマートフォンに内蔵されたジャイロセンサーにより，角度を確認しながらプローブを挿入するための機器である（図5）．側臥位でPPSを挿入する際の支援機器として開発された[6]．角度計として使用できるスマートフォン専用アプリケーションも同時に開発され，無償で公開されている．

8 FFK II

経皮的に椎間関節固定術（facet fusion）を行うためのツール一式である．ハンドル付き外筒を経皮的に椎間関節上へ設置し，その外筒の内芯を除去し，関節周囲を止血する．ストッパー付きTハンドルリーマーによる骨の切削後，その骨をインパクターで圧着して移植する．本機器により椎間関節固定術において簡便に最小侵襲手術が可能

となる[8].

医療機器の開発に関する法律・制度

1 医療機器クラス分類

2014年11月，従来の『薬事法』が『医薬品，医療機器等の品質，有効性及び安全性の確保等に関する法律』に改称された．この改正により，医療機器などについては，その特性に応じた独自の規制が加わり，一段と複雑なものになった．本法では人体に与えるリスクの程度によって医療機器を分類し，この分類によって規制を変える仕組みを取り入れている．この考え方に基づき，すべての医療機器について「一般医療機器」，「管理医療機器」，「高度管理医療機器」に対応した医療機器のクラス分類（クラスⅠ～Ⅳ）が厚生労働省から通知されている[3]．クラスⅠについては届出のみで受理されるが，クラスⅡ以上では意図した使用目的に対する医療上の有用性が審査される．また，クラス分類が通達により変更されることがある．一例として，2016年7月に神経モニタリングシステムに付属する電極およびダイレーターチューブが認証基準に不適合として自主回収された．医療機器を新規販売する際には，製造販売業者が申請を行うが，使用者であるわれわれも本法については留意する必要がある．

2 知的財産権

実用新案は出願すれば審査されることなく，数か月程度で実用新案権が付与される．特許は出願とは別に審査請求の手続きが必要となり，審査により特許査定が得られたものだけに特許権が付与される[1]．特許の場合には，通常，権利化まで最低でも出願から1年以上が掛かる．特許と実用新案は技術面でのアイディアを保護の対象としているのに対し，意匠権は物品のデザインという美的観点からみた創作を保護の対象としている（表2）．

おわりに

日本から多種多様なMISt支援機器の開発が進み，MISt手技とともに，今後もさらなる発展が期待される．しかし，医療機器の開発に関する法律・制度は複雑化しており，『医薬品，医療機器等の品質，有効性及び安全性の確保等に関する法

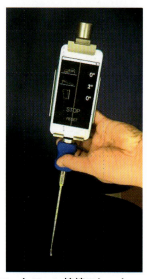

図5　スマートフォン接続フレーム
独自開発されたアプリケーションがインストールされたスマートフォンと加工されたJプローブを組み合わせて使用する．

表2　保護される権利と対象

権利	実用新案権	特許権	意匠権
保護対象	考案（物の形状・構造・組み合わせのみ）．方法やプログラムについての出願は認められない．	方法，プログラム，物質も出願できるが，術式については出願できない．	物品のデザインという美的観点からみた創作．工業的に量産可能なもの．
権利の有効期間	出願日から10年	出願日から20年	出願日から20年
取得までの時間	数か月程度	2～5年程度	1年程度

律』や既存の知的財産権に抵触しないかを留意することも重要である．

文献

1) 知的財産基本法．平成14年法律第122号，2002
2) Ishii K, Kaneko Y, Funao H, et al：A novel percutaneous guide wire (S-wire) for percutaneous pedicle screw insertion：Its development, efficacy, and safety. *Surg Innov* **22**：469-473, 2015
3) 厚生労働省医薬食品局：薬事法第二条第五項から第七項までの規定により厚生労働大臣が指定する高度管理医療機器，管理医療機器及び一般医療機器（告示）．薬食発第0720022号，2004
4) Kotani Y, Abumi K, Ito M, et al：Accuracy analysis of pedicle screw placement in posterior scoliosis surgery：comparison between conventional fluoroscopic and computer-assisted technique. *Spine (Phila Pa 1976)* **32**：1543-1550, 2007
5) Narita W, Takatori R, Arai Y, et al：Prevention of neurological complications using a neural monitoring system with a finger electrode in the extreme lateral interbody fusion approach. *J Neurosurg Spine* **25**：456-463, 2016
6) 成田　渉，小倉　卓，林田達郎，他：側臥位で刺入するPPS．第23回日本脊椎・脊髄神経手術手技学会学術集会プログラム及び抄録，2015，pp130-131
7) 齋藤貴徳，谷口愼一郎，石原昌幸，他：X線透視を使用しない刺入法―X線被曝の減少を目指して開発したLICAP法．in 日本MISt研究会（監）：MISt手技における経皮的椎弓根スクリュー法―基礎と臨床応用．三輪書店，2015，pp42-50
8) 佐藤公治：フックやクロスリンクなどの開発，新規PPSシステムへの要望など．in 日本MISt研究会（監）：MISt手技における経皮的椎弓根スクリュー法―基礎と臨床応用．三輪書店，2015，pp260-264
9) 鵜飼淳一：ナビゲーションシステムを使用した刺入法．in 日本MISt研究会（監）：MISt手技における経皮的椎弓根スクリュー法―基礎と臨床応用．三輪書店，2015，pp28-35
10) 篠原　光，小林俊介，曽雌　茂：最小侵襲多椎間固定（MIS-long fixation）におけるPPS刺入とロッド挿入のコツ．MISt手技における経皮的椎弓根スクリュー法―基礎と臨床応用．三輪書店，2015，pp63-68

5 | XLIF®に対する内視鏡支援の有用性

高野裕一・稲波弘彦

はじめに

　内視鏡支援による脊椎脊髄手術は，内視鏡下椎間板切除術（MED）や内視鏡下椎弓切除術（MEL）などの tubular retractor を使用した後方アプローチを中心に発展してきた．以前には胸腔鏡や腹腔鏡の手技を応用した前方アプローチが脚光を浴びたが，手技の煩雑さのために施行する施設は限られていた．近年，椎体への側方アプローチである LLIF（lateral lumbar interbody fusion：腰椎側方経路椎体間固定術）が隆盛を極めているが，後腹膜腔へのアプローチの際に注意が必要である．LLIF のオリジナル手技は光源を設置して従来法と同様に肉眼視で行うが，われわれは内視鏡支援による改良型 XLIF® を行っているので，その手技の実際について述べる[1]．

XLIF®の方法，機器，利点

　XLIF®のオリジナル手技と同様に，1つ目のポータルの皮膚切開後，皮下から腹横筋膜までは用手的な鈍的切開により後腹膜腔まで到達する．2つ目の皮膚切開からの展開も，用手的な鈍的切開により後腹膜腔に到達する．腹壁筋の鋭的切開はしない．後腹膜腔では，神経モニタリングで腰部神経叢を確認しながら大腰筋をスプリットし，椎間板の側方に達してガイドピンを椎間板内に挿入する．

　オリジナル手技と同様に MaXcess® Retractor を設置する．レトラクターの光源設置用の溝に合うように作製したコネクター付きの METRx® シ

ステムのスコープを用いる（図1）．内視鏡システムと XLIF® 専用の MaXcess® Retractor を設置する（図2）．MaXcess® Retractor に内視鏡システムを連結する（図3）．通常の XLIF® 手技では術者のみが手術野を独占するが，本法では助手やスタッフが内視鏡画像を共有することができる（図4）．また，術者は，内視鏡モニターとX線透視モニターを同一の姿勢により瞬時に確認できる（図5）．

　内視鏡画像は，術中に鮮明な手術野を共有できる（図6）．また，術後の手技の確認（図7），XLIF®の修得を目指す脊椎脊髄外科医の指導，器械出しなどのコメディカルスタッフに対する教育にも極めて有用である．

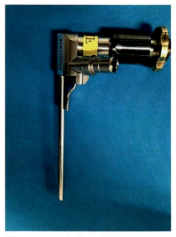

図1　コネクターを改良したスコープ（METRx®）

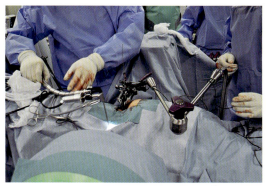

図2 内視鏡システム（左）とXLIF®専用のMaXcess® Retractorの設置（右）

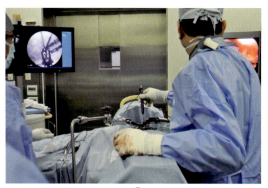

図5 内視鏡支援のXLIF®での術者の姿勢

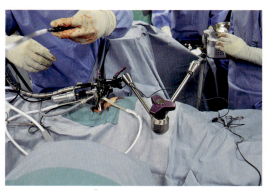

図3 MaXcess® Retractorへの内視鏡システムの連結

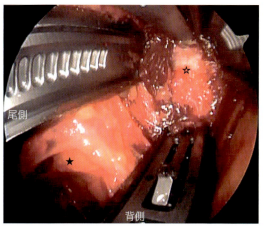

図6 正常内視鏡画像
☆：椎間板，★：後腹膜腔．

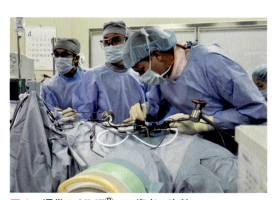

図4 通常のXLIF®での術者の姿勢
術者（右）と助手（左）の目線が違う．

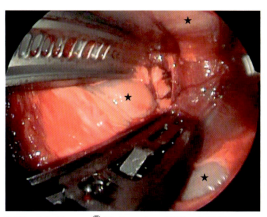

図7 MaXcess® Retractorの誤った設置
図6との相違に注意．
周囲の腸管（★）が観察できる．

おわりに

　本法は，リアルタイムの内視鏡画像による明るい手術野を共有できることにより，術者だけでなく助手やスタッフも，進展の確認が瞬時にできる．これは，術中 LLIF の合併症対策として，安全性担保としても重要である．保存した画像は，教育や指導に極めて有用である．

文 献

1) Segawa T, Inanami H, Koga H：Clinical evaluation of microendoscopy-assisted extreme lateral interbody fusion. *J Spine Surg* 3：398-402, 2017

LIFの日本における将来・希望

L章

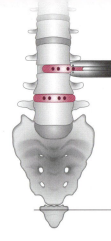

1 | LIF の日本における将来・希望

佐藤公治

はじめに

　従来の胸腰椎前方固定術は，側臥位で側腹部を大きく裂袈切りして後腹膜腔に入り，脊柱管の除圧や椎間固定術を行っていた．1～2椎間の固定に15cmは切開し，骨移植のために下位肋骨を取り，大きく展開して手術を行ってきた．確かに視野は良かった．mini-ALIF（mini-anterior lumbar interbody fusion）は，もう少し小切開から前方固定を行う手技であった．

　2013年に日本でもXLIF®が使えるようになり，続いてOLIFも可能となった．これらは小皮切で使える光源付きのレトラクター，それを安全に挿入するための術中電気診断脊髄モニタリング装置，さらに骨接触面が大きい長方形拡張ケージ（wide-footprint expandable cage）が特徴的で，脊柱の矯正と除圧ができる．椎間を広げ，高さを保つことによる間接除圧の概念も広がった．多椎間の変性や変性後側弯のalignment矯正に威力を発揮する．椎体切除術（corpectomy）を行い，椎体置換が可能となるケージも登場した（図1）．

　胸腰椎前側方アプローチ（LIF）に対する次のイノベーションは，より安全に脊椎の前方および側方から除圧や固定ができる方法の進歩であり，さらに局所前弯角の得られる新椎間ケージ，L5/Sへの安全なアプローチ，胸腔内での安全な手技などであろう．また，安全に手技を行うための手術支援機器の開発である．

LIF の適応拡大の危惧

　本書には，いくつかの適応疾患に対する手術手技が載せられている．一方，オリジナルの手技書では，適応禁忌は，高度の感染症，高度の骨粗鬆症，重篤な合併症，L5/S，30度以上の回旋を伴う変性側弯症，3度以上のすべり症，両側の腹部瘢痕（後腹膜手術の既往），後方の直接除圧が必要な場合などが挙げられている．

　1椎間の腰部脊柱管狭窄症は後方アプローチによって短時間で十分に行える．それはMIS-PLIF/TLIFで十分であろう．また，L4/L5やL5/Sなどの前側方アプローチが解剖学的に困難な高位には後方アプローチが第一選択である．やはり多椎間に変性があり，alignmentの悪い症例がLIFの最も良い適応で，その際に下位腰椎

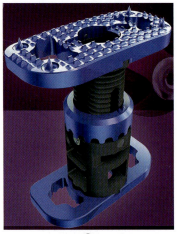

図1　X-CORE® 2
骨接触面が大きい長方形拡張ケージ（wide-footprint expandable cage）（NuVasiveより許諾を得て転載）．

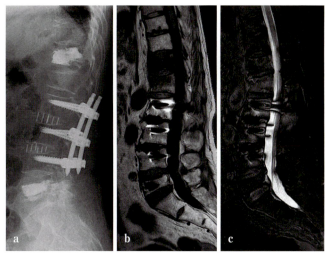

図2　多椎間LIFの固定隣接椎体骨折例
a：X線側面像，b：MRI T1強調矢状断像，c：MRI T2強調矢状断像．
80歳，女性．骨粗鬆症．

であるL4/L5とL5/Sの固定が必要な場合に手術方針に苦慮する．最近ではL4/L5とL5/Sには前方アプローチの別手技が考案されている（後述）．

しかし，容易に矯正できるからといって，多椎間の矯正固定の適応拡大は，骨粗鬆症例には禁忌である．固定隣接椎体の骨折が起こり，さらなる救済手術としての広範囲固定が必要となり，患者には大きなデメリットとなる（図2）．年齢，骨粗鬆度，股関節から下肢の変性，生活の質（QOL），日常生活動作（ADL）などをよく検討し，術式や固定範囲の決定を行うべきである．欧米人や若年者と同じformulaを目指すべきではない．

重篤な合併症を減らすために

2016年，腸管損傷による死亡例を受け，導通ダイレーターなどのClass分類変更によるXLIF®の一時停止は記憶に新しい．安易にできそうな手術手技に，重大な合併症が隠れていることを注意すべきである．

また，メーカー主導の手術トレーニングは海外での開催が主であったが，2016年秋に名古屋市立大学に先端医療技術イノベーションセンター・サージカル・トレーニングルームがいち早く開設されて始動した．2017年から手術トレーニングは国内でも開催されるようになった．

2009年に発足したMISt研究会（http://s-mist.org/）は，早くからMISt手技の安全な普及を目指し，学術集会のみならず，メーカーと協働ではあるが，アニマルラボセミナー，キャダバーセミナー，手術見学セミナー，コメディカルセミナーを開催してきた．2014年には日本脊椎前方側方進入手術研究会（JALAS；http://www.j-alas.com/）も立ち上がった．

より角度の付いたケージによる矯正

従来の10度程度の椎体間ケージでは，実際は数度程度の局所前弯角しか得られず[1]，より大きな局所前弯角を作るには角度の付いたケージが必要である．2017年に20〜30度の局所前弯角を作ることができるケージが登場した（図3）．このケージを使用してのAnterior Column Realignment（ACR®）の手技は注意を要する（図4）．前縦靱帯を切ることはケージの前方脱転のリスクを意味する．ケージの前方脱転を防ぐために椎体に固定するペグ（スクリュー）は，骨粗

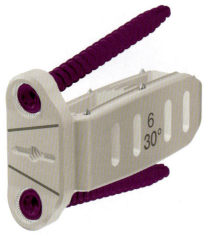

図3　30度ケージ
（NuVasive より許諾を得て転載）

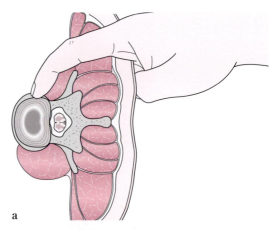

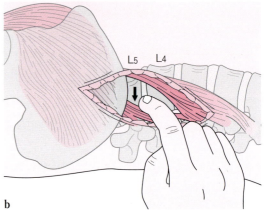

図5　L4/L5 の前方アプローチでの大腰筋の処置
a：尾側からみた図，b：左側方からみた図．
大腰筋を示指先で L4/L5 椎間板のやや前方から後方 1/3 に引き，ケージ挿入部を確保する．

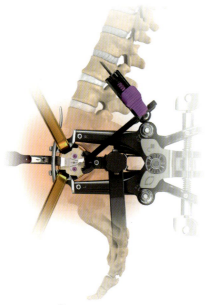

図4　ACR®手技
（NuVasive より許諾を得て転載）

鬆症例にどのくらいの固定性があるかは疑問である．また，ACR®の手技による動脈硬化のある腹部大動脈の伸張の影響も検討の余地がある．

L4/L5 と L5/S の前方アプローチ

L4/L5 は腸骨稜の張り出しにより，また腰神経叢の走行により，通常の XLIF®・OLIF でできる場合とできない場合がある．術前画像をよく検討し，大腰筋のやや前方から椎間に達するのが良いと考えている（図5）．椎間へのアプローチが筋間（XLIF®）からか，筋前（OLIF）からかにはこだわらない．腸骨稜が邪魔にならないように弯曲した器械が用意されている．

L5/S は側臥位による後腹膜アプローチと背臥位による腹膜内アプローチがある[2]．背臥位で腹直筋の外側縁から後腹膜外腔へのアプローチはMini-Open 法である．L4 前方高位で腹部大動脈・下大静脈が分岐し，総腸骨動脈・総腸骨静脈になる．その解剖から L5/S に対する側方アプローチは困難である．視野が悪ければ拳が入る程度に展開することを躊躇してはならない．

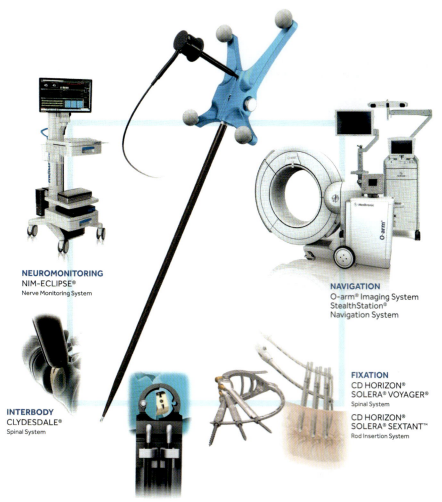

図6　脊髄モニタリング＋脊椎手術ナビゲーションのデバイス
（Medtronic より許諾を得て転載）

これらの手技は，今のところ腹部外科医のサポートが得られる施設での実施が好ましい．

胸椎への適応

胸腔内は，肺を虚脱すれば腔があるので，ビデオ補助下手術（video-assisted surgery：VATS）も可能である[3]．肋骨角を指標に椎間に入ることができる．神経叢がない分，腰椎部と比べてレトラクターの設置は容易である．

脊髄高位（胸椎と上位腰椎）での伸展，alignment の変化では脊髄の伸張も考え，ケージの高さの決定は慎重に行うべきである．

後縦靱帯骨化症（OPLL）などで脊柱管の除圧が必要な場合には，Mini-Open 法が安全である．

新しい手術支援機器

椎体回旋の高度な変性側弯は，ケージの設置に難渋するが，脊椎手術ナビゲーションがあれば安全に行える．Medtronic Sofamor Danek（大阪）からは，プローベに脊髄モニタリングとリファレンスを付け，位置を確認しながら神経叢との隣接を知ることができるデバイス（図6）が発売された．将来は神経のみならず，腸や尿管，大血管などを検知するモニタリングシステムの開発を期待

したい.

LIF後，側臥位のままで後方経皮的椎弓根スクリュー（percutaneous pedicle screw：PPS）を打つための支援機器があると，手術時間の短縮やドレーピングの軽減などのコスト削減にも寄与する．LIF＋PPSの体位変換や側臥位PPSの正確な挿入などのための工夫が必要である．実際には，側臥位ではきちんと体を固定しないと体が押されて動き，適正位置を保持して椎弓根スクリューを挿入しにくい．成田のスマートフォン接続フレームは有用である（K章4参照）．田中は脊椎手術ナビゲーションを利用し，放射線被曝フリーを提唱している[4]．

多椎間LIF＋PPSでは，後方roddingにはNVM5® computer-assisted rod bending system（BENDINI®）も発売され，ロッドの曲げ伸ばしや設置に有用である．

骨癒合を促進させるため，ケージ内の骨形成蛋白質（BMP）などの骨癒合デバイスの開発も行われている．癒合時間の短縮などが図れると良い．

最近の人工知能（AI）の進歩は著しい．情報技術（IT）によるロボット手術はさらにどこまで進むのか，PPSは脊椎手術ナビゲーションで自動挿入する時代が来るのか．AIは画像認識も得意とする．除圧も正確に行えるかも知れない．da Vinci®と脊椎手術ナビゲーションを組み合わせた手技も発展するだろう．

おわりに

MISt手技は，まだまだ進歩する．禁忌であったことが技術進歩で禁忌でなくなり，可能となる．われわれは常にスキルアップし，器械や支援機器の進歩を考え続けなければならない．しかし，患者は実験台ではない．当然，十分なテストと練習のうえ，誰でも安全に行える手術手技として普及していくべきである．

文献

1) 安藤智洋，佐藤公治：T-PALを用いたMIS-PLIF—MIS-PLIF using T-PAL for lumbar spinal canal stenosis. *MISS VOiCE* **5**：3-6, 2015
2) 大鳥精司，折田純久，高橋和久，他：腰椎前方固定術—前側方アプローチ（腹膜外路）．in 西良浩一（編）：脊椎固定術—これが基本テクニック．OS NEXUS 6. メジカルビュー社，2016, pp164-183
3) 佐藤公治：胸腔鏡視下胸椎前方手術—video-assisted thoracic surgery（VATS）．in 馬場久敏（編）：脊椎の低侵襲手術—患者負担を軽減する手術のコツ．OS NOW Instruction No 10. メジカルビュー社，2009, pp92-101
4) 瀧川朋亨，田中雅人：MIStを併用した成人脊柱変形手術．*J MIOS*（76）：39-47, 2015

欧文索引

太字：主要頁

【数字】

1 切開法	117
2 切開法	117
3 column osteotomy	9
3D-CT	65, 107
3D-MRA（3D MR angiography）	238
10 度楔状ケージ	41

【A】

activities of daily living（ADL） 61, 118, 232, 253
adjacent segment disease 44
adult spinal deformity（ASD） 102, 123, 130
ALIF（anterior lumbar interbody fusion） 2, 190, 237
ALL 2, 154
allograft 183
angled instrument 111, 142
Anterior Column Realignment（ACR®） 3, 10, 87, 126, 164, 216, 253
anterior pararenal space 25
anterior renal fascia 25
AO 分類 69
ascending lumbar vein 122
ASF 117
autograft 183

【B】

β 型リン酸三カルシウム（β-TCP） 183
back muscle 116
balloon kyphoplasty（BKP） 73
body mass index（BMI） 226
bone ingrowth 186
bone morphogenetic protein（BMP） 186, 256
bone morphogenetic protein-2（BMP2） 168
break 83, 123, 124, 203
Br-MsEP 139

【C】

cantilever technique 61, 105, 124, 128, 233
Centers for Disease Control and Prevention（CDC） 119
central sacral vertical line（CSVL） 126
CIV 237
Clydesdale® cage 74, 173, 182, 240
Cobb 剥離子 86, 109, 124, 134, 219, 226, 241
　──，OLIF セットの 99
　──，クランク型の 104
　──，傾斜付きの 65, 96, 142
compression 46, 124
　── force 61, 154
compromised host 159
CoRoent® XL 74, 240
corpectomy 73, 87, 126, 154, 252
costodiaphragmatic recess 22
CPS 243

【D】

damage control surgery（DCS） 69
diaphragm 20
diffusion tensor imaging（DTI） 176
direct approach（DA） 117
direct lateral approach 123
direct lateral transpsoas approach 178
disseminated intravascular coagulation（DIC） 212
DLIF（direct lateral interbody fusion） 2, 206, 240
DO-LIF 241
drop foot 124
dual cantilever technique 105
duplicated vena cava 196

【E】

echo planar imaging（EPI） 176
extraperitoneal space 24

【F】

facet fusion 245
failed back surgery syndrome（FBSS） 41
fatigue pain 232
FFK Ⅱ 245
finger navigation（FN） 117
flank pad 27

Framingham 分類 220
fulcrum backward bending（FBB） 125
fulcrum bending 撮影 67
fusional fasciae 28

【G】

Gerota 筋膜 25, 27, 205
great vessel 159

【H】

HA 183
HA/Col 184-186
hands-off technique 226
Harmonic ACE® 192
high iliac crest 78, 80, 86, 96, 111, 141
Hybrid PF 法 152
Hynes technique 237
hyperextension injury 70

【I】

I-A 値 78, 80
iliac crest 78, 86
indirect approach（IA） 117
indirect decompression 47, 116, 202
inferior vena cava（IVC） 196
inner strata 28
International Commission on Radiological Protection（ICRP） 225

【J】

Jacoby 線 111
JOABPEQ（Japanese Orthopaedic Association Back Pain Evaluation Questionnaire） 167
J プローブ 245

【K】

KS オール 243
KS プローブ 243

【L】

L2/L3 96
L4/L5 XLIF® 201
L4/L5 アプローチ 92, 111, 254
L5/S 254

L5/S1 OLIF	237	
L5/S1 前側方椎体間固定術	237	
L5/S1 椎間用の LIF	10	
lateral approach corpectomy and reconstruction（LCR）	69	
lateroconal fascia	27	
less imaging cannulated awl and probe（LICAP）法	243	
LIF（lateral interbody fusion）	2	
LIF ケージ	46, 49, 52	
LIF と PPS の併用	67	
LIF における被曝線量	225	
LIF の概念・意義	2	
LIF の歴史	6	
LIF，海外での	9	
ligamentotaxis	3, 40, 48, 56, 154, 215, 219, 240	
LigaSure®	192	
LLIF（lateral lumbar interbody fusion）	6, 56	
LLIF＋PPS	62	
LLIF の限界	62	
lumbar lordosis（LL）	61, 102, 152, 232	

【M】

MaXcess® Retractor	248
MectaLIF®ケージ	237
MED	194, 248
mesothelium	27
METRx®	248
Meyerding 分類	59
microendoscopic laminotomy（MEL）	223, 248
mini ALIF（mini-anterior lumbar interbody fusion）	6, 87, 190, 252
minimally invasive lateral corpectomy	73, 154
minimally invasive spine surgery（MISS）	225
minimally invasive surgery（MIS）	9, 159
MIS-TLIF	226
MIS-long fixation	160, 245
Mini-Open 法	6, 254
mini-thoracotomy	148
MISt（minimally invasive spine stabilization）	9
MISt 支援機器	243
MMT	228

MRI 大腰筋画像	228
multiple organ failure（MOF）	212

【N】

navigated neuromonitoring	240, 241
neumerical rating scale（NRS）	166
NIM-Eclipse® E4 神経モニタリングシステム	240
NSAIDs	223
nutcracker phenomenon	196
NVM5®神経モニタリングシステム	136, 240

【O】

O-arm® 3D 撮影	174
O-arm®ナビゲーション	172, 240
oblique lateral アプローチ	240, 241
oblique take-off	50, 126
OLIF（oblique lateral interbody fusion）	3, 83, 90, 240
OLIF 12 度ケージ	232
OLIF51®	10, 237
OLIF アプローチ	84
OLIF ケージ	73, 233, 235
OLIF のオリジナルの手技書	97, 99-101
OLIF，L5/S1	237
OLIF，イメージレス	172
OLIF，上位腰椎	102
one-disc injury	69
one-shot imaging technique	226
open conversion	159
OPLL	175, 255
osteoarthritis（OA）	219
osteotomy	9
Oswestry disability index（ODI）	167
outer strata	28

【P】

PACS	34
palliative surgery	160
parietal peritoneum	27, 210
parietal pleura	21
PED	194
pedicle subtraction osteotomy（PSO）	9, 73, 126

pelvic incidence（PI）	61, 87, 102, 113, 232
pelvic tilt（PT）	64
percutaneous nephrolithotomy	210
percutaneous pedicle screw（PPS）	2, 41, 64, 69, 91, 124, 160, 225, 256
PPS cantilever technique	128
PPS 固定と 2 期的 LIF	70
percutaneous vertebroplasty（PVP）	73
perirenal fat	25
perirenal space	25
peritoneal cavity	27
peritoneu	27
PI－LL	61, 64, 232
pleura	21
PLIF（posterior lumbar interbody fusion）	2, 52, 56, 57, 132, 167
PLIF ケージ	233
PO	61, 62
polyetheretherketone（PEEK）ケージ	49, 74, 185
Ponte 骨切り術	9, 61, 233
posterior column osteotomy（PCO）	102
posterior pararenal fat	26
posterior pararenal space	25
posterior renal fascia	25
preperitoneal space	24
prospective study	57
PS	2
psoas fascia	29

【R】

radical operation	160
red zone	137, 241
renal fascia	27
retrocolic fasciae of Toldt	28
retroperitoneal space	24
retroperitoneum	25
retrorenal colon	27, 66, 210
revision surgery	222
ring apophysis	49, 56
rising psoas	66, 79, 96, 142
——sign（RPS）	112
ROI	176
RPS	113

【S】

S2 alar iliac スクリュー（S2AI スクリュー） 128
safe zone 130
sagittal vertical axis（SVA） 64, 152
Scheuermann 病 9
Schwab らの formula 102
segmental artery 122
simple low-cuboidal epithelium 27
skin tape 91
Smith-Petersen 骨切り術（SPO） 9, 62
spinopelvic harmony 126, 232
SRS-Schwab 分類 64
subperitoneal pelvic space 24
subsidence 69, 110, 160, 219, 223
　――の原因 41, 56, 91, 100
　――の予防 49, 164, 232
swab 183
S-ワイヤー 243

【T】

TL Corpectomy OLIF 手技 149
TL OLIF 148
TL Segmental OLIF 手技 149
TLIF（transforaminal lumbar interbody fusion） 2, 57, 87, 112, 132, 238
Toldt の結腸後方筋膜 28
Toldt の白線 28
total en bloc spondylectomy（TES） 159
total resection 160
TPHA 検査 183
transpsoas approach 85
transversalis fascia 24, 28
TRAP（tartrate resistant acid phosphatase） 186
TrEMG 137, 240
true lateral 116
　――アプローチ 240, 241
TTIF 70
tubular retractor 149, 248

【V】

vertebral column resection（VCR） 9, 73, 126
video-assisted surgery（VATS） 255
visceral peritoneum 27, 210
visceral pleura 21

【W】

white line of Toldt 28
wide-footprint expandable cage 73, 154, 252
working space 120

【X】

X-Core® 66
X-Core® 2 3, 69, 71, 74, 87, 126
XLIF®（extreme lateral interbody fusion） 2, 83, 116, 240, 248
XLIF® ＋経皮的椎弓根スクリュー（PPS）固定 57
XLIF® Corpectomy 126
XLIF® Thoracic 10, 126
XLIF® アプローチ 84
XLIF® ケージ 73
XLIF® と PPS を使用した最小侵襲変形矯正術 128
XLIF® と併用する後方固定術 131
XLIF® に対する内視鏡支援 248
XLIF® のオリジナルの手技書 116, 119, 120, 122, 203
X 線照射装置の位置 226
X 線透視 50, 105, 119, 154, 156
X 線被曝の低減 225

【Z】

Zuckerkandl fascia 25
Z スコア 57

和文索引

太字：主要頁

【あ】

アシスト機器	243
アパセラム®-AX	183
アプローチ	90
──側	49, 123, 228

【い】

易感染性宿主	159
意匠権	246
移植骨採取	53, 103
イメージレス OLIF	172
医薬品，医療機器等の品質，有効性及び安全性の確保等に関する法律	246
医療機器クラス分類	246
インサーター	142, 168, 184, 206
陰部大腿神経	199
インプラント	73

【う】

右側アプローチ	65, 115, 143

【お】

横隔胸膜	21
横隔膜	20
横筋筋膜	24, 28
オリジナルの手技書	252
──，OLIF の	97, 99-101
──，XLIF® の	116, 119, 120, 122, 203

【か】

外側円錐筋膜	27
外腹斜筋	97
解剖学的変異	17, 96
外来スクリーニング	78
架橋形成骨癒合	53
拡散テンソル画像	176
拡散テンソルトラクトグラフィー	176
拡張器	98, 108, 117, 119, 132, 199
下肢感覚障害	228
下肢筋力低下	228
下肢疼痛	228
過伸展損傷	70
下垂足	124
画像保管伝送システム	34
下大静脈	34, 196
滑走障害	166
活動性	70
合併症	93, 168, 228, 253
化膿性脊椎炎	160
感覚神経	138
間充織外側層	28
間充織内側層	28
環状骨端	49, 56
冠状面	49
関心領域	176
間接アプローチ	117
間接除圧	47, 57, 94, 96, 116, 202, 222
──のメカニズム	40
感染	159
間膜	210

【き】

偽関節	73, 154, 157, 238
キャリパー	156
キュレット	53, 99, 142, 226, 241
胸郭	21
胸椎への適応	255
胸壁	21
胸膜	21
胸膜外アプローチ	21, 154, 160
胸膜外腔の拡大	148
胸膜外後腹膜アプローチ	148
胸膜損傷	160
胸腰椎移行部	20, 21, 148
胸腰椎後弯	152
局所前弯角	44
禁忌	70
筋鉤	98
筋層展開	120

【け】

経横隔膜アプローチ	154
経胸膜アプローチ	154
経後腹膜アプローチ	120, 237, 254
傾斜付きの Cobb 剥離子	65, 96, 142
傾斜付きのインサーター	142
傾斜付きのキュレット	142
経頭蓋電気刺激筋誘発電位	138
形態異常	34
経大腰筋アプローチ	85, 154
頚椎 CPS 用ナビプローブ	243
経椎間孔的胸椎椎体間固定術	70
経椎間孔的腰椎椎体間固定術	2, 57, 112, 132
頚椎椎弓根スクリュー	243
経皮的 modified cortical bone trajectory（経皮的 mCBT）	150, 152, 174
経皮的腎切石術	210
経皮的椎弓根スクリュー	2, 41, 64, 69, 91, 124, 225, 256
経皮的椎体形成術	73
経皮的内視鏡下椎間板切除術	194
経腹膜 ALIF（transperitoneal anterior lumbar interbody fusion）	6
ケージ支持器	172
ケージ内骨癒合	53
ケージの角度	44
ケージの設置	109
──位置	41, 44, 47, 124
ケージの選択	98
ケージの前方設置	216, 217
ケージの挿入	100, 156
ケージの高さ	41, 49, 156
ケージ，伸延可能な	3, 69, 154
ケージ，より角度の付いた	253
血管異常	34
血管奇形	66
血管造影	174
血管走行異常	196
血管損傷	93
結紮	193
ケリー鉗子	192
ゲロータ筋膜	27
検査体位	33
検査前の検査	33
腱中心	20

【こ】

高位総腸骨静脈分岐	66
後縦靱帯	154
──骨化	175, 255
後腎筋膜	25
後腎傍腔	25
後腎傍脂肪	26
高難易度例	78, 80
後腹膜 ALIF（retroperitoneal anterior lumbar interbody fusion）	6

後腹膜腔	25	支持面積	52	腎動脈	197
——筋膜	26, 27	矢状面	49	腎・尿管異常	35
——展開	29, 97	矢状面 alignment	232		
——の解剖	24	沈み込み	47, 57, 69, 110, 166, 223	【す】	
——の膜	26	——の原因	41, 56, 91, 100	垂直な側臥位	116
後腹膜手術	206	——の抑制	52	水平マットレス縫合	191
後方経路椎体間固定術	52, 53	——の予防	49, 106, 164, 232	スクリュー	165
後方経路腰椎椎体間固定術	2, 52, 56, 87, 131, 167	執刀前準備	119	ステロイドパルス療法	223
		実用新案権	246	スマートフォン接続フレーム	245
後方固定	101	支配筋	199		
後方要素骨切り	9, 102	シャーププローブ	172	【せ】	
後療法	91	縦隔胸膜	21	正常造影 3D-CT	34
後弯矯正	61	修正手術	222, 238	成人脊柱変形	61, 102, 123, 130
股関節伸展位	176	重複腎盂	36	成績	185
国際放射線防護委員会	225	重複尿管	36	精巣動静脈	196
姑息的手術	160	手術支援機器	255	生体内での骨形成	186
骨移植	100	手術体位	97, 108, 154	制動効果	53
骨関節症	219	手術トレーニング	253	脊髄神経	18
骨棘	134	術後出血	101	脊柱管除圧	149
骨形成, 生体内での	186	術者の姿勢	248	脊柱切除術	73
骨形成蛋白質	186, 256	術者の立ち位置	84	脊柱変形矯正	102
骨折型	69	術前計画	130	脊椎 alignment	113
骨粗鬆症	57	術前準備	90	脊椎 malalignment	232
骨癒合	52	術前の局所前弯角	44	脊椎カリエス	6, 237
骨癒合判定法	186	術前評価	107	脊椎固定術の歴史	6
骨リモデリング	186	主要静脈損傷	190	脊椎手術ナビゲーション	174, 240
コネクター付きのスコープ	248	除圧術	223	脊椎すべり	48
根治手術	160	除圧不足	222	脊椎全摘出術	159
困難例	111	上位腰椎 OLIF	102	脊椎前方固定	117
		上後腸骨棘	241	脊椎ナビゲーションシステム用 360°ドレープセット	243
【さ】		上行腰静脈	104, 122		
最小侵襲経椎間孔的腰椎椎体間固定術	226	照射野からの退避	226	前縦靱帯	2, 154
		職業	70	——損傷	215
最小侵襲手術	9, 159	初心者における症例選択	78	前腎筋膜	25
最小侵襲側方人工椎体置換術	74, 154	伸延可能なケージ	3, 69, 154	前腎傍腔	25
		腎筋膜	27, 205	全切除	160
最小侵襲側方椎体置換術	73	神経合併症	135	前側方椎体間固定術	237
最小侵襲脊椎安定術	9	神経根障害	222	前方経路腰椎椎体間固定術	2, 190, 237
最小侵襲変形矯正術	128	神経根損傷	165		
撮像方法	33	神経症状	70	前方ケージ	237
		神経損傷	199	前方手技	174
【し】		神経モニタリング	136, 240	前方挿入後方設置手技	201
シェーバー	172	人工骨	53, 183, 185	前方椎体再建術	66
自家骨	53	腎周囲腔	25	前弯角	44, 61, 126, 152, 232
自家骨移植	183	腎周囲脂肪	25	前弯獲得のメカニズム	44
自家骨採取	182	腎臓	205		
自家骨髄液	100	腎損傷	205	【そ】	
自家骨不足	182	靱帯性整復	3, 40, 48, 56, 154, 215, 219, 240	造影 3D-CT	33, 34
指向性神経モニタリング	137			造影 CT	190, 208
指向性モニタリング	241	慎重適応	66	遭遇頻度の高い奇形	15

走行異常	34	
臓側腹膜	27, 210	
総腸骨静脈	35, 237	
総腸骨動脈	35	
側臥位	116, 176	
側方アプローチによる前方椎体再建術	69	
側方経路椎体間固定術	2	
側方手術	29	
側弯	86	
側弯矯正	61	
──のメカニズム	48	

【た】

体位	90, 176
大血管	159
大血管損傷	190, 197
大腿症状	228
大腿神経	200
大腸穿孔性腹膜炎	212
大動脈	17
大動脈左側走行	34
大腰筋	113, 130, 166, 202
大腰筋筋膜	29
大腰筋筋力低下	201
大腰筋腫脹	228
大腰筋水平断面積	229
大腰筋内血腫	229
ダイレーション	202
ダイレーター	98, 108, 117, 119, 132, 199, 206
多孔質ハイドロキシアパタイト/コラーゲン	184-186
多臓器不全	212
単一X線透視	226
単純CT	208
単層扁平上皮	27

【ち】

知的財産権	246
中皮	27
腸管穿孔	213
腸管損傷	210
腸管ひだ	213
腸骨	172
腸骨採取	182
腸骨下腹神経	199
腸骨鼠径神経	199
腸骨翼	130
腸骨稜	78, 86, 112, 142
腸蠕動を促進する輸液	91
腸ベラ	202
長方形拡張ケージ	73, 154, 252
腸腰筋内電気刺激	135
腸腰動脈	18
直接アプローチ	117
直接除圧	222
治療成績	74, 166

【つ】

椎間アプローチ	120
椎間関節固定術	245
椎間関節症	57
椎間孔狭窄	59, 238
椎間板炎	238
椎間板切除	149
椎間板搔爬	98
椎間板損傷	69
椎間板摘出	237
椎弓根スクリュー	2
椎体回旋	104
椎体形成術	73
椎体骨折	69, 154, 220
──後変形	73
椎体再建	152
椎体終板	47
──搔爬	53
──損傷	219
椎体切除	87, 149, 155, 192, 252
椎体置換	155
椎体変形	66

【て】

低侵襲脊椎手術	225
適応の禁忌	66
適応の違い	83
デルマトーム	199
転移性脊椎腫瘍	159
展開	108

【と】

同種骨	183, 237
徒手筋力テスト	228
特許権	246
トラクトグラフィーとMRI T2強調像のfusion画像	176
ドレナージ	101

【な】

内視鏡下除圧術	223
内視鏡下椎間板切除術	194, 248
内視鏡下椎弓切除術	223, 248
内腹斜筋	97
ナットクラッカー現象	196
ナビゲーション手術	172
ナビゲーションによる支援	172
ナビゲーテッドシェーバー	172

【に】

日常生活動作	61, 118, 232, 253
日本整形外科学会腰痛評価質問票	168
尿管	206
尿管損傷	94, 101, 205

【ぬ】

ぬぐい液	183

【ね】

ネオボーン®	183

【の】

ノミ	86, 134

【は】

肺胸膜	21
背筋	116
敗血症	212
梅毒トレポネーマ血球疑集検査	183
ハイドロキシアパタイト	183
播種性血管内凝固	212
馬蹄腎	35
馬尾障害	222

【ひ】

非ステロイド性抗炎症薬	223
ビデオ補助下手術	255
被曝線量低減	225
皮膚切開	97, 120, 132, 148, 154, 172
肥満	226
標準体位	176
疲労性腰痛	232

【ふ】

腹横筋	97
腹腔内の解剖	210
腹部外科手術	213
腹壁走行神経群	199
腹壁瘢痕ヘルニア	94

腹膜	27, 210
腹膜外腔	24
腹膜下骨盤腔	24
腹膜腔	24, 27
腹膜前腔	24
腹膜損傷	93, 210
腹膜内アプローチ	254
腹膜内腔	24
プレガバリン	223
プレジェット	191
ブレード	142
――併用 LIF	164
プロリーン®	191
分節動脈	17, 122
――損傷	165, 192

【へ】

米国疾病管理センター	119
閉創	101
壁側胸膜	21
壁側腹膜	27, 210
ヘルニア鉗子	99
変性脊柱変形	64, 102, 107, 123, 130

【ほ】

放射線透過性の支持器	172
放射線防護3原則	227
放射線防護衣	225
ポジショニング	90, 116, 119, 203
母床の作製	109

【ま】

前向き研究	57
曲がりカップキュレット	99
曲がり骨切りのみ	99
曲がりリングキュレット	99
膜	24
マーキング	104, 119
マジックベッド	172

【み】

ミッキーマウスサイン	79, 112, 143

【ゆ】

優位性	83
有窓鋭匙	99
誘発筋電図	137, 240
癒合筋膜	28

【よ】

腰筋前方突出	79, 82
腰筋と大動脈の距離	78
腰神経	176
腰神経叢	15, 86, 135
――障害	165
――損傷	200
腰神経走行	176
腰椎すべり症	94
腰椎前弯	102
――角	61, 152, 232
――形成	233
腰椎側方経路椎体間固定術	6, 56
腰椎椎間板症	57
腰椎椎体間固定術の歴史	6
腰椎椎体間固定のアプローチ方向	7
腰椎の一般的解剖	12
腰椎の血管系解剖	17
腰椎破裂骨折	70
腰椎分離症	58
腰椎分離すべり症	58
腰椎変性疾患	56, 90, 96, 116, 119
腰椎変性すべり症	59
腰動脈分枝	17
腰部脊柱管狭窄症	59

【ら】

ライトアングルケリー鉗子	192
卵巣静脈拡張	35, 197
卵巣動静脈	196

【り】

リジェノス®	183
リファレンスフレーム	172, 241
リフィット®	100, 103, 183, 184, 185
リュエル鉗子	148
隣接椎間障害	164

【れ】

レトラクター	121, 155, 165
――設置	91, 201, 202
――抜去	110

【ろ】

肋間神経	21
肋骨	20
肋骨横隔洞	22
肋骨胸膜	21
肋骨切除	148, 154
肋骨剥離子	148

【わ】

弯曲ヘルニア鉗子	99

MISt手技における側方経路椎体間固定術(LIF)入門
―OLIF・XLIF®を中心に

発　行	2018年4月24日　第1版第1刷Ⓒ
監　修	日本MISt研究会
編　集	星野雅洋　佐藤公治　齋藤貴徳　石井　賢
発行者	青山　智
発行所	株式会社　三輪書店
	〒113-0033　東京都文京区本郷6-17-9　本郷綱ビル
	☎ 03-3816-7796　FAX 03-3816-7756
	http://www.miwapubl.com/
装丁・本文デザイン	内藤正比呂
イラスト	有限会社　彩考　中野朋彦
印刷所	株式会社　太洋社

本書の内容の無断複写・複製・転載は，著作権・出版権の侵害となることがありますので，ご注意ください．

ISBN 978-4-89590-630-2　C 3047

JCOPY ＜(社)出版者著作権管理機構　委託出版物＞

本書の無断複製は著作権法上での例外を除き禁じられています．複製される場合は，そのつど事前に，(社)出版者著作権管理機構（電話 03-3513-6969，FAX 03-3513-6979，e-mail：info@jcopy.or.jp）の許諾を得てください．

■ 最小侵襲脊椎安定術の粋を極めた実践書！

MISt手技における経皮的椎弓根スクリュー法
─基礎と臨床応用

監修 日本MISt研究会
編集 星野 雅洋・佐藤 公治・齋藤 貴徳・有薗 剛・石井 賢

最小侵襲脊椎安定術〔minimally invasive spine stabilization：MISt（ミスト）〕の中でも特に注目されているのが、2005年にすでに日本でも導入されていた最小侵襲脊椎固定術の一つである経皮的椎弓根スクリュー（percutaneous pedicle screw：PPS）法である。その後のPPS法の発展は目覚ましいものがあり、当初は腰椎変性疾患に対する1椎間または2椎間疾患に導入されたが、現在では多椎間の変性疾患はもとより、脊椎外傷、脊椎感染症、転移性脊椎腫瘍などへの応用が広まってきている。さらには脊柱変形への応用が行われている。PPS法は従来法と異なり、低侵襲性以外にも、筋肉やレトラクターなどに邪魔されないスクリューの刺入方向の自由度・引き抜き強度、隣接椎間障害・感染の発生率などにおいて有利である。そういった理由から実際にPPS法の普及が進んでいるが、その手技は決して簡単なものではなく、一定のトレーニングを必要とする。日本ではキャダバーを使用した手術トレーニングが一部で始まったが、多くの医師が海外でトレーニングを受けている現状がある。その絶対数は必ずしも多いわけではなく、不十分なトレーニング環境が継続している状況である。さらに、成書もなく、雑誌に掲載された特集論文やメーカーが提示するパンフレット的なものなどしかない。

そこで、日本MISt研究会の発起人5名が編集者となり、経験豊富な第一線のスペシャリストと新進気鋭の脊椎外科医が執筆した教科書・実践書となる手術手技書を出版する運びとなった。執筆者が携わった器具をはじめとする開発の歴史から将来展望までをも網羅した唯一無二の成書である。目次には、手術に必要な解剖、器具の工夫を含めた刺入法、X線被曝などに対する安全性への取り組み、トラブルシューティング、頚椎への使用などの項目が盛り込まれている。各種疾患の章では、適応、アプローチ、レトラクターの設置、除圧、椎間板操作、骨移植、PPSの種類・特徴と手技の工夫、固定範囲、治療成績、従来法との比較、注意点などについて、術者自身の方法を具体的に記載している。また、術者により、少しずつ手術手技が違うことを勘案し、1つの項目を複数の脊椎外科医が執筆した項目もある。低侵襲化への流れの中で、de facto standardともいえるこの手術手技をぜひマスターしてほしい。そして、より低侵襲な手術手技や器具などを次に開発できるのは、本書の読者かもしれない。

■ 主な内容 ■

A 総論
1. 経皮的椎弓根スクリュー（PPS）法の意義・目的
2. PPS法の歴史（注射器を使用したスクリュー刺入も含めて）
3. PPS法に必要な解剖
4. 傍脊柱筋損傷

B PPS刺入法
1. PPS刺入法（基礎編）
   1) X線透視のみを使用した刺入法
   2) ナビゲーションシステムを使用した刺入法
   3) O-arm®を使用した刺入法
   4) X線透視を使用しない刺入法
      ─X線被曝の減少を目指して開発したLICAP法
2. PPS刺入法（アドバンス編）
   1) 胸椎・胸腰椎移行部への刺入のコツ─胸椎PPS法の応用
   2) 仙骨への刺入（S1スクリュー刺入）のコツ
   3) 経皮的S2 alar iliacスクリュー（S2AIS）刺入のコツ
   4) 最小侵襲多椎間固定（MIS-long fixation）におけるPPS刺入とロッド挿入のコツ
   5) PPSとCBTスクリューの連結のコツと工夫

C 各種疾患への応用
1. 腰椎変性疾患
   1) MIS-TLIF/PLIF（私のMIS-TLIF/PLIF）
   2) MIS-PLF─経筋膜的刺入PPS併用椎間関節固定術
2. 脊椎外傷
   1) 破裂骨折
   2) 脱臼骨折
   3) びまん性特発性骨増殖症に対するMIS-long fixation
3. 脊椎骨盤外傷─骨盤輪骨折に対するMISt手技を使用した手術
4. 脊椎感染症
5. 転移性脊椎腫瘍
6. 骨粗鬆症性椎体骨折に対するPPS法の応用
7. 腰椎変性後側弯症のPPS法による矯正固定術
8. 脊柱変形（PSOへの応用）
9. XLIF®との併用（変形、変性疾患など）
   1) 変形に対するXLIF®の手術手技の実際と合併症予防のコツ
   2) 腰椎変性すべりに対するXLIF®
   3) 脊椎感染、腫瘍、骨折に対するXLIF®およびXLIF® corpectomyの応用
10. OLIFとの併用（変形、変性疾患）
    1) 成人脊柱変形に対するOLIFとPPS法の併用
    2) 腰椎変性すべり症に対するOLIF併用脊椎固定術
11. 内視鏡手術との併用

D 安全性への取り組み
1. S-ワイヤーの利用
2. ナビゲーションなどの利用
3. 放射線被曝（C-armでの放射線被曝とその対策）
4. 電気診断を利用した脊柱管内誤刺入判断
5. 骨粗鬆症の予防対策

E トラブルシューティング
1. ガイドワイヤーの椎体前壁穿破
2. 術中スクリューのルースニング
3. スクリューの誤刺入（脊柱管内、脊柱管外）
4. MIS-TLIF時の硬膜損傷
5. PPS刺入困難例への対処（解剖学的困難例、高度変性による困難例など）
6. PPS術後感染
7. 術後血腫

F 各種PPSシステムの特徴と臨床使用
1. 各種PPSシステムの特徴と臨床使用

G PPS法の将来への展望
1. 頚椎へのPPS使用（Mini-Open PS刺入）
2. フックやクロスリンクなどの開発、新規PPSシステムへの要望など

● 定価（本体 12,000円+税） B5 284頁 2015年 ISBN 978-4-89590-532-9

お求めの三輪書店の出版物が小売書店にない場合は、その書店にご注文ください．お急ぎの場合は直接小社に．

三輪書店 〒113-0033 東京都文京区本郷6-17-9 本郷綱ビル
編集 ☎03-3816-7796 📠03-3816-7756 販売 ☎03-6801-8357 📠03-6801-8352
ホームページ：https://www.miwapubl.com